한 정신과 의사의
37년간의 기록

일생동안 단 한 명의 정신분열병 환자라도 고친다면
내 삶은 구원받을 것이다.
구원받기 위해 나는 글을 쓴다.

한 정신과 의사의
37년간의 기록

Volume. 3

사람들의 가슴에는
구멍이 있다

김철권 지음

안목

나를 낳아 주신 아버지와 어머니에게
그리고 나를 살게 하는 아내와 두 딸에게
이 책을 바칩니다.

차례

저자의 말 • 13
추천의 글 • 19

1 사람들의 가슴에는 구멍이 있다 • 33
2 욕망에 관한 한 절대 양보하지 말라 • 37
3 정신과에서는 사랑보다 욕망이 중요하다 • 40
4 사랑하는 곳에서는 욕망하지 않고,
 욕망하는 곳에서는 사랑하지 않는다 • 42
5 심인성 발기부전: 정신분석적 설명과 문학적 설명 • 48
6 욕망은 결핍에서 생긴다 • 54
7 성공하는 순간에 실패한 여자 • 60
8 지독한 사랑 • 67
9 나는 그림자입니다 • 71
10 단 하나의 소원 • 75
11 연인에게는 만남과 이별이 없다 • 79
12 웅성웅성 • 84
13 문장 완성 검사 • 90
14 탯줄에 목이 감겨 있는 남자 • 93
15 환상 여행 • 96
16 환자의 말보다는 입술을 읽어라 • 101

17	강적 할머니	·103
18	84세 할머니와 손녀	·110
19	사랑의 고통	·113
20	자아 고갈	·121
21	대장 내시경을 겁내는 여자	·124
22	외로워하지 마라. 너의 곁에는 항상 내가 있다	·128
23	성냥 쌓기 놀이	·135
24	첫 사랑의 목소리가 들려올 때	·139
25	눈에 보이는 것보다는 보이지 않는 것에 더 신경을 써야 한다	·143
26	내가 원하는 건 포근함입니다	·146
27	사람을 사랑하는 것이 죄가 되나요?	·150
28	제가 눈을 감을 수가 없습니다	·158
29	위선의 도덕	·162
30	82세 남편과 53세 아내 이야기	·167
31	당신과 괜히 결혼했다	·173
32	유죄판결	·177
33	부모는 가장 어려운 자녀의 행복만큼 행복하다	·181
34	79세 할아버지와 81세 할머니 이야기	·184
35	크로스섹셔널 러브와 롱기투디널 러브	·191
36	여자의 사랑은 무한하기에 비극적이다	·195

37	어떻게 사랑이 변합니까?	•199
38	그대가 곁에 있어도 나는 그대가 그립다	•202
39	어머니의 젖가슴을 찾아서	•205
40	사무라이와 파리	•212
41	한 노스님의 욕망에 대한 질문	•215
42	나를 바라보는 시선	•217
43	피부는 알고 있다	•222
44	나는 비난받아 마땅합니다	•228
45	귀신이 머리에 똥 싼 병이다	•233
46	남편과 자식 사이	•238
47	제가 한 선택입니다	•241
48	벤츠를 선물하겠다는 한 여자 환자	•243
49	날마다 여자 옷을 벗기는 남자	•247
50	삶은 마술봉으로 처리하기에는 너무 구질구질하다	•252
51	갑옷과 투구	•258
52	가장 성공한 사람	•261
53	구타 유발자	•264
54	어떻게 사람이 사람을 이해하겠어요?	•270
55	아내의 직업과 결혼한 남자	•272
56	도대체 그녀 안에는 몇 명의 그녀가 있는가?	•276
57	불행에 이르는 덫	•279

58	삶은 아웃 포커싱이 아니다	·282
59	이 부부는 따로 보면 아무 문제가 없다	·285
60	삐딱하게 꼬인 한 어른아이	·288
61	언어는 행동한다	·293
62	죽은 괜찮아요	·297
63	남편이 내시경이다	·303
64	미안하다. 내가 60년생이라서	·305
65	나는 누구입니까?	·309
66	생각이 지옥이다	·313
67	나는 실수입니다	·317
68	그것이 없으면 〈언제라도 성폭력이 될 수 있다〉	·319
69	나는 왜 진료실에서 타로 카드를 사용하게 되었는가	·326
70	이제는 더 이상 못 버티겠습니다	·329
71	이혼하고 애를 데리고 친정으로 가는 여자	·334
72	세상이 너무 무서워 한 발짝도 나갈 수가 없어요	·338
73	조심스레 남편에게 외도했는지 묻는 여자	·342
74	세 기둥이 모두 무너져 버린 남자	·348
75	행복해지기 위해 돈을 모으는 남자	·351
76	아들 셋을 둔 회장님	·355
77	사랑에 성공하는 법	·357

에필로그 •365
정신분석에 대하여
저자 소개 •371

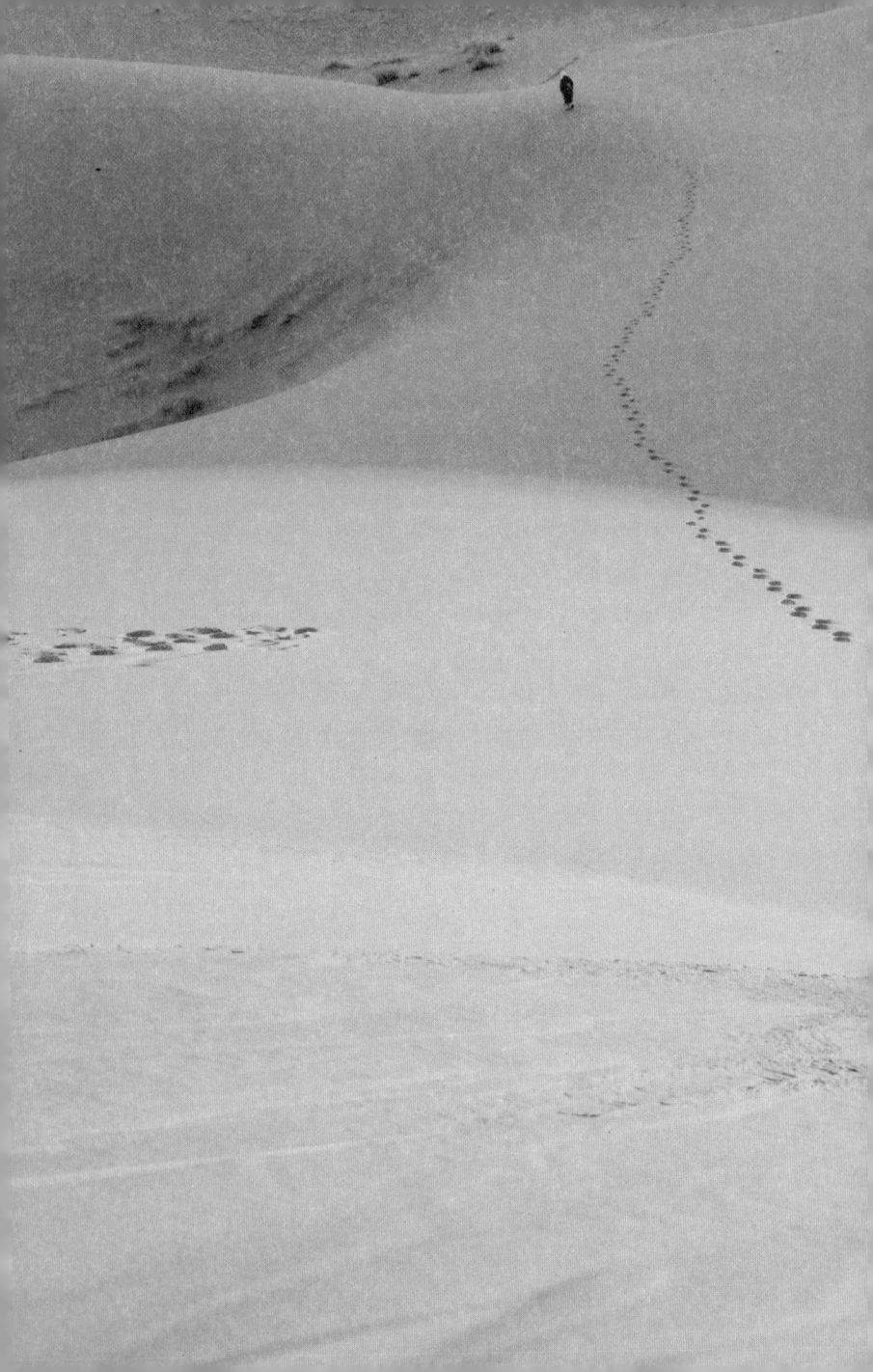

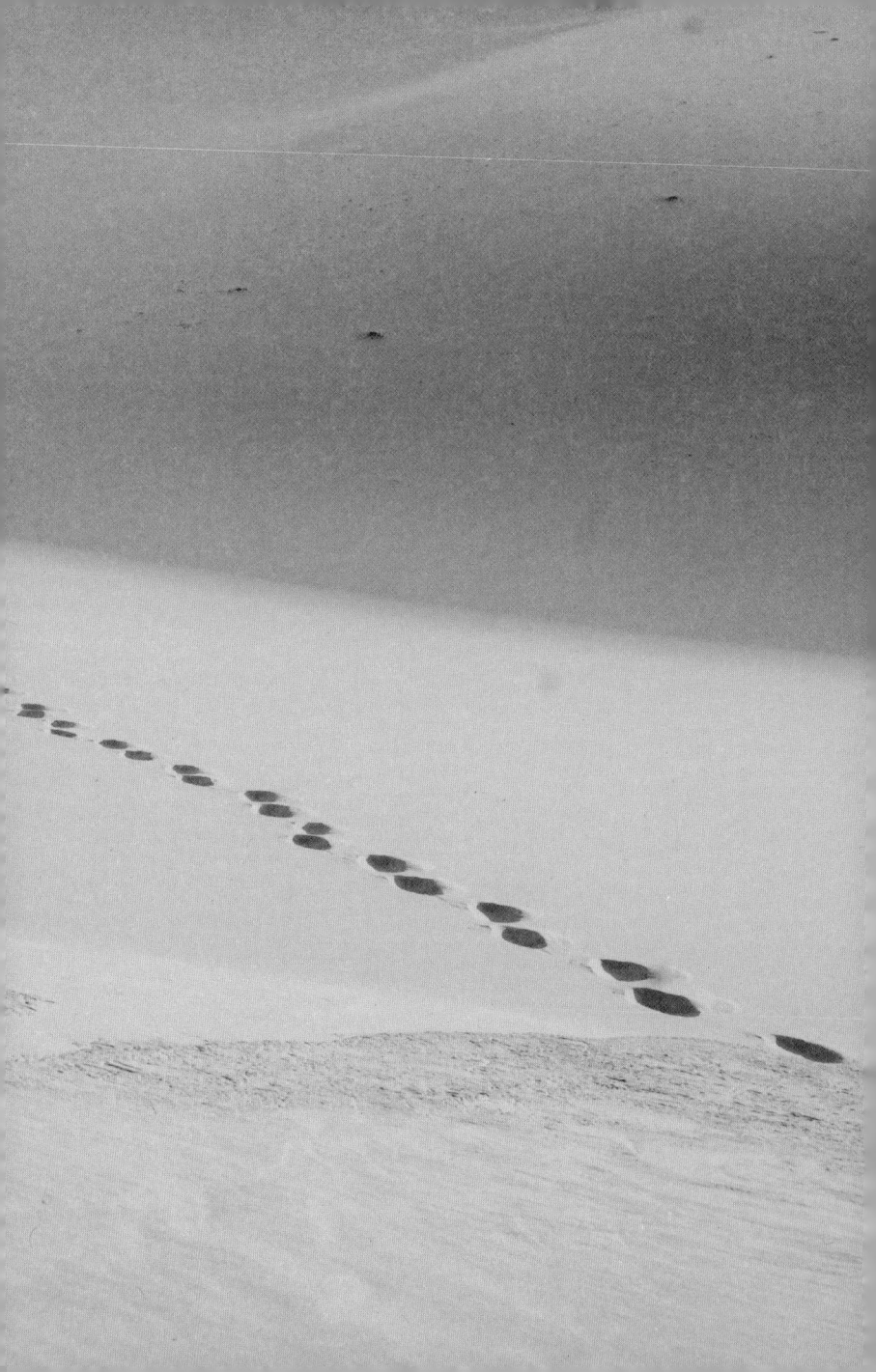

저자의 말

이 세상에 단 하나뿐인, 유일무이한 책

글이 말하기에 나는 입을 다물어야 한다. 글이 말할 수 없는 것에 대해서만 나는 말해야 한다. 그렇지만 몇 가지는 입을 열어 말할 수밖에 없다.

서른일곱 해 동안 정신과 의사로서 나를 키운 건 8할이 환자였다. 진료실을 찾아온 환자를 통해 나는 삶의 진실을 배웠고 세상의 이치를 깨달았다. 이 책은 그것에 대한 기록이고 해석이다. 모든 환자는 이 세상에서 유일무이하기에 이 책 역시 세상에 단 하나뿐인 책이다.

진료실에서 만난 수백 명의 환자에 대한 기록이 넘쳐 충돌하기 시작했을 때, 처음에는 침묵하려고 했다. 수많은 글이 난무하는 이 세상에 또 다른 글을 보태는 것이 부질없다는 생각에서였다. 그러나 문득 진료실에서 그들과 나누었던 말을, 그들과 나 사이에 있었던 이야기들을 세상 사람들에게 말해 주고 싶다는 생각이 들었다. 그 생각은 곧 의무감으로 바뀌었고 그래서 책으로 내게 되었다. 『죽은 아들 옷을 입고 자는 여자』는 애도와 멜랑콜리를, 『무지개 치료』는 진료실에서의 다양한 치료 방법을, 『사람들의 가슴에는 구멍이 있다』는 사랑과 욕망을, 그리고 『나는 항구다』는 정신과 의사로서 나의 치료 원칙과 철학을 담았다. 이 책들은 지난 37년 동안 진료실에서 날아다닌 말들을 채집해 모은 하나의 도감圖鑑이다.

진료실에는 항상 말이 날아다닌다. 허공에 떠다니는 그 말들을 잡으려 한 지난 37년이었다. 환자들은 증상으로 나에게 말을 걸어왔다. 정신분석을 공부하기 전에는 환자가 하는 말에만 신경을 집중했다. 나는 증상 수집가에 불과했다. 그러나 정신분석을 공부한 후로는 말 뒤의 말을 들으려고 했다. 환자의 욕망을 읽으려고 했다. 신경증 환자들의 말은 문법적으로 맞지만 변형과 왜곡으로 위장되어 있었고, 정신증 환자들의 말은 비문非文이었지만 언제나 진실이 넘쳐 흘렀다. 증상은 말로 쓰인 상형 문자였고 그것을 해독하면 환자의 욕망을 읽을 수 있었다.

정신과 의사가 된 것이 너무나 큰 축복이라서 나는 자다가도 일어나 좋아서 웃고 잔다. 정신과 의사인 아내도 나를 따라 자다가 일어나 웃고 잔다. 의과대학 학생들에게 왜 정신과 의사가 이 세상에서 가장 위대한 직업인지 설명할 때 여러 가지 이유를 들어도 학생들은 나와 아내가 자다가 일어나 좋아서 웃고 잔다는 그 이야기만 기억한다.

소설가가 되는 것이 꿈이었지만 내 삶 자체가 한 편의 소설이라는 것을, 진료실에 떠다니는 말들을 모은 것이 한 권의 소설책이라는 것을 깨달았기에 나는 이번 생에 만족한다.

내가 정신과 의사가 되기까지는 여러 사람의 도움과 가르침이 있었다. 내가 정신과에 지원할 때 흔들리지 않도록 마음을 다 잡아 주신, 지금은 돌아가신 김병수 부산대학교 병원장님께 진심으로 감사드린다. 정신과 교실에서 수련을 받을 때 나를 가르치신 김명정 교수님, 변원탄 교수님, 서일석 교수님께도 진심으로 감사드린다. 변원탄 원장님은 내가 전문의를 취득하고 양산병원에 취직한 후 미국에서 2년 동안 공부할 수 있도록 도와준 고마운 분이시다.

의예과 교양 수업에서 만난 이후 지금까지 한결같이 나를 아껴주신, 지금은 은퇴하신 부산대 영문과 정진농 학장님께도 감사드린다. 미국 UCLA 정신과학 교실에서 지도 교수와 멘토로 만난 리버만Liberman 교수와 그린Green 교수에게도 감사드린다. 나에게 Dr. Crazy Hero(미친 환자에게 미친 영웅)와 Dr. Sponge라는 별명을 붙여준 리버만 교수는 나를 자기 곁에 두고 싶어 했지만 비雨를 사랑하는 내가 사막 같은 LA에서 살 수는 없었다. 그것은 운명이다.

그리고 나이 오십 넘어 만난 임진수 교수님을 통해 나는 프로이트와 라캉의 정신분석에 눈을 뜨게 되었다. 정신분석은 내가 환자를 이해하는 방식에 큰 변화를 가져왔다. 임진수 교수님께 진심으로 감사드린다.

영광스럽게 추천사를 써 주신 이근후 박사님께 진심으로 감사드린다. 꾸미지 않은 소박함과 따뜻함이 저절로 묻어 나오는 박사님은 히말라야 산처럼 언제나 듬직하게 서 계신 국내 정신의학계의 거목이시고 큰 어른이시다.

나는 어느 날 하늘에서 떨어진 사람이 아니다. 부모의 뼈와 살과 정신으로써 만들어졌다. 술을 좋아한 아버지로부터 술을 잘 마시고 뛰어난 해독 능력을 받은 것은 커다란 축복이다. 책을 좋아하던 어머니로부터 문학적 유전자를 받은 것 역시 커다란 축복이다. 그래서 나의 호는 주책(酒册)이다. 술과 책을 좋아한다는 의미다. 죽는 날까지 술을 마시면서 진료와 글쓰기를 씨줄과 날줄로 삼아 직물 짜기를 계속할 것이다.

니체의 영원회귀 사상을 빌어 가족에게 나의 사랑을 전하고 싶다. 악마가 내 귀에 대고 지금까지의 내 삶이 영원히 반복되어도 좋은지 묻는다면 나는 조금의 주저함도 없이 점점 더 크게 "Yes!" "Yes!" "Yes!"라고 대답할 것이다. 정신과 의사가 되었고 아내와 결혼했고 두 딸을 낳았기 때문이다. 그 세 가지는 지금까지 살아오면서 겪은 모든 실패와 후회와 좌절을 덮고도 남는 행운이다. 아내와 결혼해서 나는 내가 하고 싶은 대로 하고 살 수 있었다. 내버려 두는 것이 최고의 내조라는 아내의 말이 나에게는 진리다. 내버려 두는 것이 자식을 가장 잘 키우는 방법이라는 나의 자녀 양육 철학은 두 딸을 통해 분명하게 입증되었다. 두 딸은 건강하고 아름답고 슬기롭게 커 주었기에 나는 아버지로서 할 바를 다했다. 두 딸은 나에게 〈눈이 부시도록 멋진 아빠〉라고 하는데, 내가 눈이 부시도록 멋진 아빠로 살아올 수 있었던 것은 전적으로 가족 덕분이다.

이 책에는 환자의 비밀을 보장하기 위해 여러 가지 장치를 해 두었다. 환자를 익명으로 기술하였고 글의 내용상 중요하지 않은 부분들은 실제와는 다르게 바꾸었다. 10년 동안 치료를 받았다는 말은 오랜 기간 치료를 받았다는 것을 의미하고, 전공의 K 선생은 전공의 선생을 대표하는 것으로 이해하면 된다. 환자의 편지나 메모나 상세한 면담 내용이 들어가 있는 부분은 본인에게 동의를 구했다. 이 책에서 어떤 부분들은 다소 성적인 느낌을 주는 표현으로 생각될 수 있다. 이는 정신분석적인 의미를 담아서 설명하려다 보니 나온 것으로 이해해 주시면 감사하겠다.

본래는 정년 퇴임할 때 빨주노초파남보의 무지개색 7권으로 책을 내려고 했다. 그러나 랜섬웨어의 습격을 받아 초기 10년간의 기록이 완전히 사라져 버렸다. 다행스럽게도 일기 형식으로 블로그에 기록한 글은 살아남아서 이 책을 낼 수 있게 되었다. 오랜 세월에 걸쳐 쓰여진 글을 모아 책으로 내다 보니 내가 젊은 시절에 쓴 열정적이지만 과격한 글과 나이 들어 쓴 무난하기는 하나 다소 힘이 빠진 글이 뒤섞여 버렸다. 글을 쓴 시간 순으로 실을 수 있었다면 세월의 흐름으로 켜켜이 쌓인 내 생각의 지층을 볼 수 있었을 텐데 그 부분이 아쉽다.

신문이나 잡지에 발표된 글들을 보고 여러 출판사들이 연락해 왔는데 그들은 내 글 중에서 선택하여 한 권의 책으로 내기를 원했다. 나는 많은 글 중에서 특정 글을 선택할 수 없었기에 그들의 제안을 거절했다. 선택받지 못한 글들은 죽음이며 그것은 내가 진료실에서 만난 환자들을 무화無化하는 것이기도 했다. 그런 점에서 나의 글을 네 권의 예쁜 책으로 만들어 준 안목 출판사 박태희 사장님께 진심으로 감사드린다. 표지와 간지를 내가 찍은 여행 사진으로 하자는 사장님의 제안은 내 글을 사랑하고 내 책을 아름답게 만들겠다는 진심으로 다가왔다. 그 덕분에 책이 정말로 예뻐졌다.

삶은 환상이고 산다는 것은 환상 속에서 또 다른 환상의 길을 걸어가는 것이다. 두 겹의 환상 속에서 나에게 삶의 지혜와 의미를 일깨워 준 이 글 속의 주인공들에게 진심으로 감사드린다. 다음 생이 있다면 진료실이 아닌 곳에서 건강한 모습으로 만나 술 한잔하고 싶다.

〈있는 것은 아무 것도 버릴 것이 없으며, 없어도 좋은 것이란 없다〉는 니체의 말로써 그리고 〈지난 37년동안 치열하게 살아왔기에 정신과 의사로서의 나의 삶은 무죄다〉라는 나의 말로써 이 글을 끝내려 한다. 내가 경험한 모든 것, 내가 만난 모든 사람이 오늘의 나를 있게 만들었다. 그 인연으로 내가 있기에 그 분들께 고맙다는 인사를 전한다.

2024년 1월에 주책酒册 김철권

추천의 글

이근후

정신과 의사, 이화여자대학교 명예교수

"여보세요?" 반가운 목소리다. 오랜만이긴 하지만 김철권 교수다. 내년 정년 퇴임을 앞두고 그동안 진료한 환자들의 이야기를 네 권의 책으로 엮었는데 그 책의 추천사를 써 줄 수 있는지, 한 꼭지만 써 주면 4권에 똑같이 싣겠다고 조심스럽게 묻는다. 나는 더 들을 것도 없이 흔쾌히 승낙했다. 김 교수는 부산에서 태어나 거기서 교육받고 정신과 의사로 37년째 봉직하고 있다. 나와는 물리적 거리가 멀 뿐만 아니라 성장 과정도 다르므로 이질적인 부분이 많을 것이다. 그럼에도 불구하고 몇 번 되지 않는 공적인 만남과 네팔 의료 봉사를 포함한 〈가족아카데미아〉의 봉사와 같은 사적 모임에서 받았던 인상들로 나는 그에게 호감을 가지고 있었기 때문이다. 그리고 한 꼭지가 아닌 장문의 추천사를 써서 보냈는데 그 이유는 책의 내용이 좋아서이기도 하지만 책 곳곳에서 느껴지는 환자에 대한 김 교수의 열정과 헌신 때문이다.

그랬더니 바로 이튿날 아침 부산에서 서울로 올라와 내 사무실을 찾았다. 그가 말한 네 권의 책을 가제본해서 들고 온 것이다. 오랜만에 만났으니 할 이야기가 얼마나 많겠는가? 그런데 추천사를 의뢰받은 처지이니 우선 책에 대해 궁금한 것을 집중적으로 물어보지 않을 수 없었다.

짧은 시간에 나에게 책의 내용이나 취지를 설명하는 것이 쉽지 않았을 것이다. 그런데도 나는 그가 말하고자 하는 바를 다 알아들었다. 마치 내가 평소에 그에게 호감을 가졌던 이유를 확인시키기라도 하겠다는 듯이 자신의 생각과 일상을 이야기해 주었기 때문이다.

나는 그의 이야기를 들으면서 우선 대견하다는 생각이 들었다. 상담이나 정신과에 대한 이론서는 많지만 김 교수의 책처럼 사례를 바탕으로 쓴 책들은 동서양을 막론하고 그리 많지 않다. 그 이유는 환자 개개인의 사연이 담겨 있는 내용이고 치료를 목적으로 취득한 의학 정보를 본인의 동의 없이 공개할 수 없기 때문이다. 김 교수는 글의 취지를 설명하고 환자에게 동의를 구했고, 또 그러지 못한 경우에는 비슷한 주제로 내원한 환자들을 아울러 한 사람의 경험처럼 서술했다고 하니 참 창의적이라는 생각이 들었다. 이런 점을 높이 사고 싶다.

그와 환담을 나누면서 증상만 보지 말고 사람을 보라는 그의 진료 철학과 환자가 자기를 성장시켜 준 스승이라는 말을 듣고 나는 깜짝 놀랐다. 내가 놀란 이유는 전자는 내가 1970년 연세대학교 전임 강사로 부임하여 첫 강의에서 학생들에게 들려준 이야기이고 후자는 2001년 이화여대 정년 퇴임 기념 강연에서 내가 한 말과 너무나 똑같았기 때문이다.

그가 쓴 글에는 증상 뒤에 숨어 있는 사람을 이해하려는 그의 진료 철학과 환자를 통해 그가 성장해 나가는 과정을 보여주는 부분이 곳곳에 드러나 있다.

우리가 공부한 정신치료 교과서에서 '환자들이 치료되는 수준은 치료자의 인격 수준에 비례한다'라는 말을 읽은 적이 있다. 그렇다면 환자를 대하는 치료자의 내공이 얼마나 쌓여야 환자에게 도움이 될까? 내 경험을 통해서 보면 수련의 초기 때는 교과서의 매뉴얼대로 따라 하느라 사람을 보지 못했다. 김 교수의 말대로 증상만 볼 것이 아니라 사람을 보아야 하는데……. 병이라는 것도 결국은 앓는 주체가 사람이기 때문에 사람을 먼저 이해하지 않고는 병을 깊이 있게 이해할 수가 없다.

그의 책을 찬찬히 읽어 보면서 내가 느낀 점을 하나하나 언급하는 것은 군더더기에 불과하니 내가 정신과에 입문한 초년병이었던 시절 경험을 하나 말할 필요가 있겠다.

하루는 주임 교수가 외래를 보는데 나에게 환자 한 분의 예진을 맡겼다. 예진이란 본격적인 진료에 들어가기 전에 간단한 정보를 알기 위해 하는 면담이다. 환자 개인의 신상 정보, 함께 있는 가족에 대한 정보, 병원을 찾아오게 된 이유 등등 심층적인 면담을 하기 위한 기초 자료쯤으로 생각하면 된다.

나는 처음 받아 본 주임 교수의 지시라 매뉴얼에 따라 성심성의껏 면담했다. 내가 질문하는 도중에 환자는 자기는 잠이 오지 않아서 도움을 받고자 왔는데 이런 것까지 일일이 다 말해야 하냐고 했고 나는 매뉴얼에 따라 '그것은 좀 있다가 이야기하고 내 질문에 먼저 대답을 해 달라'고 하면서 "가족은 누구누구와 함께 사십니까?"라고 물었다.

이렇게 예진을 끝내고 환자를 모시고 주임 교수 앞에 갔더니 환자는 대뜸 주임 교수를 향하여 나를 손가락으로 가리키며 "이 사람 도대체 무엇 하는 사람이에요?"라고 했다. 주임 교수는 내가 정신과를 공부하는 수련의라고 말했다. 그랬더니 환자가 화난 목소리로 주임 교수를 향하여 "이 사람 좀 똑똑히 가르치세요!"라고 말하고는 진료실을 나가 버렸다. 영문을 몰랐다. 나는 예의를 갖춰 성심성의껏 질문했을 뿐이었다.

내가 이런 부끄러운 고백을 하는 것은 김 교수의 글과 비교해 보라는 뜻이다. 이렇게 비교를 해야 독자분들은 서툰 질문과 세련된 질문을 구분할 수 있을 것이다. 내가 그때 김 교수가 말하듯이 증상을 보지 말고 먼저 사람을 보라는 의미를 알았다면 그런 질문은 하지 않았을 것이다.

김 교수는 37년이라는 긴 세월을 마음에 구멍이 뚫린 사람들과 대화를 나누면서 성장한 정신과 의사다. 환자와 나누는 그의 세련된 대화가 하루아침에 이루어진 것은 아니겠지만 37년이 흐른다고 모든 정신과 의사가 김 교수 같아지진 않는다.

나는 이 책을 의료에 종사하는 사람, 특히 정신과를 전공하여 사람의 마음을 돌보는 의료인은 꼭 읽어 보기를 추천한다. 그 이유는 책의 내용도 내용이지만 이런 사례를 찾아보기가 어렵기도 하고 찾았다고 해도 서술의 여러 장애 요인 때문에 속 시원하게 소개된 것이 없으므로 의료인에게는 소중한 텍스트 같은 역할을 해줄 수 있기 때문이다.

또 자기 마음에 관해서 탐구해 보고 싶은 일반인들에게도 추천해 본다. 정신과 질환은 마음의 병이기 때문에 육체적인 질환과는 달리 그 원인을 하나로 종잡을 수가 없어서 학자에 따라 가설이 많이 나올 수밖에 없다.

그중에 정신과 의사에게 진료를 받으면 확인된 환자(컨펌드 페이션트)라고 하고 불편하더라도 그냥 참고 일상생활을 한다면 미확인 환자(언컨펌드 페이션트)라고 하는 학자도 있다. 이 학자의 주장을 폭넓게 이해한다면 우리 모두는 정신 병리적인 소인이 있다고 하겠다. 이 책에 나오는 환자들의 이야기가 마음이 불편한 상태로 일상을 살아가는 많은 사람들에게 자기 마음을 비춰보는 거울이 될 수도 있어서 일독을 권해 보는 것이다.

이 책은 단순히 재미로 읽히는 책은 아니다. 환자 이야기를 다루고 있지만 결국은 우리들의 이야기인 것이다. 읽기에 따라서는 자기 성장의 한 단계를 높일 수 있는 책이기도 하다.

나는 독자들이 김 교수가 사례를 통해 삶의 철학적인 의미를 이야기하고 있는 것으로 이해해 주시기를 바라는 마음이 크다. 모쪼록 많은 독자와 이 책이 인연이 되어 독자들이 스스로 자신을 성찰하는 좋은 계기가 되었으면 하고 바란다.

죽은 아들의 옷을 입고 자는 여자 (1권)

이 책은 〈한 정신과 의사의 37년간의 기록〉 네 권 가운데 첫 번째 책이다. 『죽은 아들의 옷을 입고 자는 여자』, 이상한 제목이다. 짐작컨대 아들을 사랑하는 마음으로 죽은 아들의 옷을 입고 지내는 그런 사례가 아닐까? 하는 생각으로 책 제목과 같은 글을 제일 먼저 읽어 보았다. 아니나 다를까 사랑으로 인해 가슴에 구멍이 뻥 뚫린 환자와 나눈 슬픈 내용이 적혀 있다. 사랑과 애도에 관한 이야기다.

애도가 일어나려면 먼저 사랑하는 대상이 있어야 하고 그 대상을 잃어버려야 한다. 여기에 실린 글들은 삶이 곧 애도의 과정이라는 것을 보여주는 동시에 사랑하는 사람이 죽은 후 그 고통으로 괴로워하는 환자들을 통해 사랑의 기준을 제시해 주는 지혜로운 내용들이 많다.

내가 지금 읽은 '죽은 아들의 옷을 입고 자는 여자'는 사랑이 넘쳐서도 안 되며 또 그 사랑이 중요하다고 해서 잃어버린 사랑에 매달려 사회적인 역할을 소홀히 해서는 안 된다는, 사랑의 위치를 가르쳐 주는 기준이 될 수 있을 것 같다.

독자 여러분들이 이 책을 읽음으로써 김 교수가 생각하는 사랑과 애도를 넓게 공유했으면 좋겠다.

무지개 치료 (2권)

두 번째 책 제목은 『무지개 치료』다. 원고를 읽기 전에 김 교수로부터 이 책에서는 자신이 지난 37년 동안 시도한 다양한 치료 방법에 대해 썼다고 들었기 때문에 무지개를 응용해서 어떻게 치료를 한단 말인가? 그런 의문을 가지고 책을 읽기 시작했다.

이 책을 나는 아주 흥미롭게 읽었는데 그가 재미있게 이름 붙인 여러 가지 치료 방법들이 기발하면서도 내가 아는 어느 책에서도 못 보던 독창적인 방법이었기 때문이다.

환자와 의사소통을 잘하기 위하여 환자가 사용하는 말을 그대로 질문 형식으로 되묻고, 거친 욕을 하는 남자에게는 그 증상과 양립할 수 없는 동요 부르기를 과제로 내주고, 유행가 가사를 음미하면서 자신의 상황에 적용해 보도록 한다거나 웃음을 잃은 환자를 마술로써 웃게 하고, 지나간 삶이 아무 의미가 없다고 호소하는 노인에게 젊은 날 즐거웠던 시절에 찍은 사진을 함께 보면서 자신의 존재 의미를 일깨워 주고, 잘 씻지 않고 옷도 안 갈아입어서 냄새가 나는 만성 정신병 환자에게는 외래에 올 때 목욕하고 정장을 입고 오도록 자기관리를 구체적이고 직접적인 방식으로 안내하고, 그리고 타로 카드를 이용하여 환자가 자기 자신에 대해 스스로 공감하고 이해할 수 있도록 이끌어 내는 타로 치료 등 그가 시행하는 치료는 독창적이면서 동시에 각 환자에게 하나하나 맞추는 맞춤형 치료라는 생각이 들었다.

치료 방법도 방법이지만 환자를 치료하면서 치료자로서는 부적합한 생각을 하고 건성건성 환자를 대했다고 고백하는 부분도 여기저기 나와 있어서 적잖이 놀라기도 했다. 자신의 치료 과정이 치료자로서 부적합하다는 것을 고백하기란 그리 쉬운 일이 아니기 때문이다.

그러나 무엇보다 내가 높이 사고 싶은 점은 의사로서 환자의 치료와 회복에 도움이 된다면 마술이든 타로든 무엇이라도 배워서 적용하겠다는 환자에 대한 그의 열정과 헌신이다. 정신과를 공부하는 후학들이 이런 부분을 닮기를 기대하면서 추천한다.

사람들의 가슴에는 구멍이 있다 (3권)

〈한 정신과 의사의 37년간의 기록〉의 네 권 중 세 번째 책인 『사람들의 가슴에는 구멍이 있다』는 진료실을 찾아온 사람들의 사랑과 욕망에 대한 이야기를 담고 있다. 존재에 대한 사랑이냐, 소유에 대한 사랑이냐 하는 문제다.

사람은 태생적으로 '나는 누구인가?'라는 질문을 순간순간 하게 된다. 이는 자기 자신의 존재 의미를 찾으려는 노력이다. 존재 의미가 부족할 때, 사람들은 이러한 존재 결핍을 무언가를 가지지 못해서 생긴 소유 결핍으로 잘못 생각한다. 그래서 그 무언가를 가짐으로써 그것을 통해 자신의 존재 의미를 채우기 위해 자신이 가지지 못한 것을 욕망하는 어리석음을 범한다는 그런 내용인 것 같다.

김 교수의 정신분석적 지식과 경험을 바탕으로 써 내려간 이 글은 그의 글솜씨가 좋아 술술 읽힐 뿐만 아니라 소유 중심의 삶을 지향하는 현대인들의 마음에 대해 깊이 생각하게 하는 부분이 적지 않다.

나는 항구다 (4권)

『나는 항구다』는 김 교수가 펴낸 4권의 책 가운데 마지막 책인데 역시 제목이 이채롭다. 사례를 근거로 한 앞의 세 권과는 조금 다르게 이 책에는 그 제목이 시사하듯이 자기 성찰과 인격의 성장 그리고 무엇보다 의사로서 환자를 대하는 그의 치료 철학을 써 내려간 부분이 많다. 굳이 그에게 미리 듣지 않았다 하더라도 〈환자가 텍스트다〉〈환자는 의사의 스승이다〉〈진료는 마음공부다〉〈나는 뗏목이다〉 등 글의 제목만 보고도 나는 그의 치료 철학을 짐작할 수 있었다.

게다가 〈정신과 약을 먹어보는 정신과 의사〉라는 글에서는 약의 부작용을 직접 경험해 보려고 지금까지 자신이 환자에게 처방한 약을 다 먹어 보았다고 했다. 이는 의사인 김 교수 자신이 환자가 앉은 자리에 앉아서 먼저 환자를 이해하고 치료에 임하겠다는 그의 마음가짐을 잘 보여주는 대목이라 하겠다.

사람들은 누구나 처음에는 서투름에서부터 시작한다. 세월이 흐르고 경험이 쌓이면서 서투름은 숙련되어 가고 그러면서 시작할 때에는 몰랐던 생활 철학과도 연결된다. 한마디로, 성장하는 것이다. 보통 나이가 들면 인격이 성숙한다는 말을 많이 쓰는데 나는 성숙이라는 말 대신 성장이라는 말을 즐겨 사용한다. 성숙이라고 하면 성장할 수 있는 최고의 정점이라고 느껴져서 과연 그런 사람이 있을까? 하는 생각에서다. 물론 성숙이라는 단어가 의미하는 경지에 도달한 분도 없지는 않을 것이나 내 생각은 성숙은 정점일 뿐 그 이후가 없다. 그러나 성장은 끝이 없다.

각자의 능력이나 노력에 따라서 천차만별이지만 누구나 성장은 하는 것이다.

    김 교수는 정년 퇴임을 앞두고 37년이라는 긴 세월을 환자들과의 인간관계로 일괄해서 살아왔다. 환자를 보면서 반성할 것도 있고, 깨달음을 얻을 때도 있고, 자랑스러운 것도 있고, 부끄러움도 체험했을 것이다. 사람들은 지나온 경험 중에 드러내고 싶은 것은 자랑하고 감추고 싶은 것은 숨기기 마련인데 그가 환자를 보면서 자신이 했던 경험이 어느 쪽이든 가감 없이 진솔하게 써 내려간 그런 부분이 더 돋보였다.

    나는 이 추천사를 마무리하면서 김 교수가 처음에 했던 말이 생각났다. 그는 37년 동안 일기 쓰듯이 조금씩 정리해 둔 자료를 가지고 같은 주제로 묶어서 정년 퇴임 할 때 빨주노초파남보의 무지개색 7권으로 낼 계획이었다고 했다. 그런데 랜섬웨어 공격을 받았고 잠금을 풀어 주겠다는 조건으로 요구하는 돈의 액수가 너무 커서 초기 10년간의 기록을 완전히 잃었다고 했다. 나는 그 이야기를 들었을 때 굉장히 아쉽게 생각했다.

    환자를 본 느낌이나 치료했던 방법을 그때그때 적어 놓기가 쉬운 일이 아닌데 그렇게 소중한 자료를 잃었으니 김 교수의 마음이 얼마나 아쉬웠겠는가? 그 자신이 아쉽기도 했겠지만 사례를 정리하고 자기가 치료했던 방법을 서술하는 그런 내용이니까 정신의학을 공부하는 후학들에게는 빼놓을 수 없는 좋은 자료였을 텐데 많은 부분을 잃어버렸으니 이 책과 관계있는 모든 사람의 아쉬움일 것이다.

그런데 문득 그것을 잃은 것이 오히려 다행한 일일지도 모른다는 엉뚱한 생각을 해 보았다. 그게 무슨 말인가? 김 교수도 안타까워하고 그 말을 듣는 나 역시 안타까워했는데 그 안타까움을 뒤로하고 잘된 일이라고 하니 이 글을 읽는 분은 의아해하실 것이다.

조금의 설명을 붙인다면 요즘이 어떤 시대인가? 많은 표현이 있지만 제일 많이 회자 되는 말은 100세 시대다. 비록 지금은 무지개색 7권의 꿈을 포기하고 4권으로 정년 퇴임을 기념하지만 100세 시대를 살면서 오히려 잃어버린 것이 전화위복이 되어 정년 퇴임 이후 김 교수의 인생 이모작의 지혜도 우리가 접할 수 있지 않을까? 라는 생각에서 그런 발상을 해 보았다.

그렇게 되면 김 교수가 인생 이모작에서 터득한 차원 높은 삶의 철학도 우리가 접할 수 있게 되니 우리로서도 즐거운 일이 아닐 수 없다. 시쳇말로 누이 좋고 매부 좋은 일이다.

'좋은 친구 한 명이 있다는 것은 온 세상을 얻은 것과 같다'라는 글귀가 있다. 좋은 친구가 단 한 사람이라도 옆에 있으면 이 세상은 새로운 의미가 있다. 나는 이 책이 바로 그런 책이라고 믿기에 김 교수에게 축하와 감사를 드린다.

끝으로 이 4권의 책은 김 교수의 말대로 지난 37년 동안 진료실에서 날아다닌 말들을 채집해 모은 하나의 도감圖鑑으로 많은 사람들에게 읽히기를 바라는 마음으로 추천사를 끝내고자 한다.

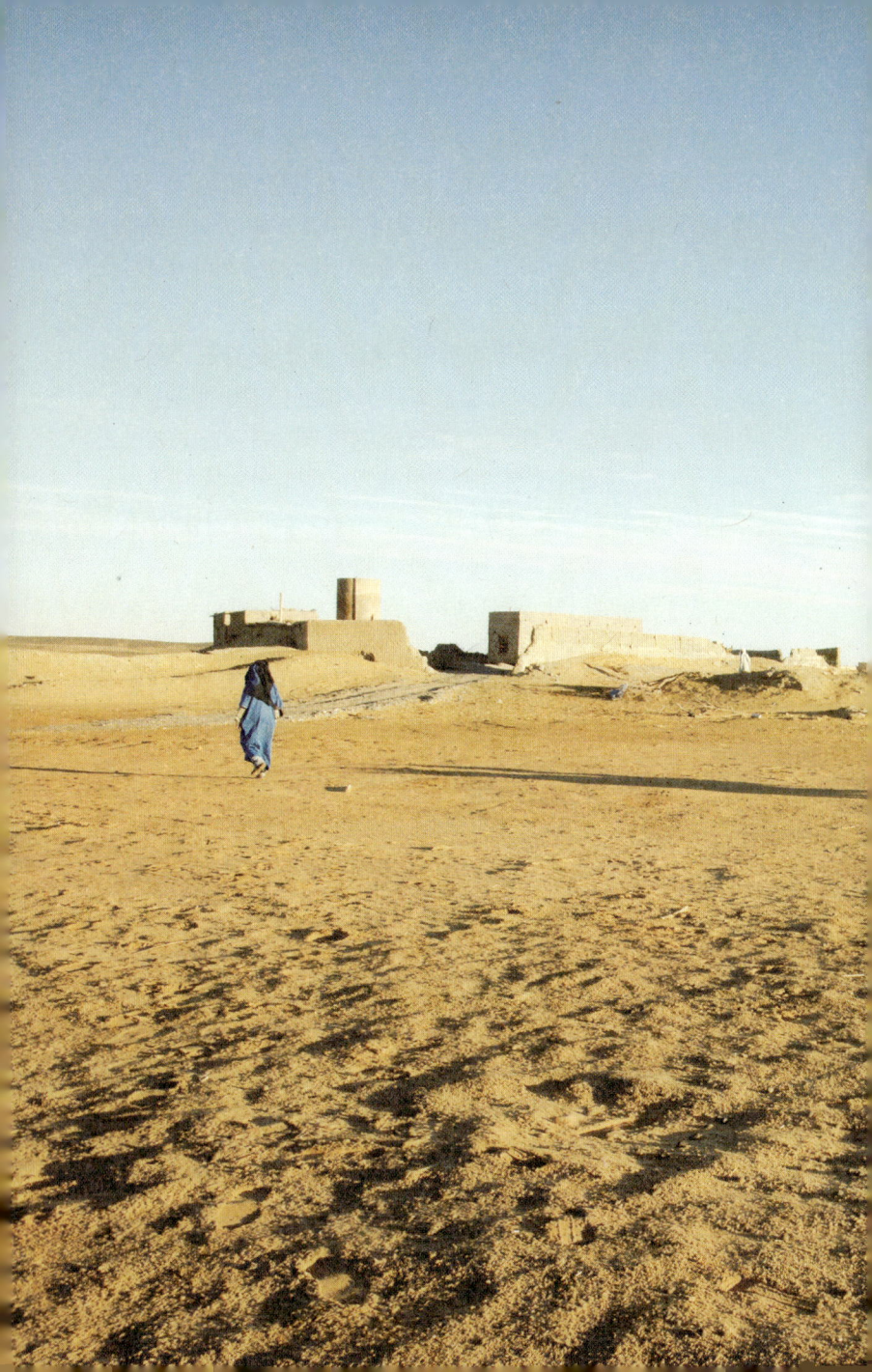

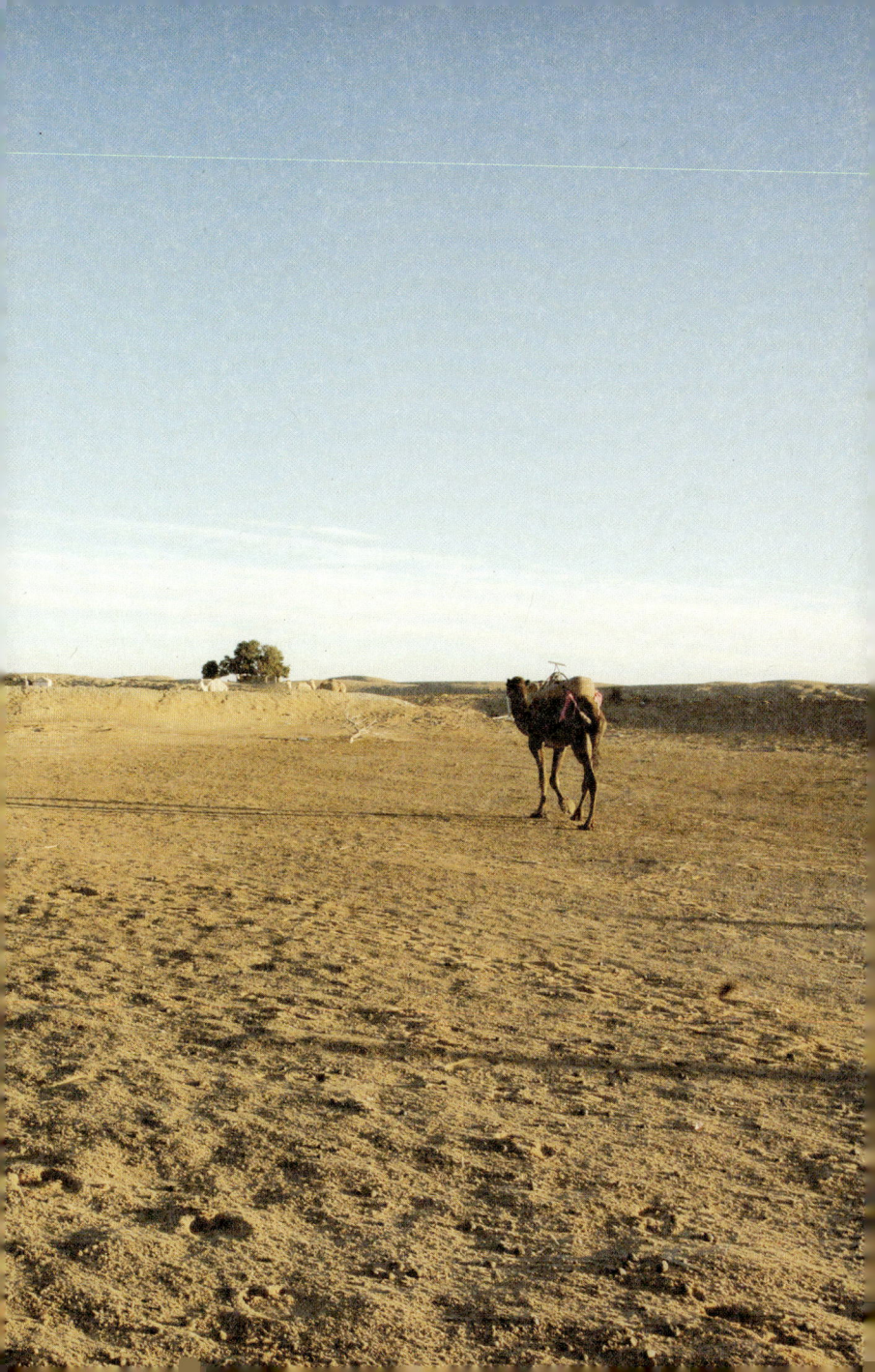

사람들의 가슴에는 구멍이 있다

 사람들의 가슴에는 구멍이 있다. 누구에게나 있다. 그 진리를 제일 처음 말한 사람은 위대한 철학자 소크라테스다. 소크라테스는 기원전 400년경에 플라톤이 저술한 『향연』에서 이렇게 말한다.
 "나는 나에게 있는 것을 욕망하지 않는다. 나에게 없기 때문에 욕망한다. 따라서 욕망은 결핍이다."

 욕망의 전제 조건이 결핍이라는 명제는 너무나 당연해 보여서 오랜 세월 그 누구도 의심하지 않았다. 사람들이 〈무언가〉를 욕망한다는 것은 자신에게 그 욕망의 대상인 〈무언가〉가 없다고 생각하기 때문이다. 그 〈무언가〉가 없기 때문에 가슴이 텅 비었다고 믿는다. 그래서 욕망의 대상인 〈무언가〉를 가지기만 하면 텅 빈 가슴이 메워질 것이라고 여긴다.

 『젊은 베르테르의 슬픔』에서 베르테르를 자살로 이끈 것도 그가 욕망했던 로테를 가지지 못한 것이며, 『위대한 개츠비』에서 개츠비를 죽음으로 몰고 간 것도 그가 데이지를 차지하지 못한 것이라는 해석은 대단히 설득력이 있어 보인다.

욕망은 결핍이고 결핍은 구멍이며 그 구멍을 욕망의 대상인 〈무언가〉로 채우면 행복할 것이라는 생각은 모든 사람의 뇌에 강하게 각인되어 있다.

정신분석의 창시자 프로이트는 1939년 죽기 직전에 동사 have와 be의 차이에 대한 글을 남긴다. 그것에 기초하여 프랑스 정신분석가 라캉은 언어학의 원리를 도입하여 실제 인간의 가슴에 구멍이 있음을 논리적으로 증명한다. 라캉은 존재 결핍과 소유 결핍의 개념을 제시함으로써 이천 년 이상 지속되어 온 소크라테스의 결핍 이론에 근본적인 전환을 가져온다.

라캉은 말한다. '인간이 태어나 언어를 사용하는 순간부터 인간의 가슴에는 구멍이 생긴다. 구멍은 결핍이며 그래서 욕망한다. 인간이 욕망하는 것은 결핍 때문이며 이 점에서 소크라테스는 맞다. 그러나 그 결핍은 소크라테스가 말한 소유 개념의 결핍이 아니라 〈나는 누구인가〉를 알고 싶어 하는 존재 개념의 결핍이다.'

사람들은 자신이 누구인지 알고 싶어 하는 존재 결핍 때문에 가슴에 구멍이 나 있다는 사실을 알지 못하고 오직 눈에 보이는 대상을 소유하지 못했기 때문이라고 생각한다. 존재 결핍을 소유 결핍으로 잘못 알고 있는 것이다. 그 구멍을 메우기 위해 아무리 많은 것을 가져 본들 모두 구멍을 통해 빠져나가 버리고 가슴은 여전히 텅 빈 상태로 남아 있게 된다.

오늘도 나는 정신과 외래를 찾아온 사람들의 말을 통해 수없이 많은 가슴속 구멍을 본다. 그 구멍을 유형有形의 대상으로 메우려고 필사적으로 노력하는 이야기도 듣는다. 안타까움을 느낀다.

왜 사람들은 자신의 가슴에 구멍이 나 있다는 사실을 깨닫지 못할까? 왜 그 구멍을, 태어날 때부터 있는 존재 결핍을 소유물로 채우려 할까? 그 구멍을 사람으로, 물건으로, 사회적 지위로 메워 보려 아무리 애를 써도 메워지기는커녕 구멍을 통해 밖으로 속절없이 빠져나가 버리는 데도 왜 저토록 메우는 데 집착할까? 왜 자기 마음속의 구멍을 가만히 들여다보는 대신 그 구멍을 메울 대상만 찾고 있는 것일까?

그런다고 외로움이 해결되는가? 쓸쓸함이 사라지는가? 분노가 없어지는가? 행복해지는가?

외래를 마치고 연구실로 올라온다. 창밖 어둠이 산마루에서 산허리까지 내려온 걸 보면서 내 가슴 속 구멍을 바라본다. 구멍이 크기도 하다.

나도 그 구멍에 술도 콸콸 부어 보고 사진도 넣어 보고 영화도 넣어 보고 책도 넣어 보고 사람도 넣어 보았다. 그러나 세월이 흐른 지금은 내 가슴 속 그 구멍을 그냥 바라본다.

내 가슴 속 구멍이 노자의 '비어 있음'을 연상시켜 그의 〈무용편〉을 읊조려 본다.

삼십 개의 바큇살이 한 바퀴 통에 연결되어
수레가 굴러가지만

마땅히 가운데를 비게 하여야
수레의 구실을 하게 되며,
찰흙을 이겨 그릇을 만들지만
마땅히 그 가운데를 비게 하여야
그릇으로서의 효용이 있는 것이지.
문과 창을 내어 방을 만듦에도
마땅히 그 가운데를 비게 하여야
방으로서의 쓸모가 있는 것이야.
그러므로 형체 있는 것들을 이롭게 하기 위해서는
반드시 무형의 호응을 얻어야 하는 것이니라.

  사람들의 가슴에는 구멍이 있다. 누구에게나 있다. 다만 보이지 않을 뿐이다. 외롭거나 쓸쓸할 때는 자신의 가슴에 구멍이 있다는 사실을 기억하자. 그 구멍을 어떤 것으로 메우려 하지 말고 있는 그대로 두고 그냥 바라보자. 그러면 그 구멍을 통해 내 안에 있던 외로움과 쓸쓸함이 빠져나가는 모습이 보일 것이다.

욕망에 관한 한 절대 양보하지 말라

　욕망. 위험하지만 아름다운 말이다. 에너지를 가진 힘 있는 말이다. 그러나 대부분의 사람은 욕망을 부정적으로 받아들인다. 성적 쾌락이나 탐욕과 연결지어 없애야 할 것으로 생각한다. 반은 맞고 반은 틀리다. 욕망이 성적 쾌락이나 탐욕과 연결되어 있다는 점은 맞지만 없애야 한다는 점에서는 틀리다.

　욕망은 본능으로부터 나오기 때문에 자기 보존 본능(탐욕)과 종족 보존 본능(성적 쾌락)과 연결된다. 그래서 욕망의 시선은 탐욕과 쾌락을 향한다. 욕망의 뿌리는 본능이기에 없애는 것은 불가능하다. 뿌리를 없애면 나무가 죽듯이 욕망의 뿌리인 본능을 없애면 인간은 생존할 수가 없다. 그래서 인간에게서 욕망은 없앨 수 없는 것이다. 없애면 안 되는 것이다.

　욕망을 없애는 것은 거세하는 것과 같다. 삶을 죽이는 것이다. 성적 욕망과 탐욕적인 소유 욕망은 내재된 에너지가 엄청나서 그 커다란 에너지를 버리지 말고 활용해야 한다. 마음의 논에 가뭄이 들어 논바닥이 쩍쩍 갈라져 있을 때 욕망이라는 그 엄청난 에너지의 물을 메마른 마음에 뿌려야지 개울에 내다 버리는 것은 어리석은 짓이다.

성적 욕망으로 괴로워하는 사람들, 소유에 대한 욕망으로 잠을 이루지 못하는 사람들에게 그 욕망을 버리라고 해서는 안 된다. 버리겠다며 욕망과 싸우는 순간 승패는 이미 결정 나 있다. 결코 이길 수 없는 싸움이다. 언제나 승자는 욕망이다. 욕망과 싸우려고 하는 것은 삶을 거스르는 짓이다.
"나를 봐라. 나는 모든 욕망을 버렸다"고 어떤 사람이 말할지도 모른다. 그 말에 속으면 안 된다. 그 사람은 본래 거세된 인간이거나 거세되기를 욕망하는 인간일 뿐이다. 욕망을 포기하는 순간 삶은 초라해지고 혈색은 핏기를 잃는다. 욕망을 포기한 사람은 창백해지고 의욕을 잃고 무기력해진다. 활력을 잃고 살아야 하는 의지를 상실한다.

청년과 노인을 구별하는 가장 큰 차이는 열정의 유무이며 그 열정은 바로 욕망에서 나온다. 욕망이 사그라든 병, 우울증은 그래서 〈죽음에 이르는 병〉이라고 한다. 욕망이 사라지면 죽음밖에 없으며 살아 있다는 것은 욕망이 있다는 말이다.
그렇기에 욕망을 없애거나 억누르려고 해서는 안 된다. 건강한 방향으로 분출되도록 도와주어야 한다. 그것이 승화다. 승화의 가장 흔한 형태는 운동, 예술, 봉사, 유머 등이다.

성적 욕망이 들면 춤추고 노래하라. 땀 흘리며 마음껏 욕망을 발산하라. 성취하고 싶은 욕망이 들면 코뿔소처럼 돌진하라. 그게 살아 있다는 증거다. 그게 인간을 위대하게 만드는 길이다. 절대로 욕망을 포기하지 마라. 욕망 때문에 살아 있는 것이지 살아 있다고 해서 욕망이 있는 것은 아니다. 욕망을 포기하는 순간 당신의 삶은 끝이 보이지 않는 나락으로 떨어진다.

그래서 라캉은 〈욕망에 관한 한 절대 양보하지 말라〉고 힘주어 말하는 것이다. 그래서 나는 환자들에게 〈욕망이 곧 살아있음이다〉라고 노래를 부르는 것이다.

정신과에서는 사랑보다 욕망이 중요하다

얼마 전에 이런 글을 읽었다.

"사랑 없이 산다는 건 죽도록 슬픈 일이다. 사랑 없이 산다는 건 하루하루 매 순간 죽는 것이다. 아무 것에도 관심을 두지 않는 차가운 심장은, 기쁨의 한가운데서도 불행하다. 사랑 없이 산다는 건……." (조르주 상드가 샤를 구노에게 보낸 편지 중에서)

사랑없이 산다는 것은 이렇겠구나 하면서 나는 위의 글에서 사랑을 욕망으로 바꿔 보았다. 그랬더니 진료실에서 듣는, 환자들의 증상뒤에 숨어있는 호소와 정확하게 일치했다.

"욕망 없이 산다는 건 죽도록 슬픈 일이다. 욕망 없이 산다는 건 하루하루 매 순간 죽는 것이다. 아무것에도 관심을 두지 않는 차가운 심장은, 기쁨의 한가운데서도 불행하다. 욕망 없이 산다는 건……."

우울증은 욕망이 소등된 것이다. 욕망의 불길이 꺼진 캄캄한 상태, 그것은 죽음 그 자체이다. 어떤 욕망이라도 있어야 인간은 살아갈 수 있다. 사랑 없이는 살아있을 수 있지만 욕망 없이 살아 있을 수는 없다. 욕망은 삶의 본능과 연결되어 있기 때문이다.

사랑은 주고 싶은 것이고, 욕망은 가지고 싶은 것이다. 가져야 줄 수 있다. 욕망은 언제나 사랑보다 우선한다. 일상에서는 사랑을 욕망보다 더 강조하지만, 정신과에서는 사랑보다 욕망이 훨씬 더 중요하다. 그래서 나는 오늘도 환자들의 말에서 욕망을 읽으려고 마음의 눈을 부라린다.

사랑하는 곳에서는 욕망하지 않고, 욕망하는 곳에서는 사랑하지 않는다

 외래 간호사가 남자 이름을 불렀는데 진료실에는 여자가 먼저 들어온다. 그리고 30대로 보이는 남자가 뒤따라온다. 부부라고 한다. 남자에게 부인과 함께 대화를 나누어도 좋은지 묻자 그는 아내 눈치를 보더니 괜찮다고 한다.
 그에게 어떻게 왔냐고 묻자 잠시 머뭇거리더니 비뇨기과에서 가보라고 해서 왔다고 한다. 비뇨기과에서 온 자문 의뢰지가 있는지 찾아보았지만 발견할 수 없어 의뢰된 것이 없다고 하자 그가 병원 밖의 개인 의원이라고 한다. 방문한 이유를 조금 더 상세히 말해 달라고 요청하자 그가 조심스럽게 입을 연다.

 그는 아내를 진심으로 사랑한다. 아내도 그를 사랑한다. 그런데 아내와의 부부 관계가 쉽지 않다. 발기가 되기는 하는데 지속 시간이 너무 짧아서 삽입을 못할 정도다.
 그래서 아내 몰래 비뇨기과를 방문했다. 비뇨기과 의사는 별다른 검사없이 비아그라를 처방하면서 복용 후 결과를 말해 달라고 했다. 그 약을 먹고 부부 관계를 하니 발기도 잘 되고 삽입

후 유지도 잘 되었다. 비뇨기과 의사에게 결과를 보고했더니 의사는 이렇게 말하더란다.

"환자분의 경우는 신체적으로는 이상이 없고 심리적인 요인으로 발기가 안 되는 심인성 발기부전입니다. 대부분 부부 관계에서는 잘 안되지만 다른 여자와의 성관계에서는 문제가 없습니다. 정신과에 가서 상담을 받아도 좋고 아니면 성관계 전에 약을 먹어도 좋은데, 제 생각으로는 정신과는 면담료만 많이 받고 실제 좋아지는 것은 없으니 그냥 필요할 때마다 약 먹는 것을 권합니다."

그는 아내에게 이런 사실을 말했고 아내가 다른 여자와의 관계에서는 그런 문제가 없었냐고 물었다. 그는 결혼 후 다른 여자와 성관계를 가진 적이 없어서 그건 모르겠다고 했더니 아내가 정신과에 가 보자고 해서 함께 왔다고 한다.

"알겠습니다. 그런데 그 비뇨기과 선생님 말대로 그 문제를 다루려면 시간이 많이 필요합니다. 당연히 면담료도 많이 들고요. 또 그 의사 말대로 면담을 한다고 해서 그 문제가 해결된다는 보장도 없고요." 내가 부부를 보며 말했다.

남자는 자기가 한 말이 미안한지 고개를 숙인 채 시선을 피했다.

"면담료는 얼마나 드는지요?" 남자 대신 부인이 물었다.

"별도로 계약을 해야 합니다. 원하신다면 정신분석치료를 전문으로 하는 정신과 의사를 추천해 드릴 수 있습니다. 면담료는 그 선생님과 의논해 보시지요."

"교수님은 하시지 않나요?" 부인이 나를 보며 물었다.

"예. 저는 개인적으로 시간을 내기 어려워, 특별한 경우가 아니면 하지 않습니다."

"그래도 비용이 얼마나 드는지 대략 알 수는 없을까요?"

부인이 나를 본다.

"정신과 의사마다 달라서 말씀드리기가 어렵습니다."

"알겠습니다. 그러면 좋아진다는 보장도 없는데 왜 면담을 하는지요?" 이번에도 부인이 물었다.

"좋은 질문입니다. 자신의 문제가 무엇인지 아는 것과 그 문제가 해결되는 것은 별개입니다. 예를 들어 앞이 보이지 않는 캄캄한 동굴을 통과해야 한다고 생각해 봅시다. 그런데 그 동굴의 구조를 미리 아는 것과 알지 못하는 것은 아주 다릅니다. 알고 걸으면 사전에 필요한 준비를 할 수 있고 혹시 도중에 문제가 생기더라도 상황에 맞게 처리해 나가기가 더 용이하겠죠. 정신치료는 동굴의 구조를 아는 것처럼 자기 마음의 구조를 알아가는 과정입니다."

"알겠습니다. 제가 남편과 의논해 보겠습니다."

부인이 말했다. 진료실에서 나와의 대화는 모두 부인이 주도하고 정작 환자는 아무 말없이 고개만 숙이고 있었다. 그 모습은 마치 어머니께 꾸중듣는 아들의 모습을 연상시켰다.

"본인의 생각은 어떠한지요?"

내가 아무 말 없이 앉아 있는 남자에게 묻자 그때서야 그가 나를 본다. 그리고 아내 쪽을 흘낏 보더니 "아내와 의논해 보겠습니다"라고 한다. 그리고 부부는 더 이상 외래를 방문하지 않았다.

프로이트는 〈심인성 발기부전은 잘못된 연결 때문이다〉라고 말한다. 잘못된 연결. 핵심을 찌르는 말이다. 다른 여자가 아닌 어머니에게로 잘못 연결되었다는 것이다. 어머니에게 고착되어 무의식적으로 사랑하는 여자가 어머니로 보이기 때문에 성관계가 안 된다는 것이다.

인간의 사랑에는 심리적인 사랑(애정)과 육체적인 사랑(육욕)이 있다. 전자를 천상의 사랑, 신성한 사랑이라 하고 후자를 지상의 사랑, 관능적인 사랑이라고 한다.

아주 어릴 때 사랑의 대상은 무조건 어머니다. 어머니가 나를 먹여 주고 돌봐주기 때문에 이때의 사랑은 어머니에 대한 애정적 사랑뿐이다.

그리고 3~5살 오이디푸스 시기를 거치면서 육욕적 사랑이 태어난다. 아이는 엄마의 몸에서 육욕을 느낀다. 그러나 엄마에 대한 육욕적 사랑은 심한 죄책감을 불러일으켜 억압된다. 엄마에 대한 육욕이 나타나지 못하도록 애정이 육욕을 눌러버린다. 그래서 육욕은 애정 뒤에 숨어버린다.

그러다가 사춘기가 되면서 어머니가 아닌 다른 여자에게 육욕을 느낀다. 리비도가 축적되고 성적으로 성숙되면서 다른 여자에게 육욕적 사랑을 느낀다.

모든 사랑은 무조건 육욕에서 시작된다. 그래서 〈사랑 없는 성관계는 있어도 성관계 없는 사랑은 없다〉라는 말이 가능하다.

어머니에 대해서는 애정적 사랑과 그 뒤에 숨어 있는 육욕적 사랑이 있다. 그런데 어머니가 아닌 다른 여자에게로 육욕적 사랑이 옮겨가면서 어머니에게는 애정적 사랑만이 남아 있다. 그 애정적 사랑마저 나르시시즘적으로 자신에게로 향한 다음에 그것을 다른 여자에게로 옮겨 간다.

결국 어머니에 대한 애정적 사랑과 육욕적 사랑 모두 다른 여자에게로 옮겨가 그 여자에 대해 애정적 사랑과 육욕적 사랑을 동시에 느끼게 된다. 이것이 프로이트가 말하는 정상적인 사랑의 심리 과정이다.

그런데 어머니에게 고착되어 있으면 어머니의 상이 다른 여자에게 덮어씌워진다. 다시 말해 무의식적으로 그 여자가 어머니가 된다.

본래부터 어머니에게는 육욕적 사랑은 억압되어 있고 애정적 사랑만 느끼기 때문에, 무의식적으로 어머니가 된 여자와 성관계를 할 때는 발기가 안 된다. 어머니를 사랑하는 방식으로 아내를 사랑하기 때문이다. 어머니에 대한 무의식적 근친상간의 죄책감 때문에 발기부전이 되는 것이다.

프로이트는 애정적 사랑을 사랑이라고 하고 육욕적 사랑을 욕망이라고 한다. 그래서 〈사랑하는 곳에서는 욕망하지 않고, 욕망하는 곳에서는 사랑하지 않는다〉라고 말한다. 사랑하는 사람에게서는 욕망하지 못하고, 욕망하는 사람에게서는 사랑하지 못한다는 말이다.

사랑하는 대상과 욕망하는 대상이 일치하지 않고 어긋나기 때문에 사람들은 괴로워한다. 누구나 괴로워한다. 프로이트에 의하면 구조적으로 그렇게 될 수밖에 없다고 한다. 그래서 사람들은 육욕적인 사랑을 위해 사랑할 필요가 없는 대상을 찾아 나선다.

다른 여성과 관계할 때는 발기가 잘 되지만 아내와의 관계에서는 그렇지 못하다면 심리적으로 아내를 지나치게 크게 보고 있는 것이다. 아내를 어머니로 혹은 성녀에 가까울 정도로 과대평가하고 있는 것이다.

이 문제를 해결하려면 아내를 신성하고 성스러운 애정적 사랑의 대상에서 육욕적 사랑의 대상으로 바꾸어 인식해야 한다. 즉, 아내를 욕망해야 한다.

심인성 발기부전: 정신분석적 설명과 문학적 설명

아니 에르노Annie Ernaux의 『단순한 열정』을 읽다가 아래 구절이 가슴에 와 닿았다.

〈내가 확신할 수 있는 것은 단 하나뿐이다. 그 사람이 나를 욕망하느냐 욕망하지 않느냐는 그 사람의 성기를 보면 알 수 있다. 그것이야말로 즉시 알 수 있는 유일하고도 명백한 진실이다.〉

이 구절을 읽는 순간 그 단순함이 마음에 들어 메모해 두었다. 그리고 아침에 사우나에 갔다가 아하! 하고 깨달았다. 왜 그 구절이 마음에 들었는지 이유를 알았다. 바로 수개월 전에 나를 찾아온 그 남자 때문이었다.

40대 초반 남자가 심인성 발기부전으로 외래를 찾아왔다. 주문제는 〈애인과는 관계가 되는데 아내와는 되지 않는다〉였다. 오래전 내가 정신과 전공의 수련을 받을 때는 〈직업여성과는 되는데 아내와는 되지 않는다〉였는데 현재는 직업여성이 애인으로 바뀐 것이 다를 뿐 본질은 같다.

비아그라가 판매된 후에는 보기 드물지만 이전에는 심인성 발기부전으로 정신과를 찾는 사람들이 꽤 많았다. 다른 여자와는 관계가 되는데 오직 아내에게만 발기가 되지 않는 것이다. 이런 사람들은 고민하다가 먼저 비뇨기과를 찾고 그곳에서 발기 여부를 검사받고 이상이 없으면 정신과로 의뢰되어 온다.

그런데 심인성 발기부전이라는 진단이 내려지면 그다음에 정신과적으로 어떤 치료를 했는지는 기억에 없다. 교수님이 '몸에는 이상이 없으니 걱정하지 마시라. 시간이 지나면 좋아질 것이다'라는 말을 해 주던 기억만 있다.

아내와 관계할 때 발기가 안 되어 병원을 찾았는데 아무 이상이 없다고 하는 것도 우습지만, 당시에는 의사가 그렇게 말하면 환자는 고맙다고 인사하고 돌아설 수밖에 없었다. 왜 다른 여자 앞에서는 발기가 되는데 아내 앞에서는 안 되는지 그 이유가 뭔지 물어볼 용기도 없거니와 물어보아도 속 시원한 대답을 듣기 어려웠을 것이다.

그 남자는 여러 정신과의원을 전전하다가 우연히 나를 찾아왔다. 수개월 전부터 치료 받던 정신과 의사에게 나를 찾아가겠다며 진료 의뢰서를 써 달라고 하니 그는 떨떠름한 얼굴로 나는 조현병 전문가이지 성 기능에 대해서는 모를 거라고 하더란다.

그래도 몇 개월째 정신치료도 받고 약을 먹어도 (처방전을 보니 항우울제와 불안 치료제였다.) 호전이 없으니 한번 찾아가겠다고 고집을 부렸다고 한다.

여하튼 발기부전 치료제인 비아그라가 개발된 이후로 진료실에서 심인성 발기부전 사례를 접하기가 쉽지 않기 때문에 많은 시간을 할애하며 면담을 했다. 남자가 주로 이야기하고 나는 간간이 질문하는 방식으로 이야기를 들었다.

그 남자는 성생활에서 아내와 애인과의 차이를 분명하게 파악하고 있다는 점에서 자신의 발기부전이 심리적이라는 사실을 잘 알고 있는 듯했다. 어쩌면 이전에 정신치료를 받아서 그런지도 모르겠다.

그 남자와 몇 번에 걸친 면담을 통해 다음과 같은 사실을 파악할 수 있었다.

첫째, 아내와의 잠자리에서 발기부전 된 시점이 애인을 사귀기 시작한 시점과 비슷하다. 정확하게는 애인과 성관계를 가진 지 한 달 후다.

둘째, 아내는 자기와 동갑이고 전업주부로 무척 정숙한 여자이며 자신과 애들만 보고 산다. 그에 반해 애인은 7살 어린데 미혼이며 회사원으로 성격이 쾌활하고 직선적이다.

셋째, 아내의 속옷은 주로 하얀색 계통으로 오래 입어서 낡았는지 축 늘어나 있다. 버리라고 해도 아깝다며 버리지 않는다. 반면 애인은 성적으로 적극적이라 망사 스타킹이나 망사팬티를 입고 있어서 자신을 무척 흥분시킨다.

넷째, 아내와는 항상 정상 체위로만 하며 결혼한 지 15년이 지났지만 아직까지 뒤로 관계를 가져 본 적이 없다. 입으로도 자신이 강력하게 요구하면 하지만 자발적으로는 거의 하지 않는다. 게다가 아내는 성관계 때 결코 소리를 내지 않고 참는다. 반면 애인과는 다양한 체위로 관계를 가지고 자발적으로 입으로도 해주고 흥분하면 교성을 내는데 그 소리가 자신을 더 흥분시킨다.

대략 이런 내용이었다. 그 남자 이야기를 듣고 내가 내린 결론은, 아내는 그 남자의 성적 환상을 죽이지만 애인은 그 남자의 성적 환상을 충족시켜 준다는 것이다.

그리고 어느 날, 남자가 나에게 돌직구를 던졌다.
"교수님, 제 발기부전의 원인은 무엇입니까?"
"사랑하는 여자에게서는 욕망할 수 없고, 욕망하는 여자에게서는 사랑할 수 없기 때문입니다." 내가 대답했다.
"저는 당연히 교수님 입에서 오이디푸스 콤플렉스 이야기가 나올 거라고 예상했는데 욕망 이야기가 나오니 아주 뜻밖입니다. 조금 더 쉽게 말씀해 주십시오. 이해가 잘 안됩니다."
남자가 두 눈을 동그랗게 뜨며 되물었다.
"사랑에는 두 종류가 있습니다. 애정적 사랑과 육욕적 사랑입니다. 애정적 사랑은 신성한 사랑, 천상의 사랑이고 육욕적 사랑은 관능적 사랑, 지상의 사랑입니다.

제가 보기엔 아내와의 사랑은 애정적 사랑이고 애인과의 사랑은 육욕적 사랑입니다. 애정적 사랑은 보통 어머니와 자식 간의 사랑입니다. 어머니와 자식 간의 사랑은 무의식적으로 근친상간적 죄책감을 발동시켜 성욕을 떨어뜨립니다."
"교수님 말씀이 간결하고 핵심을 찌르는 것 같아서 정말 고맙습니다. 그러면 어떻게 하면 됩니까?"
"그 전에 제가 궁금한 게 있는데 애인과의 관계는 계속 유지할 건가요? 아니면 정리할 건가요?"
"그게 대답하기가……. 저도 지금 제 마음을 잘 모르겠습니다." 남자가 머뭇거린다.

"애인과의 관계가 계속된다면 부인에 대한 심인성 발기부전은 지속될 가능성이 큽니다. 왜냐하면 서로 대비가 되니까요. 성욕은 자신의 성적 환상을 만족시켜 주는 쪽으로 기울겠지요."

"다른 해결책은 없습니까?"

"제 생각으로는 없습니다. 애인과의 관계에서 성욕이 충분히 해소되었는데 부인에게 다시 성욕이 생기겠습니까?"

"듣고 보니 그렇군요. 그렇다면 만약 제가 애인과 헤어지면 아내와는 즉시 관계가 될까요?"

"그건 지금 예단하기가 어렵습니다. 그렇지만 만약 애인과 헤어진 후에는 아내에게 자신의 성적 환상을 구체적으로 이야기하여야 합니다. '나는 당신을 사랑하는데 당신과 이런 식의 성관계를 원한다. 장소도 달리하고 속옷도 섹시하게 입고 성 체위도 다양하게 해보자.' 아내가 그것에 동의한다면 제가 생각하기에는 발기부전이 좋아질 것 같습니다."

"고맙습니다, 교수님. 정말 고맙습니다. 다시 찾아뵙도록 하겠습니다."

그러나 그 남자는 더 이상 외래에 오지 않았다. 내 처방이 마음에 안 들었을 수도 있고 아니면 아직도 애인과 사귀고 있기 때문일 수도 있다. 당시 나는 그 남자에게 정신분석적으로 해석해 주면서도 뭔가 미흡하다는 느낌을 가졌다. 그것이 무엇인지는 나도 몰랐다.

그런데 오늘 아침 목욕탕에서 아니 에르노의 『단순한 열정』의 한 구절을 생각하다가 자연스럽게 그 남자가 연상되었고, '아! 이렇게 설명해 주었더라면 더 좋았을 텐데' 하는 아쉬움이 들었다.

의식은 알아차리지 못해도 무의식에서는 계속 그 문제를 생각하고 있었던 모양이다.

그 남자에게 문학적으로 이렇게 말문을 여는 것이 더 좋았겠다는 생각이 들었다.
"이런 글이 있습니다. 〈내가 확신할 수 있는 것은 단 하나뿐이다. 그 사람이 나를 욕망하느냐 욕망하지 않느냐는 그 사람의 성기를 보면 알 수 있다. 그것이야말로 즉시 알 수 있는 유일하고도 명백한 진실이다.〉
그래서 당신의 발기부전은 당신의 성기가 부인을 욕망하지 않기 때문에 생기는 것입니다. 당신이 궁금해하는 대답은 욕망에 있고 그 욕망은 성기를 통해 알 수 있습니다. 성기가 유일하고도 명백한 진실입니다."
이렇게 먼저 말해 주고 그다음에 남자가 "왜 저의 성기가 아내를 욕망하지 않습니까?"라고 물으면 그때 정신분석적으로 설명해 주는 게 더 좋았겠다.

욕망은 결핍에서 생긴다

그의 나이 40세. 인생의 가장 화려한 시기에 그는 심각한 우울증에 빠져 나를 찾아왔다. 그는 화가다. 대학을 졸업한 후에 꽤 괜찮은 회사를 다니다가 어느 날 그림 그리는 것이 너무 좋아 회사를 그만두고 지금까지 화가로 생활하고 있다.

수년 전까지 그의 삶은 말 그대로 악전고투였다. 하루하루가 칼날 위에 서 있는 심정이었다. 경제적으로 매우 힘들었다. 작품이 팔리기는커녕 재료값도 건지지 못했다. 그림을 그리는데 필요한 재료를 충당하는 것도 만만찮은 일이었다.

첫 몇 년 동안에는 부모와 형제들이 그를 도와주었지만 시간이 지날수록 멀쩡한 직장을 그만두고 그림만 그리는 그를 비난하기 시작했다. 그는 사면초가였다. 매달 월세 내기도 어려운 형편이었다. 그래도 그는 당당하게 버텨 나갔다. 아르바이트도 하면서 재료비를 충당했다.

그런데 수년 전부터 그의 삶에 햇살이 들기 시작했다. 우연히 그의 작품을 본 모 대학 교수가 감탄을 했고 그는 곧 평생교육

원 강사 자리를 얻을 수 있었다. 수업을 통해 많은 사람들을 알게 되었고 그중 한 여성이 그에게 프러포즈를 했다. 그도 그 여성이 좋아 결혼했다. 그게 3년 전의 일이다.

여성의 집안은 부유하여 그는 경제적 걱정 없이 그림 그리는 일에만 전념할 수 있게 되었다. 드디어 꿈을 이룬 것이다. 성공한 것이다. 그런데 성공한 순간부터 그는 더 이상 그림을 그리지 못했다. 아무리 노력해도 작품을 만들어내지 못했다. 이해할 수 없는 일이었다. 그는 심각한 우울증에 빠졌고 아내와 함께 나를 찾아왔다.

그의 병명은 우울증이지만 프로이트의 시각에서 보면 그는 〈성공하는 순간에 실패한 사람〉이다. 엄청난 고통과 시련을 겪을 때는 꿋꿋이 다 이겨내던 사람이 그 모든 어려움을 극복했을 때 갑자기 심한 정신질환에 걸리는 것이다.

프로이트는 그런 사례를 구체적으로 제시하면서 〈성공하는 순간에 실패하는 사람들〉이라고 명명하면서 두 가지 사례를 제시한다. 첫 번째 사례는 한 여자가 예술가를 만나 동거를 시작한다. 그런데 남자 집안은 두 사람의 만남을 반대한다. 여자는 끝까지 설득해서 드디어 남자 집안으로부터 결혼 동의를 받아 낸다. 동의를 받은 시점에 이 여자가 미쳐버린다. 자기의 뜻을 다 이룬 순간에 갑자기 정신병적 증상을 보이는 것이다.

두 번째 사례는 한 남자가 대학교수가 되기 위하여 오랫동안 스승의 조교 역할을 한다. 드디어 스승이 은퇴하면서 자신을 후계자로 지목하는데 그 순간에 이 남자는 그 자리를 거부하고는 심한 우울증에 빠진다.

이 두 사례에 대해 프로이트는 이렇게 설명한다. 좌절에는 외적 좌절과 내적 좌절이 있다. 정확하게 말하면, 외적 좌절이란 것은 없고 내적 좌절만 있다. 사람들은 내적 좌절을 외적인 것으로 채우려고 하는데 채워지지 않을 때 그것을 외적 좌절이라고 말한다. 외적 좌절은 눈에 보이지만 내적 좌절은 눈에 보이지 않는다. 사람들은 외적 좌절을 극복하기 위해 노력하고 그동안에는 내적 좌절이 드러나지 않는다. 그런데 외적 좌절이 충족되는 순간, 즉 욕망이 충족되는 순간 가려져 있던 내적 좌절이 드러난다.

프로이트는 그렇게 된 데는 내면의 죄책감이 작용한다고 하면서 그 죄책감을 찾아 나가는 과정을 보여준다. 프로이트는 한 걸음 더 나아가 이렇게 말한다.

"사람들은 죄를 지었기 때문에 죄책감을 느낀다고 말하지만 사실은 죄책감 때문에 죄를 짓는다. 어떤 사람은 누가 보아도 처벌받을 것이 분명한데도 심각한 죄를 저지른다. 그런 행동 이면에는 죄책감 때문에 처벌받고 싶은 무의식이 작용하고 있다. 처벌받음으로써 그 죄책감을 해소하려는 무의식적 시도다."

나를 찾아 온 남자가 이해가 되지 않는다며 묻는다.

"제가 어려웠을 때는 모든 환경이 최악의 조건이었습니다. 그런데도 창작에 대한 온갖 아이디어가 떠올랐습니다. 지금은 모든 것이 갖추어져 있는데도 아무 생각이 떠오르지 않습니다. 도대체 이유가 뭡니까?"

내가 말했다. "이전에는 외부의 좌절이 내부의 좌절을 덮고 있었는데, 이제는 외부의 좌절이 해결되니까 내부의 심리적 문제가 표면으로 드러난 것입니다. 내부의 심리적 문제가 무엇인지를 알려면 좀 더 오랜 면담이 필요합니다. 시간을 두고 내부의 심리적 문제가 무엇인지 함께 찾아봅시다."

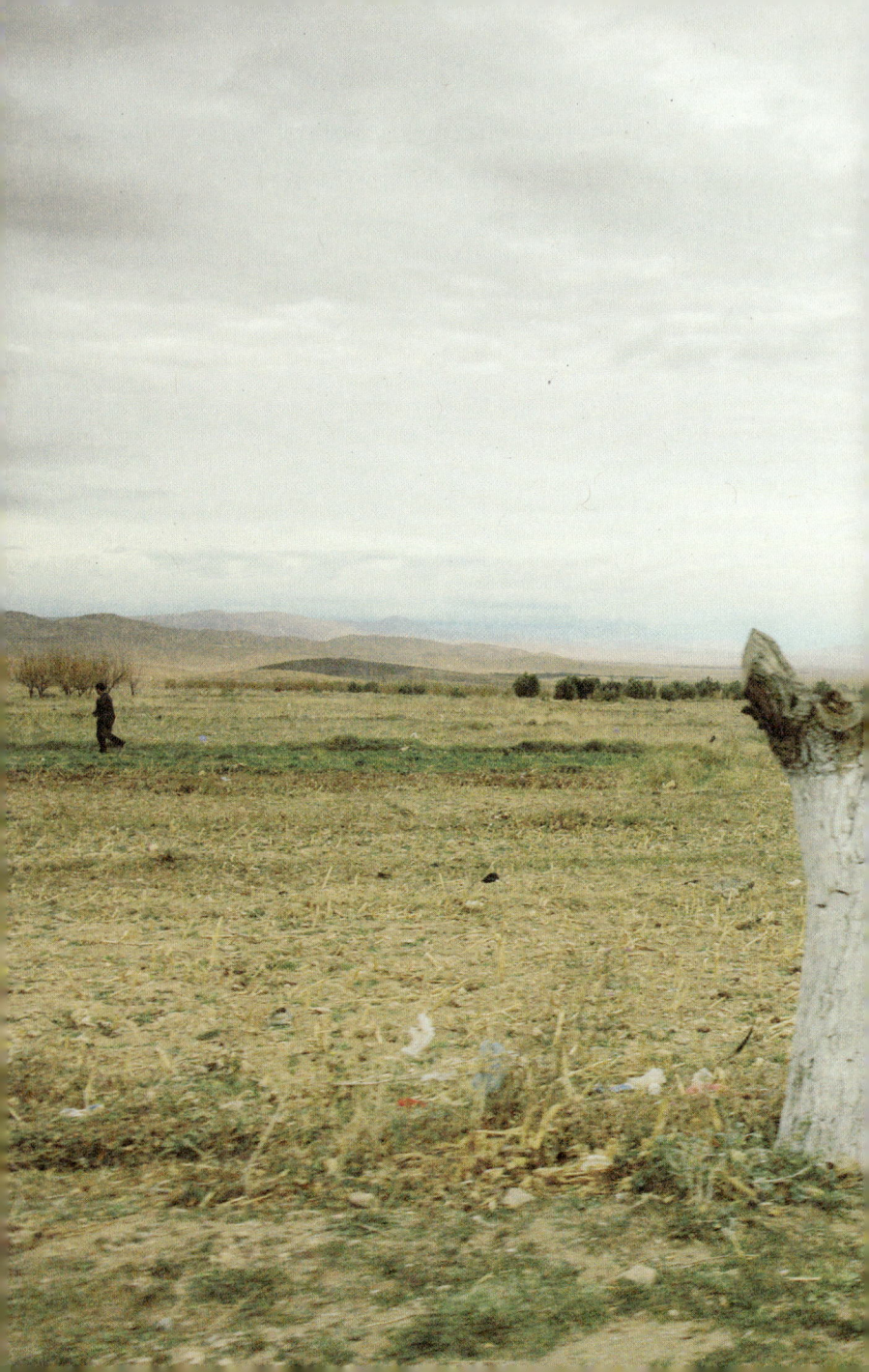

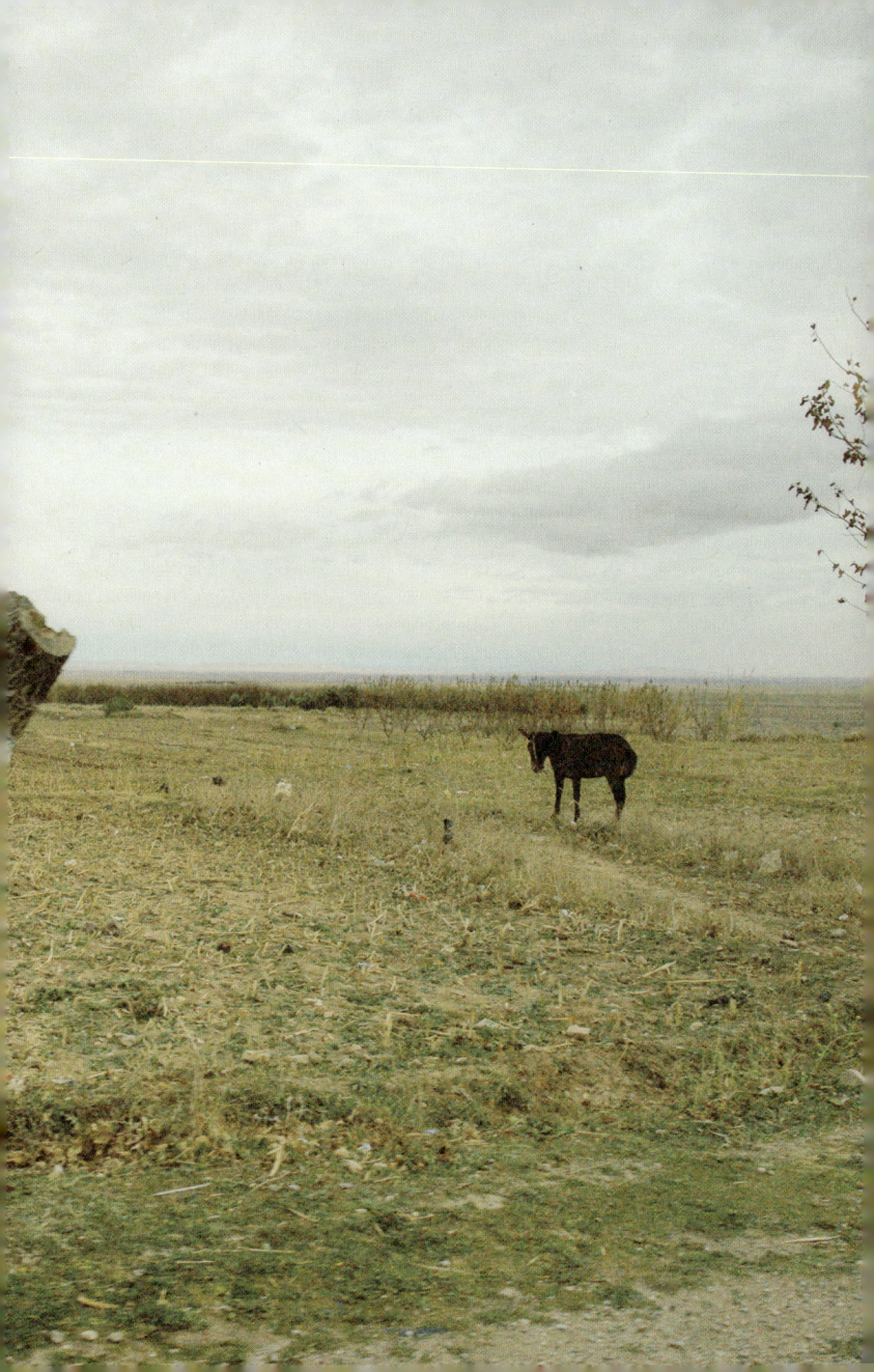

성공하는 순간에 실패한 여자

30대 후반의 한 여자가 심한 우울 증상을 보여 입원했다. 아무것도 하기 싫은 의욕 상실과 까닭을 알 수 없는 죄책감으로 견딜 수가 없다고 했다.

그녀가 그런 증상을 보인 것은 3개월 전이었다. 그 이전까지 그녀는 삶에 대한 의지와 애착이 그 누구보다도 강한, 두 아이의 엄마이자 한 남자의 아내였다. 우울 증상이 나타난 3개월 전에 그녀에게는 무슨 일이 있었던가? 면담을 해 보니 의외의 사실이 드러났다.

3개월 전에 그녀는 드디어 결혼한 후 10여 년 동안 자신을 그토록 괴롭혔던 빚의 굴레에서 완전히 벗어났다. 그리고 그것을 축하하기 위해 남편과 시어머니를 모시고 제주도 여행을 가기로 되어 있었다.

여행을 떠나기 일주일 전, 비행기 표와 숙소를 예약한 후에 그녀는 마음이 설레어 잠을 이루지 못했다. 지난 10여 년 동안 빚을 갚기 위해 고생했던 나날이 주마등처럼 머릿속을 스치고 지나갔다. 고통스러운 기억이었다.

10여 년 전에 회사 경리로 일하던 그녀는 같은 직장에서 일하는 남자를 알게 되었고 얼마간의 교제 끝에 결혼하게 되었다. 남자는 홀어머니와 함께 사는 평범하고 착한 사람이었다. 결혼한 후에 그녀는 남편에게 빚이 수천만 원 있다는 사실을 알게 되었다. 두 사람이 힘을 합친다면 갚지 못할 정도는 아니었지만 그렇다고 몇 년 안에 쉽게 갚을 수 있는 금액도 아니었다. 그녀는 결혼 전에 그 말을 하지 않은 남편을 원망했다. 이혼도 생각했다. 그러나 그녀 몸에는 이미 새 생명이 자라고 있었다. 결국 그녀는 자신이 노력해서 그 돈을 갚기로 결심했다.

그녀가 취한 첫 번째 행동은 남편의 월급 통장을 자신이 관리하기로 한 것이었다. 사람 좋은 남편은 돈 씀씀이가 헤퍼서 그대로 방치하다가는 빚의 이자도 갚기 힘든 상황이었다. 좀 더 작은 아파트로 이사하고 그 차액으로 빚부터 갚기로 했다. 그러자 남편과 시어머니가 결사적으로 이사를 반대했다. 현실적으로도 새로 태어날 아기를 생각한다면 현재 살고 있는 집보다 더 작은 집으로 가는 것은 무리가 있었다. 결국 이사를 가지 않고 그대로 살면서 빚을 갚는 수밖에 없었다.

그때부터 그녀의 삶은 하루하루가 전쟁터였다. 임신과 육아 때문에 직장을 그만둔 후에는 돈을 벌 수 있는 일이라면 무엇이든지 했다. 생활비를 아끼고 빚을 갚느라 지난 10년간 먹는 것도 입는 것도 마음대로 하지 못했다. 몸이 아무리 힘들어도 교통비를 아끼느라 택시는 꿈도 꾸지 않았다. 남편과 시어머니는 그런 그녀의 악착스러운 태도에 고개를 절레절레 흔들었지만 그녀로서는 다른 방법이 없었다. 친정 역시 가난해서 손 내밀 곳은 아무 데도 없었다.

"지난 10년 동안 제 삶은 없었어요. 피자가 먹고 싶다고 아이가 아무리 졸라도 그것을 사줄 수 있는 형편이 아니었어요. 정말 악착같이 돈을 모았어요. 그리고 드디어 빚을 다 갚았어요.
딱 10년 걸렸어요. 돈을 다 갚고 새마을 금고에서 나오는 그 순간을 잊지 못하겠어요. 밖으로 나오자 햇살이 너무 강해 눈을 뜰 수가 없었어요. 세상이 온통 하얗게 보이고 지나가는 사람들이 모두 낯설게 보였어요."
그녀는 지난 세월이 원망스러운지 흐느꼈다. 나는 그녀가 눈물을 그치기를 기다렸다가 조심스럽게 물었다.
"빚을 다 갚았는데 왜 그렇게 우울해졌는가요?"
"저도 모르겠어요. 이해가 안돼요. 이제는 아무 걱정이 없는데 왜 이렇게 되었는지, 그동안 마음고생을 너무 해서 그럴까요?"
"글쎄요. 저도 지금은 잘 모르겠습니다. 그러나 한 가지 확실한 것은 그것에 대한 대답은 본인이 쥐고 있다는 것입니다."
"제가요? 저는 아무리 생각해도 그 이유를 모르겠는데요."
그녀가 나를 바라보았다.

〈성공하는 순간에 실패하는 사람들.〉 이 여자가 바로 그런 경우였다. 이 여자의 우울증은 어떻게 해석할 수 있을까? 죄책감과 우울은 어디에서 발생한 것일까? 정신분석적으로는 그동안 그녀가 억눌러 놓았던 무의식적 환상이 봉인 해제되면서 의식으로 떠오르려 했고, 그녀의 의식으로서는 도저히 받아들일 수 없는 환상의 내용 때문에 그녀는 심한 죄책감을 느끼게 되었고, 그것이 우울증을 유발했다고 가정할 수 있다. 나는 그녀의 의식이 도저히 받아들일 수 없는 환상의 내용이 남편과 시어머니에 대한 분노라고 추측했다. 결혼하자마자 남편에게 수천만 원의 빚이 있다는 것을 알게 되었고, 친정도 가난해서 도움을 구할 수 없었고, 시어머니도 모셔야 하고, 자기가 진 빚도 아닌데 남편과 시어머니는 작은 집으로 이사가고 그 차액으로 빚 갚자는 제안도 반대 했으니 그녀가 가졌을 원망과 분노가 얼마나 컸을 지 충분히 짐작되었다. 그래서 10년이라는 긴 세월동안 빚을 갚기 위해 고생하던 순간순간마다 그녀의 마음속에서는 두 사람에 대한 분노가 솟구쳤을 것이다.

그녀는 이렇게 말했다.
"정말로 현실이 원망스러웠어요. 남편과 시어머니가 너무 밉고 사는 것이 힘들어 차라리 죽여 버릴까 생각도 했어요."
"죽여 버리다니요? 누구를요?"
"제가 그렇게 말했나요? 저는 죽어 버릴까 라고 했는데요."
나는 '죽여 버릴까'로 들었는데 그녀는 강하게 부인했다. 내가 잘못 들었거나 그녀가 잘못 말했거나 둘 중 하나일 것이다. 내가 잘못 들었다면 나는 내 안의 분노를 그녀에게 투사한 것이고 그녀가 잘못 말했다면 그것은 전형적인 말실수다. 그녀의 말실수는 남편과 시어머니에 대한 분노가 그들을 죽여 버리고 싶을 정도로 크다는 것을 의미했다.

그렇다면 빚을 다 갚은 상황에서 왜 그녀는 우울증에 걸린 것일까? 밀물 때는 갯벌이 보이지 않지만 썰물 때는 적나라하게 드러난다. 빚을 갚아야 하는 상황에서는 자신이 현실적으로 극심한 고통을 당하고 있어서, 남편과 시어머니를 죽이고 싶은 소망이 충분히 정당화된다.

〈너는 저 두 사람 때문에 이렇게 고통을 겪고 있는 거야. 저런 인간을 죽여도 너는 아무 죄가 없어. 저런 인간은 차라리 죽는 게 좋아〉라는 환상은 자신에게 조금의 위협도 되지 않는다. 오히려 그런 적개심이 빚을 갚는 목표를 향해 나아가는 데 힘이 된다.

그런데 이제 빚을 다 갚은 상황에서는 두 사람을 죽여버리고 싶은 마음속의 소망과 분노가 의식으로 떠오르려고 하면 그것은 자신에게 엄청난 위협으로 다가온다.

남편과 시어머니가 죽기를 바라는, 정말로 나쁜 사람이 되는 것이다. 그런 무의식적 소망은 의식으로 떠오르려고 하고, 의식은 필사적으로 그것을 막으려는 상태에서 무의식과 의식이 타협한 결과가 우울증이라고 추론할 수 있다.

우울증에 걸림으로써 두 사람을 죽이고 싶다는, 혹은 두 사람이 죽었으면 좋겠다는 소망을 우울증이라는 병에 대한 의식적인 걱정으로 전환할 수 있고, 죄책감은 그런 소망을 가진 자신을 처벌하는 것이다.

나는 그렇게 추론하지만 그녀에게 그런 해석을 하는 데는 시간이 필요했다. 섣부른 해석은 오히려 그녀의 마음을 더 다치게 할 수도 있다. 그래서 시간을 두고 대화를 나누면서 그녀 스스로 자기가 두 사람을 죽이고 싶었는지도 모르겠다고 말할 때까지 기다릴 생각이다. 그때 내가 몇 마디 더 보탠다면 그녀도 자기 마음속에 억눌러 왔던 소망을 인정하게 되지 않을까 생각해 본다.

입원해 있는 동안 그녀는 내내 울기만 했다. 그리고 며칠 후 그녀는 퇴원했다. 입원비가 부담되고 두 아들과 남편과 시어머니가 걱정된다는 이유에서다. 남편과 시어머니에 대한 지나친 걱정도 나는 반동형성reaction formation으로 보았다.

나는 퇴원하는 그녀에게 외래치료를 받으라고 했다. 그녀가 오면 그녀의 우울증에 대해 내가 이해한 만큼 그녀도 이해할 수 있도록 도울 생각이다.

【이 환자에 대한 K선생의 생각】

그 여자가 입원하던 날, 아침 모임 시간에 그 여자에 대한 입원 보고를 들었다. 듣는 순간 '아, 성공 때문에 망가진 여자구나', '성공 때문에 내부의 좌절이 드러났구나', '외부의 좌절에 의해 가려져 있던 내부의 좌절이, 외부의 좌절이 걷히자 드디어 모습을 드러냈구나'라는 생각이 직감적으로 들었다.

다음 날 회진을 돌면서 그 환자를 담당하게 된 전공의 K선생에게 물었다.

"K선생, 그 환자의 문제는 무엇인가?"

"우울증입니다."

"좀 더 자세히 말해 볼래?"

"죄책감과 자살 사고와 의욕 저하와 식욕 부진 증상을 보이는 전형적인 주요 우울증 환자입니다."

"왜 그런 우울증에 걸렸다고 생각하노?"

"글쎄요? 지난 10년 동안 너무 열심히 살아와서 지친 것은 아닐까요?"

"K선생은 열심히 살다 지치면 우울증에 걸리는가?"

"그건······."

"생각 한번 해 보게."

이틀 뒤 회진을 돌면서 다시 K선생에게 물었다.

"생각을 해 보았나? 무엇 때문에 우울증에 걸린 것 같나?"

"뇌 안의 세로토닌과 도파민의 균형이 맞지 않아서 그런 것 같습니다."

"그것도 대답이 될 수는 있네. 그렇다면 왜 뇌 안의 신경전달물질의 불균형이 생겼나?"

"본래 그런 취약성을 가지고 있는 데다가 이번에 스트레스를 크게 받아서 그렇습니다."

"어떤 스트레스를 받았는가?"

"지난 10년간 빚을 갚느라고 고생한 스트레스입니다."

"K선생은 빚을 다 갚으면 그동안 고생한 것이 병을 일으킬 정도로 심한 스트레스로 작용하는가?"

"그건······."

그래서 전공의 교육 시간에 프로이트의 〈성공하는 순간에 실패하는 사람들〉을 강의했다.

지독한 사랑

휠체어에 몸을 실은 20대 초반 여성이 어머니와 함께 외래 진료실로 들어온다. 컴퓨터 화면에 뜬 자문 의뢰지에는 〈22세 여성. 하지 및 척추 골절. 수술 후 현재 정형외과 입원 중. 식사와 대화 거부, 우울 증상이 심해 의뢰함. 현재 정형외과적 치료는 일단락된 상태이기 때문에 정신과로 전과를 원함〉이라는 말이 적혀 있었다.

"어디가 불편하신지요?"
휠체어에 앉아 있는 그녀를 바라보며 말을 건네 보았지만 아무 반응이 없었다. 그녀의 얼굴은 돌처럼 굳어 있었다. 24시간 보호자가 옆에 있다는 조건으로 개방 병동에 입원시켰다. 시간이 감에 따라 그녀는 조금씩 말문을 열었고 산산조각난 슬픈 사랑 이야기가 그녀의 입에서 흘러나왔다.

대학 2학년 때 그녀는 군대를 다녀온 한 복학생 선배를 과 동아리에서 우연히 만났다. 세 살 더 많은 남자는 그녀의 첫사랑이었다. 그들은 서로 첫눈에 호감을 느꼈고 곧 연인 사이로 발전했다. 그들의 사랑은 뜨거웠다. 자는 시간을 빼놓고 늘 함께 시간을 보냈다. 강의실에서, 도서관에서, 카페에서, 술집에서 그들은 샴쌍둥이처럼 행동했다. 그녀는 그의 그림자였고 그는 그녀의 분신이었다. 학우들은 그들의 사랑을 부러워했다.

그러나 사랑의 불꽃이 너무 뜨거워 빨리 타버렸는지 졸업을 앞두고 남자의 마음이 조금씩 변하기 시작했다. 아주 미묘한 변화였지만 여자는 본능적으로 그 차이를 알아차렸다. 여자는 남자의 마음을 돌리기 위해 매달렸고 그럴수록 남자는 멀어져 갔다.

남자가 학교 앞 카페에서 이별을 통보하던 날, 그녀는 학교에서 집까지 여섯 시간을 걸어서 왔다. 그리고 방문을 잠근 채 식사도 거부하고 세상과 단절을 시도했다. 부모의 간곡한 애원도 친구들의 호소도 아무 소용이 없었다.

결국 그녀의 부모는 남자친구에게 도움을 요청했고 그는 마지못해 그녀를 다시 만났다. 그러나 그들의 만남은 오래 가지 못했다. 여자는 남자가 자기 곁을 떠날까 봐 늘 불안해 했고 그런 그녀를 남자는 부담스러워 했다.

만난 지 꼭 2년째 되던 어느 날, 여자는 남자에게 한 가지 제안을 했다. 우리의 만남을 위해 축하 파티를 열 테니 꼭 와 달라. 남자는 동의했고 저녁 무렵 여자가 가르쳐 준 장소로 갔다. 여자는 두 사람이 처음 만났을 때 입었던 원피스를 입고 있었으며 침대 위에는 케이크가 놓여 있었다. 촛불을 켜고 축하 노래를 부른 후 여자가 진지하게 말했다.

"그 누구도 우리의 사랑을 갈라놓을 수 없어. 우리의 사랑이 영원하기 위해서는 같이 죽는 길밖에 없어. 서로 안고 뛰어내리자."

남자는 여자의 제안을 일언지하에 거절했다.

"그래도 소용없어. 우리는 이미 한 몸이야. 오빠는 이미 내 안에 들어와 있어. 내가 오빠고 오빠가 나야. 내가 죽으면 오빠도 죽는 거야."

여자는 그 말을 남기고는 3층 창문에서 뛰어내렸다. 순식간에 벌어진 일이라 남자도 그녀를 잡지 못했다.

"가장 아름다운 사랑, 가장 완벽한 사랑은 두 사람이 하나가 되는 것이지요."

어느 날 오후, 나는 시간을 내어 그녀의 병실을 찾았다. 그녀는 눈을 감은 채 침대에 누워 있었다. 내가 그녀의 발치에 앉으며 말했다.

"태아가 엄마 뱃속에 있듯이, 갓난아기가 엄마 품속에 있듯이 두 사람이 하나가 되는 것이지요. 일심동체, 그것은 가장 아름답고 완벽한 사랑이지만 그런 사랑을 추구하는 것은 비극적일 수밖에 없습니다. 현실에서는 존재할 수가 없기 때문이지요. 그런 사랑은 죽음을 향해 나아갑니다. 오직 죽음으로써만 이룰 수 있는 사랑입니다.

중세 불어에 '라무르la mourre'라는 단어가 있었습니다. 그 말의 의미는 죽음입니다. 그런데 그 단어의 발음이 오늘날 사랑을 뜻하는 현대어인 '라모르l'amour'와 같습니다. 죽음과 사랑이 같다는 말입니다. 그렇더라도 죽을 정도로까지는 사랑하지 마십시오.

이제는 ○○씨 마음에서 그 남자를 놓아 주십시오. 떠나가 버린 그 남자에 대한 기억에 당신의 모든 에너지를 더이상 쏟아붓지 마십시오. 대신 삶의 에너지를 자신에게 쏟아부으십시오. 나는 나, 그는 그, 그렇게 떨어져서 그를 마음 밖으로 내 보내십시오. 사랑도 중요하지만 ○○씨의 삶이 더 중요합니다."

그녀는 묵묵히 듣고 있었다.

"삶에는 이성간의 사랑만 있는 것은 아닙니다. 자신에 대한 사랑도 있습니다. 목숨을 버릴 정도로 그 남자를 사랑했듯이 이번에는 자신의 삶을 한번 사랑해 보십시오. 지독하게."

가만히 바라보니 그녀의 눈가에서 눈물이 흐르고 있었다.

나는 그림자입니다

한 여자가 한 남자를 만나 사랑하고 결혼했다. 여자는 아이 둘을 낳고 남편 뒷바라지에 전념했다. 남편의 눈만 보아도 무엇을 원하는지 알아챌 정도여서 여자는 남편이 말하기 전에 모든 것을 다 해 주었다. 남편을 위해 하는 일이 그 여자의 기쁨이었고 삶의 목적이었다.

그런데 여자 나이 45세 되던 해 어느 날부터 남편이 자신을 멀리한다는 느낌을 받기 시작했다. 여자는 직감적으로 남편에게 다른 여자가 생겼을지도 모른다는 생각이 들었다. 설마 그럴 리가? 세상의 모든 남자가 바람을 피워도 내 남편만은 그렇지 않다는 확신이 여자에게는 있었다.

그러나 확신은 흔들렸고 어느 날 우연히 보게 된 남편의 휴대폰을 통해 그 확신은 의심으로 변했다.

"자기야, 사랑해. 자기 생각하면 잠이 오지 않아."

"나도 당신을 사랑해. 고마워."

남편의 휴대폰에 이런 내용의 문자 메시지가 있었다. 그것을 본 순간 여자는 엄청난 충격을 받았다. 현기증이 너무 심해 몸을 지탱하기가 어려웠다. 겨우 정신을 차려 문자 메시지를 보낸 사람의 전화번호만 적고는 남편의 휴대 전화를 얼른 손에서 내려놓았다.

얼마 후 수십 번의 망설임 끝에 여자는 용기를 내어 공중전화를 이용해 그 번호로 전화를 걸었다. 몇 번의 신호음이 들린 후 수화기 너머 "여보세요?"라는 낯선 여자의 목소리가 들렸다. 순간 여자는 화들짝 놀라 수화기를 내려놓았다.

갑자기 가슴이 쿵쿵거리면서 심한 현기증과 함께 숨쉬기가 힘들어졌다. 어쩌면 죽을지도 모른다는 공포감도 엄습했다. 여자는 거의 기다시피 하여 공중전화 부스를 나와 택시를 타고 병원 응급실로 향했다. 진정제를 맞은 후 여자의 증상은 가라앉았다.

"공황 발작입니다. 너무 걱정하지 않으셔도 됩니다. 다음에 정신건강의학과를 방문해서 자세한 설명을 듣고 치료받도록 하십시오."

여자의 전화를 받고 놀라 뛰어온 남편에게 응급실 의사는 무덤덤하게 말했다.

"정말 고맙습니다. 정말 고맙습니다."

젊은 의사에게 연신 절을 해 대는 남편의 모습이 여자 눈에는 안쓰러워 보였다.

"내가 얼마나 놀랐는지 알아? 큰 병 아니라서 정말 다행이다. 걱정했어."

응급실 침대에 누워 있는 여자의 손을 잡고 남편은 안도의 한숨을 내쉬었다. 남편의 손을 통해 따뜻한 온기가 전해지자 여자는 자신도 모르게 눈물이 나왔다.

"의사 선생님이 괜찮다니까 너무 걱정하지 마."
남편의 위로가 오히려 칼이 되어 여자의 가슴을 후벼팠다. 이번에는 감당하기 어려울 정도로 눈물이 쏟아졌다.
"괜찮대도 그러네. 당신이 우니까 나도 울고 싶네."
남편은 걱정스러운 눈길로 여자의 손을 더 강하게 잡았다.

그날 이후로 여자는 불안과 악몽에 시달리기 시작했다. 사실을 밝히자니 뒷감당할 자신이 없었다. 분노가 치밀어 올랐지만 그보다는 남편이 용서를 빌기는커녕 오히려 '그래, 나 바람피웠다. 헤어지자'라고 하면 어떻게 해야 하나 하는 두려움이 앞섰다. 남편을 떠난 삶은 상상조차 할 수 없었기에 여자는 그 모든 것을 모른 체 하기로 결심했다. 그리고 생각했다. 이틀 밤과 사흘 낮을 생각하고 또 생각했다. 도대체 내가 무엇을 잘못한 것일까? 시간이 부족하여 다시 사흘 밤과 나흘 낮을 더 생각하고 생각했다. 그리고 홀연히 깨달았다.

'오로지 남편만을 중심으로 살다 보니 나 자신이 없어졌구나. 내 인생에 나는 없고 남편만 있구나. 남편이 사랑해야 할 나 자신이 없어졌구나. 내가 없다 보니 남편이 사랑할 대상이 없어졌구나. 그래서 밖에서 사랑을 찾았구나. 나는 실체가 없는 그림자가 되었구나.'

"선생님, 저는 그림자입니다. 슬프지만 사실입니다. 이제서야 그걸 깨달았습니다."
여자는 눈물을 글썽이며 말했다. 그 깨달음은 정신과 의사의 어떤 해석보다도 깊이 있는 지혜였다.

"부인은 스스로 문제의 핵심을 분명하게 보고 있습니다. 제가 많은 것을 배웠습니다. 규칙적으로 약을 복용할 필요는 없을 것 같습니다. 필요할 때 드시도록 몇 알만 처방하겠습니다."

자신이 그림자였음을 깨달은 이 여자는 지혜로워서, 틀림없이 없어졌다고 생각하는 자신을 되찾을 것이다.

단 하나의 소원

20대 후반으로 보이는 남자가 모자를 깊게 눌러쓰고 짙은 선글라스와 마스크를 한 채 나이가 비슷해 보이는 한 여자와 함께 진료실에 들어왔다. 고개를 숙이고 양손을 호주머니에 찔러 넣은 채 걷는 폼이 왠지 불량스러워 보였다.

"괜찮으시다면 선글라스와 마스크는 벗어 주면 고맙겠습니다. 그러면 대화가 더 수월할 것 같습니다만……."

내가 남자에게 말했다.

"화상을 입어서 보기 흉할까 봐 그러니 선생님께서 이해해 주세요."

옆에 서 있던 여자가 대신 말했다. 환자와의 관계를 물으니 약혼녀라고 한다. 순간 미안한 마음이 들었다.

"죄송합니다. 그런 줄도 모르고 그런 상태로 말하면 제가 잘못 알아들을까 봐 그랬습니다. 그래도 괜찮으니 벗고 말하죠."

그는 조금 주저하다가 바지 주머니에서 손을 빼서 선글라스와 마스크를 벗었다. 손가락은 여러 개가 달라붙어 갈퀴처럼 되어 있었고 얼굴 피부는 뒤틀려 있었다. 약혼녀는 환자가 사고로 화상을 당한 후 피부 이식 수술을 여러 번 받는 바람에 이제는 떼어 낼 만한 성한 피부가 없다고 하면서 이번에 정신과를 방문한 이유는 통증과 자살 시도 때문이라고 덧붙였다.

"많이 아픕니까?"
내가 물었지만 그는 아무 대답도 하지 않았다. 묻고 나니 질문이 이상하다는 생각이 들었다. 아파서 병원에 온 사람보고 많이 아픈지 묻다니.
"통증 때문에 자다가도 잠이 깹니까?"
"……."
"몸 전체가 아픕니까?"
"……."
"진통제를 맞아도 아픕니까?"
"……."
어떤 질문에도 그는 고개를 숙인 채 묵묵부답이었다. 대화가 불가능한 상태였다. 그래서 대화를 끝내려는 목적으로 그에게 물었다.
"하고 싶은 말이 있습니까?"
그러자 그는 거북이가 목을 움직이듯이 아주 천천히 찡그린 얼굴로 목을 약간 위로 올리더니 눈을 치켜들어 나를 보았다. 그리고 또박또박 말했다.
"죽고 싶습니다. 죽여주세요."
그리고는 다시 눈을 내리깔고 꼼짝도 하지 않았다. 약혼녀가 울기 시작했다. 그는 화상으로 뒤틀려 찡그린 얼굴로 그녀의 울음소리를 듣고 있었다. 어떻게 보면 무심하게 바람 소리를 듣는 것 같기도 하고 어떻게 보면 고통으로 뒤틀려 외면하는 듯이 보였다. 그를 처음 만나던 날의 진료실 풍경은 그러했다.

그는 처음에는 매주 한 번, 그다음에는 2주에 한 번, 그다음에는 한 달에 한 번씩 약혼녀와 함께 꾸준히 외래를 방문했다. 여전히 그는 말을 하지 않았지만, 약혼녀가 대신 그의 상태를 말해주었기에 진료하는 데는 어려움이 없었다.

약혼녀의 정성은 지극했다. 너무 지극하다는 건 그만큼 마음의 갈등이 심하다는 증거이기도 했다. 그리고 얼마 후 그는 약혼녀 대신 형과 함께 외래에 왔다. 고개를 푹 숙인 채 이전보다 더 완고한 자세로 형이 말하는 것을 묵묵히 듣다가 가곤 했다.

나도 외래로 밀려오는 환자들 때문에 그와 대화하는 것은 시도하지 않고 주로 형하고만 대화를 나누었다. 의례적으로 몇 가지 질문을 던지고 이전과 똑같다고 진료 기록지에 적고는 다음 환자를 맞았다.

나로서는 진료 시간이 짧았기에 오히려 편한 부분이 있었다. 그가 형과 함께 와도 그는 투명 인간 같았고 나에게는 그의 형만 보였다.

그러던 어느 날 그가 처음으로 먼저 입을 열었다. 그를 본 지 2년 만이었다. 그는 고개를 약간 위로 들고 눈을 치켜세운 채 일그러진 얼굴로 나를 보면서 말했다. 목의 피부가 당기는 지 무척 고통스러워 보였다.

"선생님, 소원이 있습니다. 목에 피부가 땅겨 고개를 들 수가 없습니다. 손가락이 오그라들어 찻잔을 들 수가 없습니다. 그렇지만 저와 결혼을 약속한 사람을 만나고 싶습니다. 전화를 해도 받지 않습니다. 제 소원은 단 하나뿐입니다. 고개를 들어 그녀 얼굴을 보면서 차 한 잔 마시는 것입니다. 목의 피부가 찢어져도 좋습니다. 그러니 꼭 도와주십시오."

연인에게는 만남과 이별이 없다

20대 남자가 진료실에 들어온다. 무슨 일로 왔냐고 묻자 대학 상담센터에서 정신과로 가보라고 해서 왔다고 한다. 상담센터에서 왜 정신과를 찾아가 보라고 했는지 묻자 그는 "아마도 제가 죽고 싶다고 해서 그런가 보지요"라고 대답한다. 무엇 때문에 죽고 싶은지 묻자 그는 말을 멈추고 고개를 숙인다. 그리고 갑자기 눈물을 뚝뚝 흘리기 시작한다.

"많이 힘든 모양이네."

내가 티슈를 건네며 말했다.

그는 말없이 나를 보았다. 얼굴이 눈물로 범벅되어 있었다. 언제나 그렇듯 눈물 흘리는 사람을 보고 있으면 내 마음도 슬퍼진다. 그는 곧 안정을 되찾아 이야기를 하기 시작했다.

대학 2학년인 그는 같은 과에 다니는 한 여학생을 사랑한다. 그런데 그 여학생은 자신에게는 관심이 없고 오히려 다른 남학생을 좋아한다. 그 여학생을 보고 있으면 낮이나 밤이나 온갖 생각이 떠오른다. 그래서 너무 괴롭다. 죽고 싶을 정도로 괴롭다.

온갖 생각 때문에 잠을 잘 수가 없다. 밥도 먹을 수가 없다. 그런 내용이었다.

짝사랑. 이룰 수 없는 사랑. 그 말을 듣고 봐서 그런지 그의 얼굴은 해쓱하고 눈은 충혈되어 있었다. 어느 대학을 다니냐고 물으니 내 대학 후배다. 그래서 그에게 연민을 느꼈다.

"죽고 싶어요. 학교에 가는 것 자체가 너무 괴로워요."
"그만큼 그 여학생을 사랑한다는 말이구나."
"예."
"많이 힘들겠다. 그런데 온갖 생각이 떠올라 잠을 자지 못한다고 했는데 무슨 생각이 떠오르는 거니?"
"그게……."
그가 머뭇거리면서 선뜻 대답하지 못한다.
"성적인 생각이니?"
"예."
그가 들릴 듯 말 듯한 목소리로 대답했다.
"네가 좋아한다는 그 여학생과 성관계하는 생각이니?"
내가 물었다.
"그게, 그게, 제가 아니고 다른 남학생과 하는……."
그가 말을 더듬거렸다.
"그거나 저거나 똑같다. 그 여학생이 다른 남학생과 성관계한다는 생각은 네가 그 여학생과 하고 싶다는 생각과 똑같아."
"예."
"그렇다면 내가 무엇을 도와주면 좋겠니? 어떤 도움을 받고 싶니?"

"제가 어떻게 해야 할지를 몰라서."

그가 나를 바라보았다.

"어떻게 해야 할지를 모른다? 잠을 못 자는 것에 대해? 아니면 사랑에 대해?"

내가 되물었다. 순간 그가 멈칫한다. 그러더니 "사랑에 대해서요"라고 대답한다.

"내 말을 오해하지 말거라. 나는 너를 도와주고 싶어. 그런데 내가 너를 모르고 네가 좋아한다는 그 여학생도 모르는데 내가 어떤 도움을 줄 수 있겠니? 그러니 지금은 약 먹고 잠이라도 푹 잘 수 있도록 도와줄게."

"그래도 교수님 의견을 듣고 싶어요. 제가 어떻게 하는 게 좋을지요?" 그가 고집을 피운다.

"그녀를 포기하는 게 좋으냐 아니면 계속 그녀를 사랑하는 게 좋으냐 그것을 묻는 거니?"

"예." 그가 고개를 끄덕인다.

"그렇다면 내가 그녀를 포기하라고 말하면 포기하겠니?"

그는 대답을 하지 않았다.

"반대로 내가 계속 그녀를 사랑하라고 하면 그렇게 하겠니?"

그는 말없이 계속 고개만 숙이고 있었다.

"너의 질문에는 답이 없다. 이해하기 힘들겠지만 그녀를 포기해도 되고 그녀를 계속 쫓아 다녀도 된다. 그 반대도 마찬가지다. 사람을 사랑하는 문제에 있어서는 정답이 없다. 그건 운명이다. 대답 대신 내가 부탁 하나만 해도 될까?"

"뭔데요?"

그가 고개를 들어 나를 보았다.

"지금 대학 2학년이니까 졸업할 때까지 자살하지 않고 살아 있을 수 있겠니?"

"그러면 뭐가 달라지는데요?"

"시간이 지나가면 지금 네가 괴로워하는 문제가 해결되기 때문이다. 내가 약속하마."

"왜 그런데요? 어떻게요?"

"지금 너의 마음은 슬픔과 괴로움, 고통과 분노로 뒤범벅되어 있어. 그것을 가라앉히는데 시간이 필요해. 머리속으로 흙탕물이 담겨 있는 그릇을 생각해 봐. 그 흙탕물을 깨끗한 물로 만드는 방법이 뭔지 아니? 그냥 가만히 놓아두면 된다. 그러면 더러운 흙이 저절로 물밑으로 가라앉고 깨끗한 물이 돼. 지금 너의 마음은 흙탕물이 담겨있는 그릇과 같아. 그 더러운 물을 깨끗하게 하려면 시간이 필요해.

시간이 지나면 어떻게 될까? 사람의 마음은 생각으로 구성되어 있는데, 그 생각이란 것이 고정되어 있지 않고 늘 흘러. 그래서 〈그때는 맞고 지금은 틀리다〉 혹은 〈그때는 틀리고 지금은 맞다〉라는 말이 나온 거야. 생각이 늘 변하기 때문에 사람의 마음도 항상 변해. 그러니 그냥 살아가기만 하면 지금 그 문제가 저절로 해결 돼.

오늘 어렵게 여기 왔을 테니 약 좀 줄게. 몹시 힘들면 약 먹고 푹 자거라. 그리고 힘들 때마다 찾아오너라. 마지막으로 너에게 해 주고 싶은 말이 있는데 들어볼래? 그리고 집에 가서 찬찬히 생각해 볼래?"

"무슨 말인데요?"

"그냥 너에게 해 주고 싶은 말이야."

내가 말하기 시작했다.
"연인에게는 만남과 이별이 없어. 연인은 늘 함께 해. 서로의 심장에 항상 있기 때문이야. 네가 정말로 그녀를 사랑한다면 서두르지 마라. 만나지 않아도 그녀는 너의 심장에 있기 때문에 만난 것과 마찬가지야. 그러니 기다려라.

잠이 오지 않으면 잠을 자지 말고 밥을 먹기 싫으면 밥 먹지 마라. 네 마음이 그토록 괴롭다는 것을 너의 몸이 보여 주고 있는 것이거든. 너의 몸이 시키는 대로 해라. 마음은 어떨지 모르지만 몸은 정직해. 어느 순간 먹게 되고 어느 순간 잠도 자게 될 거야.

그러니 너무 걱정하지 마라. 죽지만 않으면 모든 것이 다 잘 될 거다. 다시 말하지만, 기다려라. 네 할 일을 하면서 기다려라. 그게 내가 하고 싶은 말이다."

나는 '죽지만 않으면'이라고 말할 때 더 천천히 크게 말했다.

웅성웅성

40대 초반으로 보이는 여자가 한 남자와 함께 외래 진료실로 들어온다. 두 사람이 자리에 앉자 남자 쪽을 보고 관계가 어떻게 되느냐 물으니 남편이라고 한다. 컴퓨터 진료 기록지에 〈남편과 함께 방문〉이라고 적은 후 여자를 보면서 묻는다.

"어디가 불편해서 왔습니까?"
"잠이 안 왔습니다."
여자가 공손하게 말하는데도 말투와 억양이 조금 이상했다. 다시 여자 얼굴을 보자 옆에 앉아 있던 남편이 "베트남 사람입니다"라고 거든다. 그렇지만 내 눈에는 별로 외국인 같아 보이지는 않았다.
"언제부터 잠이 오지 않습니까?"
"며칠입니다."
"무슨 일이 있었습니까?"
"아무 일 없습니다."
"그런데도 갑자기 잠이 안 오던가요?"

"맞습니다."

"그렇다면 왜 잠이 안 오는 것 같습니까? 본인 생각에는 무엇 때문인 것 같습니까?"

"모릅니다. 가슴이 콩닥콩닥 합니다."

"가슴이 콩닥콩닥 해 잠이 안 옵니까?"

"맞습니다. 너무 조용해서 잠 안 옵니다."

"무슨 말인지요?"

"밤에는 너무 조용해서 잠 안 옵니다. 불안합니다."

"집사람이 며칠 전부터 밤에는 너무 조용해서 잠을 못 자겠다고 하더군요. 낮에는 불안하지 않은데 밤에는 너무 조용하다며. 사실 오늘 여기 온 이유도 제가 아침에 회사에 가려고 하는데 불안하다며 가지 말라고 잡는 바람에 걱정이 돼서입니다."

착해 보이는 남편이 걱정스러운 투로 말한다. 순간 여자가 남편을 보며 화를 낸다.

"내가 말할 수 있습니다. 애 아빠는 가만 있으십시오. 선생님도 내 말 이해하고 나도 선생님 말 이해하고 이야기 잘 되고 있습니다. 가만 있으십시오."

여자가 쏘아붙이자 남편이 머쓱해 한다. 남편에게 잠시 밖에 나가 있으라 하고 여자와 대화를 나누었다. 주로 내가 질문하는 방식으로 이야기를 이끌어 나갔다. 여자는 단답형으로 대답했지만 대화를 나누는 데는 큰 어려움이 없었다.

여자가 살아온 역사를 간략하게 정리하면 다음과 같다.

20대 중반에 결혼 중매회사를 통해 결혼해서 한국에 왔다. 친정 부모님은 다 살아 계시고 9남매 중의 장녀다. 다행히 남편은 성실하고 착해서 부부 갈등은 없다. 남편이 일찍 부모를 여의는 바람에 시부모와의 문제도 없다.

자녀는 1남 1녀이고 큰아들은 중학교 3학년 작은딸은 초등학교 6학년이다. 아이들도 말썽 피우지 않고 잘 자라서 걱정이 없다. 결혼 전에 남편과 약속한 대로 친정집에 매달 일정액의 돈을 보내며 몇 년 전에는 남편과 함께 베트남 친정집에도 갔다 왔다. 그리고 이제는 한국 사람이 되었으니 더이상 베트남은 생각하지 말고 살자고 결심했다. (이 대목에서 그녀는 눈물을 흘렸다.)

그런데 잠이 안 온다. 정확하게 말하면 불안해서 잠이 안 온다. 왜 불안한지 아무리 생각해도 그럴만한 이유가 없다. 대략 그런 내용이었다.

"알겠습니다. 오늘은 여기까지 합시다. 일단 불안하지 않도록, 잠도 잘 자도록 약을 처방하겠습니다. 자기 전에 한 알 드시고 비상약으로 따로 한 알을 드리겠습니다. 비상약은 불안하면 언제라도 드십시오.

그리고 숙제를 내어 드리겠습니다. 일주일 뒤에 올 때는 제일 처음 불안을 느끼기 시작했을 때, 언제, 어디서, 누구와, 무엇을 하고 있었는지 한번 생각해 보십시오. 기억이 나지 않으면 어쩔 수 없고요."

일주일 후 그녀는 다시 남편과 함께 외래에 왔다. 약을 먹고 불안이 훨씬 줄어들었으며 잠도 잘 잔다고 했다. 그녀는 약 한 알이 그렇게 효과가 좋은지 놀랍다며 웃었다. 이번에도 남편은 밖에서 기다리게 하고 그녀와 대화를 나누었다.

"혹시 숙제는 해 오셨나요?"

내가 미소를 지으며 그녀에게 물었다.

"그게 맞는지 모르겠습니다. 저는 시장가는 걸 아주 좋아합니다. 특별히 살 것이 없어도 매일 시장에 갑니다. 시장에 가면 사람들이 많고 웅성웅성하는 소리가 좋습니다. 그런데 얼마 전부터 시장에 사람이 별로 없습니다. 조용합니다. 그러자 심장이 콩콩 뛰기 시작했습니다. 불안했습니다."

"조용하면 불안한 모양이지요?"

"맞습니다."

"좀 전에 말하기를 시장가는 걸 아주 좋아하고, 특별히 살 것이 없어도 매일 시장에 가고, 시장에 가면 사람들이 많고 웅성웅성하는 소리가 좋다고 했습니다. 제 말이 맞습니까?"

"맞습니다."

"혹시 기억하실지 모르지만 한국으로 시집오기 전에 베트남에서 지낼 때 형제가 9명이나 되어 늘 웅성웅성했다고 말했습니다. 기억납니까?"

"맞습니다. 늘 웅성웅성했습니다."

"베트남 집에서의 웅성웅성과 현재 사는 집 부근 시장의 웅성웅성을 머릿속으로 떠올리면 그 분위기는 어떻습니까?"

"비슷한 것 같습니다."

"제가 또 궁금한 것이 몇 년 전에 남편과 함께 베트남 친정집에 다녀와서는 이제는 더 이상 베트남은 생각하지 말고 살자고 결심했다고 했습니다. 그 말을 하면서 눈물을 흘렸습니다. 왜 눈물을 흘렸습니까?"

"힘들게 사는 부모님을 직접 보니 마음이 슬펐습니다. 좁은 집에서 여러 동생들과 함께 사는 모습을 보니 슬펐습니다."

"또 하나 더 물어보겠습니다. 저번에 남편이 옆에서 말하니까 나 혼자 말할 수 있다며 화를 냈습니다. 왜 그랬습니까?"

"죄송합니다. 제가 잘못했습니다. 남편은 착한 사람입니다. 늘 남편이 대신 말해 주었습니다. 아이들도 베트남 말을 잘 못합니다. 남편도 베트남 말을 잘 못합니다. 남편이 항상 저를 위해 말해 주었습니다."

"무슨 말인지 알겠습니다. 제가 보기에 부인은 베트남에 있는 가족을 그리워하는 것 같습니다. 저번에 이제는 한국에서 사는데 아무 걱정이 없다고 말했습니다. 외부적으로 아무 걱정이 없으면 마음속에 억눌려져 있던 걱정이 드러날 수 있습니다.

그동안 웅성웅성거리는 시장에 가면서 마음속의 걱정을 덮어왔는데 시장도 경기가 안 좋다보니 조용해지고 그래서 베트남을 그리워하는 마음이 드러난 것입니다.

그런데 그리워하는 그 마음을 베트남 말로 표현할 길이 없으니 불안을 느끼고 잠을 못 잔 것이라고 생각됩니다. 저의 생각은 그렇습니다. 남편이 착한 분이라고 하니 제가 남편에게 가족이 다시 베트남에 다녀오면 부인의 불안과 불면이 치료될 거라고 말하겠습니다."

"고맙습니다, 선생님. 가고는 싶지만 돈이 많이 들어서요. 가는 대신 그 돈을 부모님에게 부쳐달라고 남편에게 말해 주십시오. 그렇게 해 주시면 은혜는 잊지 않겠습니다."

그녀가 눈물을 보인다.

"알겠습니다. 그렇게 말하겠습니다. 그리고 오늘 오셨으니 약은 한 달 분 더 지어 가십시오. 약은 먹지 말고 들고 있다가 힘들면 먹도록 하십시오. 제 생각에는 약을 안 드셔도 될 것 같습니다. 대신 사람들이 많아서 웅성웅성거리는 또 다른 시장을 한번 찾아보십시오. 부산에는 큰 시장이 많습니다."

"알겠습니다, 선생님." 그녀가 깍듯이 인사를 한다.

나는 밖에서 기다리는 남편을 들어오라고 해서 그녀 상태를 설명해 주고 소원도 전달해 주었다. 남편은 그렇게 하겠다며 역시 고맙다는 인사를 했다.

말할 수 있는 입이 있어도 모국어를 하지 못하는 삶, 이방인으로서의 그녀의 삶은 그렇게 흘러간다.

문장 완성 검사

 만성적인 공허감을 견디지 못해 자해로 그 심리적 결핍을 메우는 20대 여자가 있다. 그녀는 늘 어디론가 떠나고 싶고, 오전에는 기분이 가라앉았다가도 오후에는 호전되고, 누구라도 옆에 없으면 불안해서 견디지를 못한다. 그러다 보니 마음에도 없는 남자를 만나고 그가 원하면 같이 자고 그런 자신이 너무 싫어 자신을 혐오하게 되고 그것은 자해로 이어졌다.
 계속되는 자해와 자기 파괴적인 행동으로 입원을 반복하다 보니 20대 후반인데도 그녀의 몸과 마음은 피폐해진 상태였다. 그렇다고 그녀가 자신을 방치하는 것만은 아니었다. 그녀는 자기 자신을 바꾸기 위해 종교도 가져 보고, 수련원에도 다녀오고, 헬스도 하고, 단식도 해 보고, 상담도 받아 보고, 정신과 치료도 받아 보았다.
 그러나 그 모든 것은 시작할 때만 반짝 효과가 있었을 뿐 곧 본래의 상태로 되돌아갔다. 그녀는 깊은 절망감에 사로잡혀 자살을 시도했고 그녀의 표현을 빌자면 그것마저도 불운하게 성공하지 못했다. 응급 의학과를 거친 후에 그동안 치료받던 병원의 정신과에 입원했고 4주간의 입원 치료 후 퇴원했다.

퇴원 후 그녀는 병원을 바꾸어 나를 찾아왔다. 표면적인 이유는 여러 번 입원 치료를 해도 호전된 것이 별로 없었다는 것이지만 진짜 이유는 그녀를 치료하고 있던 담당의사와 크게 싸웠기 때문이었다.

담당의사는 그녀의 충동성을 억제하기 위해 여러 종류의 약을 처방했고 그녀는 그 약을 먹으면 일상생활을 하기 어렵다며 약을 줄여 달라고 했다. 그러나 담당의사는 그녀의 요청을 들어주지 않았고 그래서 병원을 바꾸게 된 것이다.

그녀는 어머니와 함께 외래에 왔는데 어머니도 환자 때문에 지쳤는지 크게 기대하지 않는 눈치였다.

"집에서 함께 지낼 때 어떤 점이 가장 어렵습니까?"

"모든 게 그렇지요. 이제는 무엇이 가장 어려운지도 모르겠습니다." 내 물음에 어머니는 시큰둥하게 대답했다.

그녀에게 오늘 처음 오셨는데 가장 불편한 점은 무엇인지 묻자 불편한 점은 별로 없다고 대답했다. 그러면 왜 왔느냐고 묻자 아무 대답도 하지 않았다.

심리검사를 처방하자 그녀는 이전 병원에서 여러 번 했다며 거절했다. 다른 병원에서 가져온 입퇴원 기록지를 대충 훑어보다가 〈나는 _____이다. 왜냐하면 _____.〉라는 문장 완성 검사에서 그녀가 빼곡히 적어 놓은 글이 눈에 들어왔다. 그것을 읽는 순간 내 마음이 아파오기 시작했다.

나는 나쁜 년이다. 왜냐하면 어머니에게 욕을 하니까.
나는 버림받은 인간이다. 왜냐하면 아무도 나를 사랑해 주지 않으니까.
나는 걸레다. 왜냐하면 아무 남자에게나 대어 주니까.
나는 패배자다. 왜냐하면 자신과의 싸움에서 한 번도 이겨본 적이 없으니까.

일주일 후에 그녀를 다시 만났다. 내가 그녀에게 말없이 A4 용지 하나를 건네주었다. 그녀가 그것을 읽고는 나를 뚫어지게 바라보았다. 눈에 눈물이 맺혀 있었다. 내가 그녀에게 건네준 종이에는 이렇게 적혀 있었다.

당신은 좋은 딸이다. 왜냐하면 어머니에게 욕을 했다고 괴로워하니까.
당신은 사랑받는 사람이다. 왜냐하면 어머니가 당신을 사랑하니까.
당신은 따뜻한 여자다. 왜냐하면 원하는 남자에게 사랑을 주니까.
당신은 패배자가 아니다. 왜냐하면 여전히 자신과 싸우는 중이니까.

탯줄에 목이 감겨 있는 남자

줄만 보면 안절부절 못하고 어찌할 바를 모르겠다고 하는 한 40대 남자가 있다. 집에서 전선이나 물건을 묶는 줄이 눈에 띄기라도 하면 자신도 모르게 온몸이 부르르 떨리고 심장이 마구 뛴다고 한다. 기억나기로는 초등학교 저학년 때부터 어머니가 아버지와 싸우거나 하면 밧줄을 목에 감고 죽어 버리겠다고 했다 한다.

나는 〈자라보고 놀란 가슴 솥뚜껑 보고도 놀란다〉는 우리말 속담을 알고 있을 거라고 하면서, 부모님이 싸우는 것을 보고 있던 어린 자신의 몸과 마음이 딱 그랬을 것 같다고 말했다. 그때 그 어린아이가 어떤 생각을 하고 어떤 기분이 들었을까 물었지만 그는 내 질문에 대답하지 않았다.

많은 세월이 흘렀고 어머니도 지금은 전혀 그런 행동을 하지 않는다고 한다. 그렇지만 그는 혼자 사는 어머니 집을 방문해서 서로 얼굴을 보고 이야기를 할 때면 자신도 모르게 망치로 어머니 머리를 내려치고 싶은 충동이 들고 머리가 쪼개진 어머니 모습이 떠오른다고 한다.

그런 생각이 들면 고개를 가로젓지만 그럴수록 더 생각이 나서 정말로 힘들다고 한다.

"교수님, 제가 죽일 놈이지요? 그런 심한 생각을 하다니."

남자가 많이 괴로워한다.

"본인도 모르게 떠오르는 생각이니 그리 자신을 비난할 일이 아닙니다. 그런데 어머니에게 화가 많이 나 있는 모양입니다. 이제는 어머니를 정말로 죽여야 할 것 같습니다."

"어머니를 죽이다니요?"

그가 깜짝 놀라는 표정으로 묻는다.

"마음속으로 관계를 끊는 거죠. 이제는 어머니의 아들만이 아니라 가장이고 남편이고 아버지입니다. 어머니는 어머니대로, ○○씨는 ○○씨대로 각자 자신의 삶을 살아가면 됩니다. 그게 건강한 겁니다.

나이 들어서도 어릴 적 어머니와의 관계에 계속 매여 있는 것은 건강한 게 아닙니다. 태어나는 순간 육체적 탯줄을 끊고 사춘기 때 심리적 탯줄을 끊어야 하는데 그걸 끊지 못하고 있으니 문제가 되는 거죠. ○○씨의 목에는 아직도 탯줄이 감겨 있는 상태입니다. 그러니 이번 기회에 그 탯줄을 완전히 끊어 보시죠."

남자는 전혀 예상치 못한 말이라도 들었는지 두 눈을 휘둥그레 뜬다.

"제가 반어법으로 말한 것은 아닙니다. 정신분석의 측면에서는 어머니가 죽어야 자식이 건강해진다고 합니다. 가족이라고 서로 매여 있는 것은 일종의 병입니다."

내가 다시 강조했다. 남자는 고개를 끄덕이며 진료실을 나갔다.

아는 것과 행동하는 것은 다르기에 그 남자는 아마도 어머니가 돌아가실 때까지 그런 증상에 시달릴 것이다. 그리고 어머니가 돌아가시면 깊은 죄책감에 빠질 것이다.

환상 여행

"교수님과 손을 잡고 있는 순간을 떠올릴 때가 가장 편안해요. 그래서 그러는데 부탁 하나 드려도 될까요?"

그녀가 내 눈치를 보면서 조심스럽게 입을 연다.

"무슨 부탁인지요?"

"그게, 그러니까……."

그녀의 얼굴에는 주저하는 기색이 역력하다.

"괜찮습니다. 말씀하세요."

내가 안심시키자 겨우 말을 꺼낸다.

"교수님 손을 잡고 지하철과 버스를 함께 탈 수 있을까요? 아니, 손은 안 잡아도 됩니다. 그냥 제 옆에 있어 주시면 됩니다. 딱 한 번 그래 주실 수 있나요? 한 번이 아니고 두 번이네요. 지하철 한 번. 버스 한 번.

시간은 얼마 걸리지 않을 거예요. 그래도 몇 시간은 걸리겠네요. 제 집 앞에서 지하철 타고 여기 병원까지 왔다가 다시 집까지 가고, 버스 타고 왔다가 다시 가고. 그게 가능할까요? 시간과 요일은 언제라도 좋아요."

그녀는 긴장이 되는지 빠른 속도로 말을 뱉어낸다. 그리고 나를 쳐다본다. 간절한 눈빛이다. 어떻게 해야 하나? 난감했다.

50대 초반의 그녀는 1년 전에 지하철 안에서 공황 발작을 일으켰다. 갑자기 숨이 막히고 어지러워 견딜 수가 없었다. 죽을지도 모른다는 공포가 밀려왔다. 다음 지하철역에서 겨우 내려 기다시피 하면서 병원 응급실을 찾았다.

검사를 했지만 아무 이상이 없었다. 증상도 곧 사라졌다. 피곤해서 그런가 보다 하고 가볍게 생각했지만 그때 지하철 안에서 느꼈던 심한 공포감의 흔적은 머릿속에 남아 있었다. 그 일이 있은 후 가능하면 지하철 대신 버스를 타고 다녔다. 그런데 얼마 후 버스에서도 똑같은 경험을 했다.

터널 안이었다. 주위는 어두컴컴했고 그녀는 호흡 곤란과 어지럼증으로 곧 죽을 것 같은 심한 공포에 휩싸였다. 엄청난 충격이었다. 다시 응급실을 방문했고 이번에는 정신과로 의뢰된 후 공황장애로 진단 받았다.

공황장애가 발병된 후 그녀의 삶은 180도 바뀌었다. 대중교통을 이용할 수 없었기에 집 밖으로 나가기가 어려웠다. 택시도 혼자 타는 게 두려웠다. 멀리 가야 할 경우에는 꼭 누군가 옆에서 동행해야만 했다.

그녀의 남편은 개인택시 운전사로 일한다. 남편이 모는 차를 타면 그 어디라도 갈 수 있지만 남편은 마음만 강하게 먹으면 될 거라며 핀잔을 주기 일쑤였다.

"마트에 가서 살 게 많은데 시간 좀 내어 줘요."

그녀가 어렵게 부탁해도 남편은 거절했다.

"손님 한 사람이라도 더 태워야 먹고 살지. 내가 당신과 장 보러 다니게 생겼소? 집 쪽으로 오는 손님 태우면 그때 올게."

말은 그렇게 했지만 어찌된 영문인지 남편이 모는 택시를 타고 집 방향으로 오는 손님은 한 명도 없었다. 그녀는 체념했다. 대신 대학에 다니는 자녀들에게 도움을 요청했지만 그들도 각자 생활하기에 바빴다. 결국 그녀는 집 근처만 다람쥐 쳇바퀴 돌듯이 맴돌며 지내게 되었다.

정신과 치료를 받은 후 그녀는 곧 안정되었다. 더이상 공황 증상을 일으키지 않았다. 약을 복용하고 비상약을 소지한 상태에서는 지하철과 버스도 탈 수 있었다.

물론 멀리 가지는 못했다. 집과 병원, 그게 전부였다. 그래도 이전과 비교하면 큰 발전이었다. 지난 1년 동안 증상이 없어서 나는 그녀에게 약을 끊어 보도록 권했다.

"그게 가능할까요? 불안한데요."

그녀는 내 제안을 받아들이겠다고 하면서도 불안해 하는 기색이 역력했다.

"숨을 쉬기 어려울 때는 천천히 들이쉬고 내쉬는 게 중요합니다. 불안할 때는 숨을 못 쉬는 게 아니라 오히려 너무 많이 쉬게 됩니다. 그리고 지금까지 살아오면서 가장 편안한 순간이나 장면을 떠올려 보십시오. 그게 도움이 될 것입니다."

"그런 순간이나 장면이 어떤 것인지 떠오르지 않는데요."

"지금 떠오르지 않는다면 집에 가서 생각해 보고 다음 외래 진료 오실 때 말해 주십시오."

내 손을 잡고 지하철과 버스를 함께 타고 싶다는 그녀의 부탁은 내가 내준 과제에 대한 대답이었다. 그녀는 그것을 직접 연습하기를 원하고 있는 것이다.

행동치료적으로는 〈실제 상황에서 연습하기〉였다. 나는 이 환자를 진심으로 도와주고 싶었다. 그러나 만약 내가 그렇게 한다면 이 환자에게는 처음 외래에 왔을 때와는 전혀 다른 증상이 생길 가능성이 높았다. 정신분석적 측면에서 지금 나에게 〈전이〉 반응을 보이고 있기 때문이다. 바야흐로 '환상'이 등장한 것이다.

정신분석적으로 환상은 욕망의 시나리오다. 환상은 욕망의 주체가 주인공이 되는 상상적 시나리오다. 환상 뒤에는 언제나 욕망이 있다. 왜냐하면 욕망은 환상에 의해 충족되기 때문이다. 욕망이 현실적으로 충족된다면 그것은 이미 욕망이 아니다. 충족되는 욕망은 욕망으로 나타나지 않는다. 욕망은 계속 불충족되면서 환상을 만들어 낸다.

"이렇게 합시다. 매일 한 번 먹는 약은 먹지 말고 비상약만 가지고 버스와 지하철을 타십시오. 그리고 제 손을 잡고 지하철과 버스를 타는 상상을 하십시오. 상상의 힘은 실제와 비슷하거나 때로는 더 큽니다. 그러니 한번 해 보십시오."

그녀의 얼굴에 순간적으로 실망하는 빛이 스쳤지만 곧 내 제안에 동의한다는 표시로 고개를 끄덕였다. 그리고 한 달에 한 번 오는 외래 방문을 주1회로 단축하면서 경과를 지켜보기로 했다.

결과는 성공이었다. 그녀는 3개월 동안 한 번도 비상약을 먹지 않은 채 부산 어디든 갈 수 있었다. 그녀 자신도 만족해했다. 이제는 나 대신 남편으로 대체하는 과정이 남았다. 그래서 남편과 손을 잡고 지하철이나 버스를 타는 상상을 하도록 권했다.

결과는 좋지 못했다. 다시 불안해졌고 비상약을 먹고서야 안정되었다. 그녀는 나에게 투덜거렸다.

"남편이 미덥지 못한 모양이군요."

내 말에 그녀는 민망한 듯 고개를 숙인 채 시선을 피했다.

"그런데 제가 말씀드릴 게 있습니다. 외래에서 저를 만나는 것도 환상이고 저와 손잡고 지하철이나 버스를 타는 것도 환상입니다. 환상 속의 길을 손잡고 걸어가는 것이죠. 그리고 환상과 현실 사이에서 갈등하는 것이 바로 증상입니다.

잘 한번 생각해 보십시오. 따지고 보면 우리 삶 자체가 환상입니다. 지나고 보면 모든 것이 환상입니다. 꿈입니다. 그러니 이제는 저 없이 혼자서 지하철이나 버스를 타는 상상을 해 보십시오. 제 생각에는 충분히 가능하리라 생각됩니다."

그녀가 나와의 환상 여행을 언제 끝낼지는 나도 모르겠다. 그 열쇠는 전적으로 그녀가 쥐고 있다. 그렇지만 나는 그녀가 그 여행을 잘 끝내리라 확신한다.

환자의 말보다는 입술을 읽어라

 레오 카락스 감독의 영화 〈소년, 소녀를 만나다〉에 이런 장면이 나온다. 영화 속에서 무성 영화 시대에 촬영 일을 한 청각 장애 노인이 남자 주인공에게 수화로 말한다. 남자 주인공이 무슨 말인지 모르겠다고 하자 노인은 옆에 앉아 있는 다른 여자가 자신의 말을 통역하게 한다.

 "무성 영화에서 러브씬을 찍을 땐 키스 전에 다정한 말을 하라고 감독이 배우에게 지시했어. 그래야 입술이 움직이는 게 보이니까. 그런데 러브씬 중간에 남자 배우 조나스는 상대 여자 배우에게 그 장면과 어울리지 않는 전혀 엉뚱한 말을 하곤 했어.

 영화가 상영될 때 러브씬이 나오면 관객 중에 웃는 사람이 한두 명 있었어. 그건 영화를 보던 청각 장애인들이 장면과 전혀 어울리지 않는 조나스의 엉뚱한 말을 입술로 읽기 때문이지."

 생각해 보라. 무성 영화에서 남자 배우가 여배우에게 키스하기 전에 감미로운 미소를 띠면서 "이번 영화 출연료가 너무 짜네"라고 말해도, 스크린에는 "당신은 너무 아름다워요"라는 자막이 뜨고, "감독이 너무 빡세게 하네"라고 말해도 스크린에는 "당신은 너무 아름다워요"라는 자막이 뜨고, "오늘 점심은 뭐 먹었어요?"라고 말해도 자막에는 여전히 "당신은 너무 아름다워요"가 뜰 것이다.

영화 속 배우들의 입술 움직임을 보고 무슨 말을 하는지 알아차리는 청각 장애인들에게는 실제 배우의 말과 자막에 뜨는 말이 완전히 다를 때 웃음을 참기 힘들 것이다.

그러나 자막만 보는 대부분의 관객은 그런 로맨틱한 장면에서 웃음을 터뜨리는 청각 장애인들의 행태가 상식 이하의 행동으로 보일 수 있다. 이토록 감미로운 장면에서 웃다니. 저런 몰상식한 인간들이 있을 수 있나라고 혀를 찰 것이다.

그러나 정작 비웃음을 받아야 하는 사람은 자막에만 의존해 진실을 보지 못하는 관객들이다. 이 얼마나 아이러니한가! 눈에 보이는 것만을 믿는다는 것은 이처럼 어리석은 일이다.

정신과 의사를 하면서 다양한 문제로 외래를 찾는 사람들의 말을 들으면서, 나는 그들이 내뱉는 말보다는 그 말 뒤에 숨어있는 욕망을 해석하려고 노력해 왔다. 내뱉는 말보다는 말하는 사람의 입술을 읽으려고 집중해 왔다.

그렇게 해서 나는 인간이란 존재가 말로써 얼마나 자신을 은폐하고 위장하는지를 알게 되었다.

강적 할머니

"그동안 잘 보냈습니까?"

"잘 보내기는. 무릎이 아파서 꼼짝도 못했네. 아들도 마음에 안 들고 며느리는 코끝도 안 비치고."

"잠은 잘 주무십니까?"

"약을 먹어야 자지. 그걸 잘 잔다고 할 수 있나? 이 나이에 약에 의존해서 잔다는 게. 아이고 내 팔자야. 지난주에 어떤 일이 있었는가 하면……."

그러면서 사소한 일들을 두서없이 늘어놓기 시작한다. 무릎 치료해 주는 근처 정형외과 의사 욕을 하고, 시끄럽다며 위층 아파트 부부 욕을 하고, 시장 채소가게에서 파는 물건이 싱싱하지도 않으면서 값만 비싸다며 가게 주인 욕을 하고, 거의 대부분이 남 험담하는 내용이다.

"다음 달에 봅시다."

"나 보고 나가라는 말이네. 아이고, 무릎이 아파 고생고생해 왔는데 1분도 안돼 나가라네."

"모친요, 무슨 말을 그리 합니꺼. 들어온 지 지금 10분도 넘었습니다. 지금 안 일어나면 면담료가 더 올라갈 겁니다. 그동안 제가 면담료 적게 해 드린 것 아시지예? 이제는 원칙대로 할 겁니다."

"아이고 의사 양반, 인심이 박하네. 그래도 내가 생각해서 왔는데 이제는 못 오겠네. 내 한마디만 꼭 더 할게. 저번에 내가 말한, 며느리가 나에게 한 말 있잖아?"

"할머니, 다음 달에 뵙겠습니다."

"알겠어, 알겠어. 내 더 이상 말 안 할게. 성질머리하고는."

이 70대 할머니는 강적이다. 정신과 외래를 노인정 사랑방 정도로 생각한다. 일단 자리에 앉으면 자기 이야기는 안 하고 며느리나 이웃이나 지난달에 만난 사람들에 대한 온갖 이야기를 늘어놓는다. 이전에는 그냥 웃는 얼굴로 들어주었는데 그 정도가 너무 심해 이제는 일정 시간이 지나면 잘라버린다. 그래도 계속하면 그만 하시고 나가라고 노골적으로 말한다. 물론 할머니는 꿈쩍도 하지 않는다.

처음에 이 강적 할머니는 며느리와 함께 왔는데 그때 내가 며느리를 오해했다. 할머니가 여러 가지 이야기를 두서없이 늘어놓자 며느리가 "어머니, 이제 그만 하고 갑시다. 교수님도 바쁩니다"라고 말을 가로막았다.

그때 이 할머니가 얼마나 강적인지를 모르고 순진하게 내가 "괜찮습니다. 계속 말하셔도 됩니다"라고 했다.

그 말을 들은 할머니가 "봐라, 선생님이 괜찮다는데 니가 왜 그라노"라고 며느리에게 면박을 주었고 그 말을 들은 며느리가 먼저 진료실을 나가버렸다.

왜 그것을 기억하느냐 하면 진료 기록지에 며느리에 대한 기록이 이렇게 적혀 있었다. 〈며느리: 성질이 급함. 환자가 말하는 데 도중에 자르고 먼저 진료실을 나가 버림.〉

그런데 몇 번 할머니를 만나 보니 그때 며느리의 행동이 충분히 이해되었다. 그래서 진료 기록지에 다시 수정해 놓았다.

〈며느리가 성질 급하다고 말하기는 어려움. 환자와 함께 지내는 것 자체가 대단한 인내를 요함. 혹시 환자가 며느리 욕을 해도 그것을 그대로 받아들이지 말고 상황을 다시 파악해 봐야 함. 그리고 이 환자를 볼 때는 반드시 면담 시간을 정하고 봐야 함.〉

이 강적 할머니가 오는 날에는 다른 환자 진료에도 영향을 미치기 때문에 그동안 어떻게 하면 다른 병원으로 보낼 수 있을 것인지 여러 가지 시도를 해 보았다.

"할머니, 무릎도 불편하고 거리도 먼데 근처 가까운 병원에 가시죠. 제가 소개해 드릴게요"라고 말하면 "며느리가 모는 차 타고 오는데 멀기는 뭐가 멀어. 나는 여기가 좋아"라고 한다.

"할머니, 대학병원에는 무서운 세균이 득실거리기 때문에 가능한 한 동네 개인의원에 가는 게 좋습니다. 나이 들어 세균에 감염되면 힘들어집니다"라고 말하면 "그러면 죽어야지. 살만큼 살았으니 죽어도 돼"라고 한다.

"할머니, 저 만나려면 많이 기다려야 하죠. 근처 의원에 가면 많이 안 기다려도 진료 볼 수 있는데, 소개해 드릴까요?"라고 하면 "밖에서 기다리고 있는 사람중에 내 나이 또래가 많아서 이야기도 하고, 나는 여기가 좋아"라고 한다.

모든 시도가 실패로 끝난 후에 나는 솔직하게 할머니에게 내 마음을 털어놓기로 마음먹었다.

"할머니, 저도 할머니 이야기를 많이 들어드리고 싶은데 다른 환자들이 많이 기다리니까 그렇습니다. 할머니가 얼마나 이야기를 하고 싶으면 무릎이 아픈데도 멀리 여기까지 오시겠습니까? 제 생각에는 할머니가 외로워서 그런 모양입니다. 그래서 점심시간에 제가 이야기를 들어드릴 테니 앞으로 11시 50분에 오시면 좀 더 많이 들어 드리겠습니다. 괜찮겠습니까?"

내 말을 듣고 갑자기 할머니가 눈물을 글썽인다.

"늙은 게 주책도 없이 오래 살아서 미안하기만 하고, 집에서도 내가 말하면 모두 지 할 짓만 하고 있고, 그래서 의사 양반이 제일 마음이 편해서 쓸데없는 이야기를 많이 했네. 의사 양반 마음이 고맙네"라고 한다.

할머니가 그렇게 말씀하시니 그동안 야박하게 이야기를 끊었던 것이 미안해진다. 그런데 그 말을 하고 할머니가 나갈 생각을 하지 않고 이전처럼 다시 미주알고주알 이야기를 늘어놓기 시작한다.

아! 속았구나. 또 허를 찔렸구나. 역시 강적 할머니구나! 하는 속쓰림이 밀려온다.

오늘, 컴퓨터 모니터에 뜬 진료 예정자 명단에 할머니 성함이 보였다. 아이고, 머리야. 어떻게 하지? 다른 환자를 보면서도 그 할머니에 대한 생각뿐이었다.

드디어 외래 간호사가 할머니 성함을 불렀고 나는 크게 심호흡을 하고 할머니를 맞이할 전투태세를 갖추었다.

그런데 며느리만 들어왔다. 할머니는 안 오셨는지 묻는 말에 나도 모르게 힘이 들어가 있었다. 며느리는 얼마 전에 할머니가 넘어지면서 고관절이 골절되어 수술 받고 입원하셨다고 했다. 순간 죄책감이 들었다.

고개 숙여 약 처방을 내고 있는 나에게 며느리가 말했다.

"어머니는 교수님 찾아와서 이야기 나누는 게 큰 낙이었던가 봐요. 어머니가 저에게 교수님을 보면 젊을 때 죽은 장남 생각이 난다고 하셨어요. 살아 있다면 아마도 교수님같이 어머니 마음을 잘 알아주는 아들이 되었을 거라면서요."

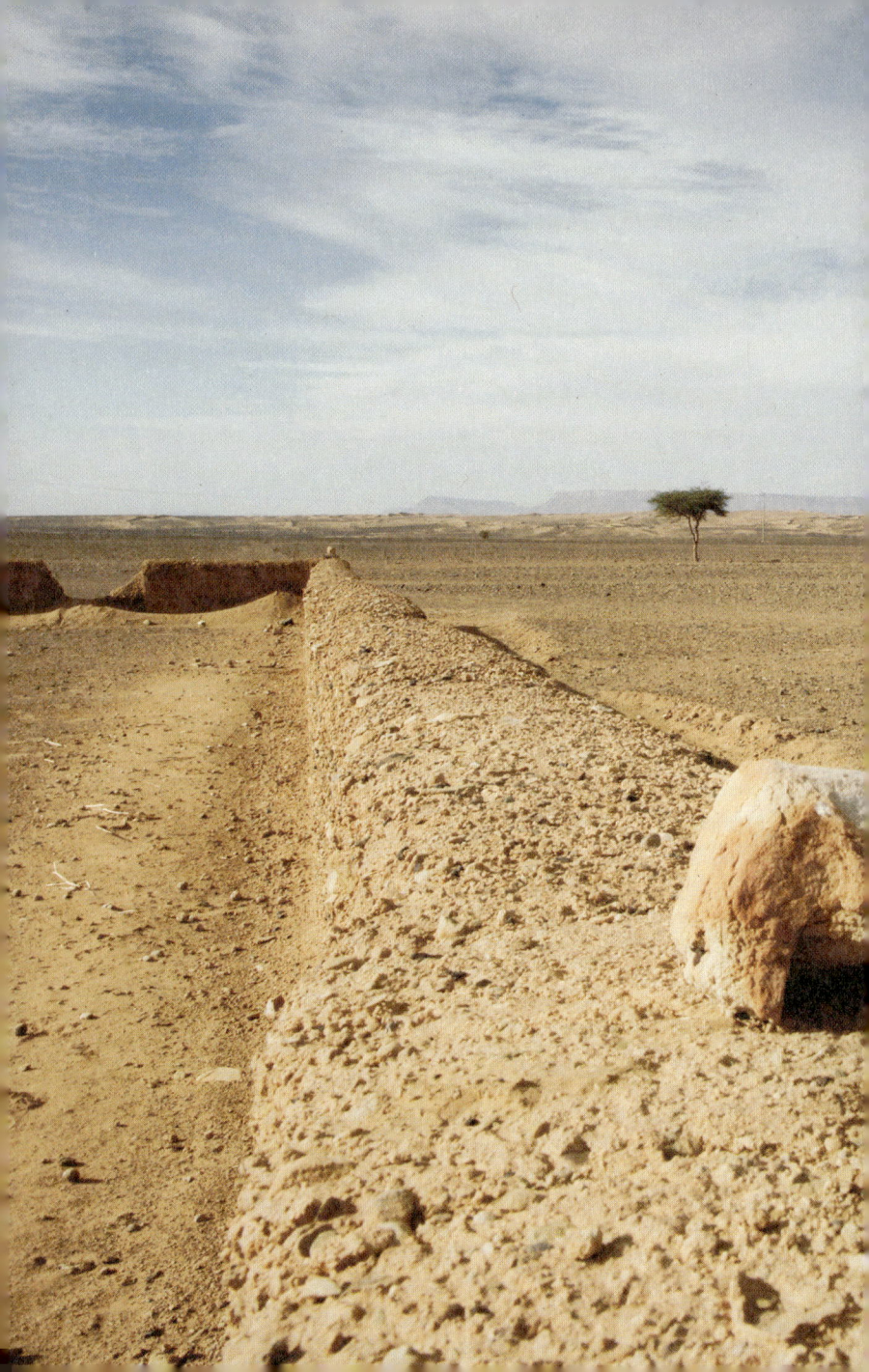

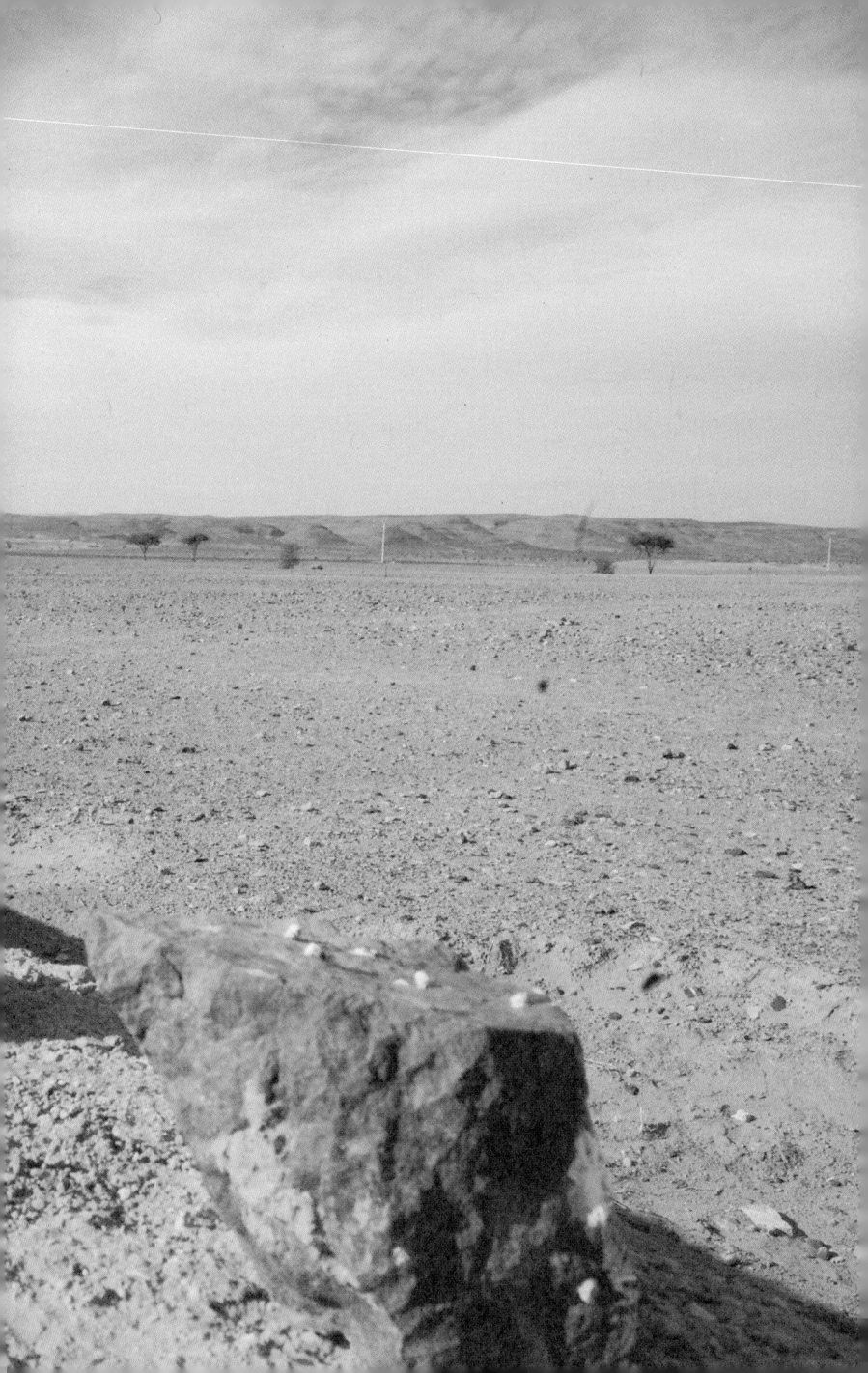

84세 할머니와 손녀

20대 초반으로 보이는 예쁜 아가씨가 휠체어를 밀고 외래 진료실로 들어온다. 휠체어에는 한 할머니가 미간을 찌푸린 채 앉아 있다. 얼핏 보아도 덩치가 크고 강한 인상이다. 간호사가 들고 온 종이 차트를 보니 신경과에서 의뢰한 이유가 적혀 있었다. 〈파킨슨병 환자로 수시로 죽겠다고 함. 우울증이 심하니 고진 선처 바람.〉

진료 기록지에 적혀 있는 나이를 보니 84세다. 아가씨에게 할머니와의 관계를 물으니 손녀라고 대답한다. 할머니와 예쁜 손녀를 번갈아 보면서 물었다.

"어디가 불편하십니까?"
"죽고 싶어. 살고 싶지 않아."
"또 어디가 불편하십니까?"
"죽고 싶다는 데 뭐 더 할 말이 있나?"
할머니가 아예 반말로 나에게 덤벼든다.
"식사는 하십니까?"

"죽고 싶은 사람이 밥은 먹어서 뭐 해?"

할머니가 발끈한다. 성질하고는. 성깔을 보인다는 것은 살고 싶다는 증거다.

내가 옆에 있는 손녀를 바라보자 손녀가 "식사는 그런대로 하세요"라고 대신 말한다.

"그게 어디 먹는 거가. 똥도 안 나오고. 똥이 안 나와서 죽겠다." 할머니가 갑자기 똥 이야기를 한다.

"변비가 심한 모양이죠?"

"심한 정도가 아니야. 약을 먹어도 안 되고, 의사에게 말을 해도 귓등으로 듣고." 할머니가 불평을 늘어 놓는다.

"죽고 싶은 사람인데 변비가 뭐 대수겠습니까?" 내가 슬쩍 찌르자 할머니가 순간 움찔한다.

"할머니, 제가 보기에 할머니 문제는 죽고 싶은 게 아니라 살고 싶은 겁니다. 제 말이 맞지요?" 내가 여세를 몰아 다그쳤다. 할머니는 아무 말을 하지 않는다. 내 말이 맞다는 증거다.

"할머니, 얼마나 더 살았으면 좋겠습니까? 솔직하게 말해 보이소." 내가 부드럽게 말하자 그때서야 비로소 할머니가 속마음을 털어놓는다.

"딱 1년, 1년만 더 살았으면 좋겠어. 내가 자식 자랑하는 게 아니고 자식 중에 박사도 있어. 다 잘 돼 있어. 그래서 지금 죽기가 싫어." (할매요, 나는 박사가 2개요. 속으로 그렇게 말했다.)

"할머니, 제가 장담하건데 할머니는 최소한 90세는 넘깁니다. 95세까지도 가능하고요."

내가 확신에 찬 음성으로 말하자 할머니의 표정과 음성이 확 밝아진다.

"아이고 의사 양반, 내 지금 찬찬히 보니 인물이 참 좋네. 귀한 상이야, 귀한 상."

"할머니, 제가 보기에 할머니도 아주 귀하고 강한 상입니다. 호랑이 상입니다." (솔직히 호랑이는 아니고 다른 동물이 연상되었지만 차마 그렇게는 말하지 못했다.)

내 말에 할머니가 기분이 좋은지 입이 귀에 걸린다.

"할머니, 호랑이는 쉽게 안 죽습니다. 변비 정도는 신경 쓰지 마이소. 일단 걷지를 못하니 채소 많이 드시고 약도 먹고 안 되면 관장도 하고, 그러면 됩니다. 까짓것 변비가 뭐라꼬예. 호랑이가 어디 변비 때문에 죽습디까?" (호랑이가 변비 때문에 안 죽는지는 잘 모르겠다. 그렇지만 의학적으로 변비가 심하면 호랑이도 죽지 않을까? 속으로 그런 생각도 해 보았다.)

내 말에 할머니는 더 기분이 좋아져 이제는 호탕하게 웃는다. 병을 앓은 지 몇 년 만에 이렇게 웃고 기분 좋아본 적이 없다고 하신다. 옆에 서 있는 예쁜 손녀도 웃고 할머니도 웃고 나도 웃고. 유쾌한 진료 시간이었다.

할머니의 〈죽고 싶다〉는 말은 살고 싶은데 혹시 죽을까 봐 '불안해서 죽겠다'는 그 〈죽고 싶다〉였다.

사랑의 고통

20대 초반 남자 대학생이 자살을 시도하여 입원했다. 같은 과 여학생을 짝사랑하다가 집에서 목을 매달았고 운 좋게 어머니에게 발견되어 입원했다.

자살 시도 중 가장 위험한 두 가지 방식이 목매달기와 높은 곳에서 뛰어내리기이다. 이런 자살 시도는 비록 충동적이라고 하더라도 죽겠다는 의지가 강할 때 나타난다. 이 환자는 왜 자살하기로 결심했을까?

그는 대학 입학 후 신입생 환영회에서 그녀를 만났다. 소극적이고 내성적인 그가 사람들과 어울리지 못하고 구석에 혼자 앉아 있자 그녀가 먼저 다가왔다. 자기 이름을 말하면서 그를 무리들에게로 데리고 가 함께 앉았다. 첫 만남에서부터 그녀는 쾌활하고 붙임성이 있었으며 임기응변도 뛰어났다.

학과 선배가 그에게 권하는 술잔을 얼떨결에 받았지만 술을 잘 마시는 편이 아니어서 잔을 다 비우지 못했다. 선배는 벌주라며 다시 술잔 가득 술을 채웠고 그는 부끄러워 어쩔 줄 몰라 했다.

이때 옆에 앉아 있던 그녀가 쾌활한 목소리로 자신이 백기사를 하겠다며 그에게서 술잔을 빼앗아 단번에 마셔 버렸다. 갑작스레 일어난 일이라 선배는 어이없다는 표정을 지었다. 그가 놀란 얼굴로 그녀를 바라보자 그녀는 그에게 윙크를 보냈다. 바로 그 순간 그는 사랑의 포로가 되어 버렸다.

그 일 이후로 그는 일정 거리를 유지하면서 그녀를 관찰하기 시작했다. 그녀가 듣는 과목을 따라 수강하고 그녀가 잘 가는 커피숍에 가서 차를 마시고 그녀가 가는 식당에 가서 그녀가 주문한 메뉴를 똑같이 주문했다.

그렇지만 늘 그녀로부터 떨어져 있었다. 마음 같아서는 한걸음에 그녀에게 다가가 말을 걸고 싶었지만 만약 그녀가 자신을 거부하면 어쩌나 하는 두려움으로 그럴 수 없었다.

그녀는 언제나 쾌활했고 매번 친구들과 함께 있었다. 여학생 친구도 많았지만 남학생 친구도 많았다. 그녀는 남자 선배들에게 오빠라고 부르며 스스럼없이 어울렸다. 다른 남학생들과 웃으며 이야기를 나누는 그녀를 멀찍감치 떨어져 볼 때마다 그는 가슴에 통증을 느꼈다. 그때마다 그는 다른 곳으로 시선을 돌리거나 이어폰으로 듣는 음악에 집중했다.

그러기를 1년, 그날도 커피숍에서 공부하는 척 하면서 흘깃흘깃 그녀를 보고 있는데 갑자기 그녀가 그에게로 다가왔다. 그리고 맞은 편 의자에 앉아도 되는지 물었다. 그는 너무 놀라 자리에서 벌떡 일어서는 바람에 하마터면 커피를 노트북에 쏟을 뻔했다.

"너, 나 좋아하지?" 자리에 앉자 그녀는 그의 눈을 정면으로 응시하며 물었다. 시선이 너무 강렬해서 그녀를 똑바로 쳐다볼 수가 없었다. 고개를 옆으로 돌리면서 더듬거리며 대답했다.

"그게, 그게……."

"좋아한다는 말이야? 싫어한다는 말이야?" 그녀가 다시 그의 눈을 보며 물었다.

"좋아해." 그는 기어 들어가는 음성으로 말했다. 자기 심장이 뛰는 소리를 혹시 그녀가 들으면 어쩌나 하는 불안이 엄습할 정도였다.

"그럼, 이렇게 하자. 너는 내 타입이 아니야. 그렇지만 우리 6개월만 친구로서 지내자. 지난 1년간 내 뒤를 따라다닌 것 다 알아. 늘 나를 지켜보는 네가 신경이 쓰여. 그러니 딱 6개월만 친구 해 줄게. 애인은 아니야. 대신 6개월 후에는 나에게 관심을 꺼 줘. 어때, 내 제안이? 좋아? 싫어?"

그녀가 다그치듯 말해서 그는 자신도 모르게 고개를 끄덕였다. 그렇게 그들의 관계는 시작되었다.

6개월 동안 그는 행복했다. 애인은 아니더라도 그녀와 같이 식사하고 차 마시고 영화 보고 공부하고 모든 것이 좋았다. 언제나 같이 지낸 것은 아니고 떨어져 있는 시간이 훨씬 많았지만 그것만으로도 만족했다.

그는 그녀를 졸라 즉석 사진을 함께 찍어 여러 장 현상해서 책상 앞에 붙여 놓고 핸드폰과 지갑에도 넣고 다녔다. 마음 한구석에는 6개월 후에 대한 불안이 항상 있었지만 어떻게 되겠지 하는 생각으로 걱정과 불안을 덮어 버렸다.

그리고 6개월째 되던 날, 그녀는 약간 슬픈 표정을 지으며 그에게 말했다.

"넌 참 착해. 그렇지만 처음부터 말했듯이 너는 내 타입이 아니야. 나는 네게서 동창 이상의 감정은 느끼지 못하겠어. 이제 나는 내 타입의 사람과 사귈 거야. 그러니 너도 다른 사람을 찾아봐."

그 말을 듣는 순간 그는 몸이 얼어붙어 아무 말도 할 수가 없었다. 고개를 푹 숙인 채 커피 잔만 바라보고 있었다. 그녀는 먼저 자리에서 일어났고 그것으로 그녀와의 관계는 끝났다.

그녀와 헤어진 후 그는 그때 그녀 앞에서 아무 말도 하지 못했던 자신이 정말로 멍청하고 바보 같다는 생각이 들었다. 캠퍼스에서 그녀가 보이면 일부러 자리를 피했지만 마음은 산란하고 공부에도 집중이 되지 않았다. 다른 학생들이 자기를 볼 때마다 바보라고 놀리는 것 같았고 두세 명이 이야기하고 있으면 꼭 자기 이야기를 하는 것 같은 생각도 들었다. 밤에는 안 좋은 꿈도 꾸었다. 신입생 환영회 때 자기에게 벌주를 주던 선배와 그녀가 깊은 포옹을 하는 꿈을 꾸다가 불쾌한 기분으로 잠에서 깨기도 했다.

그녀가 있는 한 학교를 다니는 것은 현실적으로 불가능하다고 생각했다. 고민 끝에 휴학을 하고 군대부터 갔다 오기로 결정했다. 휴학계를 내기 전날, 그는 잘 마시지 못하는 술을 마시고 취한 채 그녀에게 전화를 걸었다. 그녀에게 다시 만나 달라고 애원했다. 만나주지 않으면 죽을 거라고 위협도 했다. 그러나 그녀는 냉정했다. 그는 화를 참지 못하고 결국 그녀에게 욕을 하고 전화를 끊었다. 그녀는 그가 하는 말을 끝까지 다 듣고 있었다.

그것으로 그녀와의 관계는 완전히 끝났다. 그는 한없는 자괴감에 사로잡혔다. 어떻게 그런 행동을 했는지 도무지 이해할 수가 없었다. 그녀에게 무릎 꿇고 사죄하고 싶었지만 그럴 용기도 나지 않았다. 자신이 죽으면 그녀가 용서해 줄 것인지, 내가 얼마나 사랑했는지 그녀가 알아줄 것인지, 그녀가 자신의 결정을 후회할 것인지 여러 생각들이 두서없이 떠올랐지만 곧 그 모든 생각들은 하나로 모아졌다. 죽자. 죽어야만 된다. 그렇게 결론을 내리자 그는 마음이 가벼워졌고 모든 문제가 일시에 해결되는 듯한 착각에 빠져들었다.

집에 와서 그는 차분하게 자살을 준비했다. 목에 걸 밧줄과 천장에 칠 못을 샀다. 그리고 목욕하고 그녀에게 편지를 썼다. 편지는 이렇게 시작했다.

'사랑하는 ○○씨에게. 당신이 이 편지를 읽고 있을 때 나는 다시는 돌아올 수 없는 먼 여행을 떠났을 겁니다.'

먼 여행을 떠났다, 떠날 것이다, 떠나고 있다, 떠날 생각이다. 여러 단어를 썼다 지웠다 반복하다가 최종적으로 그는 '떠났을 겁니다'라는 미래완료 시제를 선택했다.

편지의 끝은 이렇게 맺었다. '제가 당신에게 했던 모든 무례한 말에 대해 진심으로 용서를 구합니다. 저를 용서해 주시기를 다시 한번 더 부탁드립니다. 안녕히 계십시오. 당신을 진정으로 사랑한 ○○ 드림.'

여기서도 그는 진정으로 사랑했던, 사랑하는, 사랑한 등 여러 단어를 생각하다가 '사랑한'을 선택했다.

편지를 다 적고 난 후 그는 그녀와 처음 데이트 했을 때 입었던 옷을 꺼내 입었다. 천장에 못을 치고 밧줄을 걸고 모든 준비가 끝난 후에 이전에 그녀와 함께 찍은 즉석 사진을 윗옷 안주머니에 넣었다. 그러고는 의자에 올라가 목에 밧줄을 걸고 잠시 심호흡을 한 후에 과감하게 밑의 의자를 발로 힘껏 걷어찼다. 그의 몸은 허공에 매달렸고 목에 통증을 느끼는 순간 방바닥에 쿵 하고 떨어졌다. 천장에 박은 못이 빠져 버린 것이다.

옆방에 있던 어머니가 무슨 소린가 하고 방문을 열었고 어머니의 비명과 함께 그는 119를 통해 병원 응급실로 이송되었다. 이게 그와 그의 부모로부터 들은 슬픈 사랑의 이야기다.

인간은 여러 방식으로 대화를 나눈다. 보통은 말과 글로 한다. 정신과를 찾는 사람들은 다양한 방식으로 자신의 마음을 표현한다. 가장 흔한 형태가 신체 증상이다. 몸의 통증을 통해 마음의 고통을 전달한다. 자기 몸을 해치는 방식으로도 마음을 드러낸다. 극단적인 형태인 자살 시도로 말을 걸기도 한다. 이 남자 환자는 자신의 목숨을 담보로 나에게 말을 걸어왔다.

"선생님. 제가 죽을 정도로 그 여학생을 사랑하는데 어떻게 해야 하죠?"

"많이 힘들지요?"
내 말에 그는 아무 반응도 하지 않았다.
"힘들 때는"이라고 말을 하려다가 그만두었다. 환시처럼 그의 가슴에 난 구멍으로 피가 철철 흐르는 것이 보였기 때문이다.

그래서 영양가 없는 질문만 할 수 밖에 없었다. 잠은 잘 잡니까? 밥은 잘 먹습니까? 약 먹고 불편한 점은 없습니까? 내 질문에 그는 기계처럼 말없이 고개만 끄덕였다.

그 환자에게 자신에 관한 20개 질문으로 구성된 질문지와 문장 완성 검사를 시켰다. 예상했던 대로 자신에 대한 부적절감, 후회감, 죄책감, 실망감이 가득했다.

나는 후회한다. 시간을 되돌리고 싶다. 꿈에서 그녀를 보는 게 너무 괴롭다. 그녀에게 전화를 하지 말았어야 했는데. 전화로 그런 말을 하지 말았어야 했는데. 무기력한 단어인 〈만약에〉가 검사지 가득히 넘쳐 흘렀다. 〈만약에〉라는 단어가 일렬로 서서 머리를 숙인 채 통곡하고 있었다.

어떻게 해야 하나? 한 남자 대학생이 큐피드의 화살을 맞아 피를 흘리고 있었다. 주위 사람들은 사랑의 화살이니, 열정이니, 뜨거운 사랑이니 말하지만 정작 당사자는 출혈이 너무 심해 죽어가고 있었다. 비로소 사람들은 사태의 심각성을 알아차렸지만 때는 이미 늦었다. 어떻게 할 것인가?

사랑에 빠지면 인간은 퇴행된다. 표상 능력이 없어진다. 마음 속 이미지만으로는 만족하지 못한다. 참고 기다리는 자기 조절 능력도 상실된다. 즉각적인 만남이 충족되지 않으면 불안해한다. 보이지 않으면 초조해하고 눈앞에 없으면 눈물이 나오고 만지지 못하면 슬퍼한다. 엄마를 찾는 갓난아기가 된다. 사랑의 고통이 죽음보다 더 차가울 수 있기에 집중적인 약물치료 외에는 해줄 것이 별로 없었다.

그러나 그가 안정을 되찾으면 나는 이 말을 꼭 해 주고 싶다.

'애야, 삶은 비극이란다. 삶이 비극인 이유는 상반된 두 가지 특성을 모두 가지고 있기 때문이야. 삶은 한편으로는 어둡고 다른 한편으로는 밝고, 한편으로는 슬프고 다른 한편으로는 기쁘고, 한편으로는 고통스럽고 다른 한편으로는 쾌락적이야. 그래서 어느 게 진짜 삶의 모습인지 확신할 수 없게 되지. 삶이 어떤 것인지 정의하기가 어렵고 게다가 기쁨과 고통이 서로 대비되면서 기쁨은 더 기쁘게, 고통은 더 고통스럽게 지각되기 때문에 삶은 비극으로 느껴져. 이 비극성을 이해하여야 삶을 있는 그대로 온전히 받아들일 수가 있어. 그런 이유로 니체는 〈있는 것은 아무것도 버릴 것이 없으며 없어도 좋은 것은 없다〉라고 했단다. 살면서 경험하는 모든 일이, 좋은 일이든 나쁜 일이든, 슬픈 일이든 기쁜 일이든 모두 다, 너의 삶에 도움이 된다는 말이야.

나는 그의 귀에 대고 이렇게도 말하고 싶었다.

'너는 목숨걸고 한 여자의 사랑을 얻으려고 했다. 그리고 그 여자에 의해 상처를 입었다. 너는 슬퍼하지만 오히려 너는 기뻐해야 한다. 상처를 입었다는 것은 그 상처를 낫게 하는 치유력을 네 안에서 발동시키는 계기를 만들었다는 말과 같다. 상처를 입어야 내부의 치유력이 생겨나고 그만큼 너는 더 강해진다. 상처를 입어야 너의 정신은 더 명랑해지고 새 힘이 솟아난다.

그러니 상처를 입어라. 상처가 크면 클수록 내면의 힘이 강해지고 정신은 더욱 고양된다. 이게 내가 너에게 진심으로 하고 싶은 말이야. 네가 이 말을 들을 귀가 있다면 너는 회복될 것이다. 그리고 더 강해질 것이다.'

자아 고갈

한 30대 남자가 진료실에 들어와 자리에 앉자마자 "제가 섹스 중독자인가요?"라고 물었다. 그는 증권 회사에 다니는데 문제는 주식 거래를 하고 나면 엄청난 성적 충동이 일어난다는 것이다. 그 충동을 이겨내지 못해 유흥가에서 성관계를 가지고 그다음에 후회하는 양상을 반복한다고 한다. 처음에는 대수롭잖게 여겼지만, 그런 현상이 계속 반복되다 보니 뭔가 자신에게 문제가 있지 않나 하는 생각이 들어 고민 끝에 왔다고 한다.

그는 5년 전에 결혼하였고 아이 두 명을 낳고 아내와 잘 살고 있다. 아내는 전업주부로 부부 사이는 좋다. 아내와 성적 갈등도 없다.

"어느 때 성적 충동을 강하게 느끼는지요?"
"주식 거래로 큰 이익을 얻었거나 큰 손실을 입었을 때입니다."
"그런 일이 자주 일어납니까?"
"가끔 일어나죠."
"가끔이라면 얼마나 자주?"

"일주일에 한 번 정도, 많을 때는 두 번 정도."
"부인과 부부 관계를 하면 되지 않습니까?"
"그런 충동이 들면 저는 좀 더 강렬한 것을 원하거든요. 그래서 아내는 좀……."
"그런 일이 없으면 성적 충동도 일어나지 않습니까?"
"일어나지 않습니다."
"주식 거래를 하면 스트레스를 많이 받습니까?"
"저 같은 경우에는 아주 많이 받습니다. 굴리는 돈이 꽤 크거든요."
"알겠습니다."
이 남자를 보았을 때 제일 먼저 떠오른 사람이 〈하얀 거탑〉의 주인공인 외과 의사 '자이젠 고로'다. 그는 힘든 수술을 끝내고 나면 언제나 내연녀와 격렬한 성관계를 한다.

왜 이런 현상이 올까? 생물학적으로는 스트레스를 받으면 체내 코티졸 농도가 증가한다. 이 호르몬의 농도가 증가하면 공격성과 충동성이 증가하는데 성관계는 공격성과 충동성을 효율적으로 방출하는 역할을 한다.

또 다른 설명으로는 〈자아 고갈〉 이론이 있다. 뇌의 신경 시스템은 다른 신체 부위에 비해 포도당을 아주 많이 소비한다. 주의 집중이 필요한 정신 활동을 할 때는 특히 더 그렇다. 그래서 머리를 많이 쓰는 정신 활동을 하거나 자제력이 필요한 일을 하고 나면 혈당 수치가 떨어진다. 그렇게 되면 뇌가 피곤을 느껴 가능한 한 생각하지 않으려고 하고 본능적으로 움직이려고 한다.

본능은 식욕과 성욕 두 가지이다. 결국 엄청난 자제력을 요구하는 일을 하고 나면 자아가 고갈되어 불쾌감을 느끼고 그것을 해결하기 위해 본능적인 행동을 하게 된다는 것이다.

나는 자아 고갈 이론으로 그의 성적 충동을 설명해 주었다. 그리고 심장이 터질 정도의 달리기와 목욕이 성적 충동을 완화해 준다는 조언도 하였다. 물론 정신과 치료가 필요하지 않다는 말도 덧붙였다. 그는 내 설명과 처방에 만족했다.

대장 내시경을 겁내는 여자

한 50대 여자가 소화기 내과에서 자문 의뢰되었다. 대장 내시경을 꼭 해야 하는데 환자가 그 시술에 지나치게 불안해하고 자꾸만 핑계를 대면서 하지 않으려 해서 정신과에 의뢰한다는 내용이었다.

자문 의뢰지를 읽는 순간 〈핑계〉라는 단어가 눈에 확 들어왔다. 내과 교수는 의학적인 관점에서 볼 때 환자가 대장 내시경을 거부하는 이유가 합리적이라고 생각되지 않았기에 〈핑계〉라는 단어를 사용한 모양이다.

그런데 이 〈핑계〉는 환자의 심리로 들어가기 위한 아리아드네의 실마리가 된다. 그것은 환자의 심리를 덮고 있는 베일인 것이다. 그 베일을 벗기면 어떤 모습이 드러날까?

환자가 내세우는 〈핑계〉는 이러했다. 이전에 대장 내시경을 하면서 아주 혼이 났다. 그 전날에 장을 비우기 위한 약을 물에 타서 마시는데 그 양이 많아 괴로웠고 또 검사 당일 병원에 가서도 화장실에 자꾸 가고 싶어 혼이 났다. 그녀는 인상을 쓰며 말했다. 그녀의 말을 듣고 내가 말했다.

"대장 내시경을 하려면 다 그런 과정을 거치지요. 누구나 경험하는 그런 문제 말고 본인만 걱정하는 점이 무엇인지 저는 그게 궁금합니다."

그녀는 아무 말을 하지 않았다. 그런 태도는 저항을 보이는 것이고 저항한다는 것은 그녀의 내면에 떠오르는 어떤 것을 억압한다는 의미이기도 했다. 내가 부드럽게 말했다.

"내과 교수님 말로는 대장에 무언가가 있는 것 같아서 반드시 대장 내시경을 해야 하고 또 조직 검사도 해야 한다고 합니다. 말하고 싶지 않은 게 있다고 하더라도 자기 생명보다 더 중요하겠습니까? 나이가 50대 중반이면 자신의 건강을 챙겨야 할 때입니다. 그러니 떠오르는 대로 생각나는 대로 말씀해 주시면 제가 도와드리겠습니다. 생각해 보시고 하고 싶은 말이 있으면 다시 오십시오."

그녀는 일주일 후 다시 왔고 그녀가 말한 내용을 정리하면 다음과 같다.

대장 내시경을 하기가 겁이 나는 이유는 두 가지다. 하나는 마취해 있는 동안 자신이 아무 말이나 할지 몰라 겁이 나는 것이고, 다른 하나는 대장 내시경을 할 때 입는 엉덩이만 볼 수 있도록 만들어진 옷이 아주 마음에 걸린다는 것이다.

어떤 말을 할까 봐 겁나는지 물으니 머뭇거리다가 성적인 내용을 이야기 할까 봐 겁이 난다고 했다. 옷에 대해서도 성적인 생각이 들어서 그렇다고 했다.

이것이 그녀의 불안을 가리고 있는 베일이었다. 그 베일을 걷고 들어가 보니 그녀는 어릴 때 성추행을 당한 적이 있었고 대학 때는 성폭행을 당했다고 한다. 대학 때 성폭행을 한 가해자는 사귀는 남자였다. 그때는 성폭행이 아니라 사랑하는 사람과의 성관계였다고 생각했는데 지나고 생각해 보니 성폭행인 것 같다고 말했다. 그리고 그 때의 자세 때문인지 남편과 부부 관계를 할 때도 후배위는 혐오스러워서 하지 않는다고 했다.

그녀는 "그동안 말하지 못했던 모든 이야기를 다 털어놓고 나니 가슴이 후련해지네요. 저는 대장 내시경 검사를 할 때 마취 상태에서 제가 당한 그런 이야기를 입 밖에 낼까 두려웠어요"라고 말했다. 그 후에 세 번 더 면담했고 그녀는 무사히 대장 내시경을 받았다.

면담을 통해 그녀가 말한 조각들을 모으면 이렇다. 그녀는 대장 내시경 검사 때 입는, 엉덩이만 보이는 옷에 대해 처음에는 마음에 걸린다고 했다. 그러다가 〈불안하다〉, 〈기분이 묘하다〉, 〈아플 것 같다〉, 〈약간 흥분된다〉 등으로 다양하게 바뀌었다. 그 옷에 대한 성적 환상이 있음을 의미했다.

사실 대장 내시경을 하는 과정이 항문 성교를 연상할 수 있는 행위다. 그녀가 말한 어릴 때의 성추행은 5~6살 경에 큰집에서 제사 지내고 친척들과 함께 잘 때 서너 살 위 사촌 오빠가 자기 음부에 손가락을 넣었다고 했다.

또 어릴 때 변비가 심해서 엄마가 자주 손가락으로 똥을 파낸 적이 있었다고 했다. 그렇게 똥을 누고 나면 처음에는 아팠지만 나중에는 시원했다고 했다. 엄마만 그랬는지 아니면 아버지도 그런 적이 있었는지 묻자 기억이 안 난다고 했다.

이 환자의 경우에는 항문 성교에 대한 성적 환상이 있어 보이지만 어디까지가 사실이고 어디부터가 환상인지 짧은 면담으로는 알 수가 없었다. 사실과 환상을 구분하기가 쉽지 않았다. 그러나 정신분석적으로는 그런 구분 자체가 의미 없다. 정신분석은 사실이 아닌 환상 속의 진실을 찾아가는 학문이기 때문이다.

그녀가 항문 성교는 혐오스러워서 피한다고 했지만 무의식적으로는 그 반대가 아닐까? 그녀가 두려워하는 것은 성추행과 성폭행 당했던 사실이 입 밖으로 발설되는 것이 아니라 자신의 무의식이 항문 성교를 갈구한다는 것을 직면하기가 두려웠던 것은 아닐까? 항문 성교에 대한 환상을 갖고 있다면 그 대상은 누구일까? 여러가지 의문이 들었지만 면담이 지속되지 않아 더 이상 논리적으로 추론할 수 없었다. 이것은 다만 나의 추측일 뿐이다.

시간을 두고 좀 더 깊게 면담을 하고 그녀 스스로 자신의 성적 환상에 대해 말할 정도가 되었더라면 정말 좋았을 것이다. 그랬더라면 〈대장 내시경을 하지 않으려고 했던 핑계〉라는 베일에 덮여 있던, 성 또는 성행위와 관련된 그녀의 불안은 그녀가 모르는 사이에 사라졌을 것이다.

외로워하지 마라
너의 곁에는 항상 내가 있다

조현병을 앓고 있는 37세 여자 환자다. 외래를 방문하면 언제나 잘 지낸다는 말만 해서 나도 그냥 약만 처방하고는 별말 없이 돌려보낸다. 그게 벌써 몇 년째다.

수년 전에 어머니가 돌아가신 후 형제들이 환자가 어머니와 함께 살던 아파트를 처분해서 각자 자기 몫을 챙겨가고 환자는 원룸에서 혼자 생활하고 있다. 생활비는 언니와 남동생이 분담해서 매달 주는데 얼마인지는 본인이 말하기를 꺼려 알지 못한다. 어머니가 살아 계실 때는 (아버지는 오래전에 돌아가셨다) 늘 환자와 함께 외래에 왔다.

평소 환자 어머니는 자신이 죽으면 위치도 좋고 평수도 넓어서 가격이 상당히 나갈 것으로 생각되는 자기 아파트를 환자 명의로 해 놓고 환자의 언니나 남동생 가족이 그 아파트에 와서 환자와 함께 살기 바란다고 했다.

그리고 환자 앞으로 매달 일정 액수의 돈이 나가도록 해 놓았고 그 돈 관리는 환자의 언니와 남동생에게 맡겼다고 했다. 환자 어머니로부터는 그렇게 들었지만 어머니가 돌아가신 후에는 어머니가 바란 대로 되지 않은 것 같았다.

며칠 전에 그 환자가 언니와 함께 왔다. 언니는 진료실에 들어오자마자 흥분한 목소리로 환자에 대한 불만을 쏟아냈다.
"제가 미치겠습니다. 말도 안 되는 소리를 자꾸 해서. 어디서부터 말을 해야 할지."
"일단 앉으시죠. 처음 뵙는 것 같습니다."
내 말에 언니는 약간 머쓱한 표정을 짓더니 자리에 앉았다. 언니의 이야기는 이랬다.

한 달 전에 갑자기 환자가 찾아와 '내가 한 남자를 사귀고 있다. 서로 사랑한다. 그 남자가 이전에 어머니와 함께 살던 집으로 이사를 했다. 어머니와 살던 바로 그 아파트다. 그러니 같이 가 보자'라고 하더란다.
하도 졸라대서 함께 갔더니 환자의 말은 전혀 사실이 아니었다. 어찌나 당황스럽고 미안하던지. 둘이 함께 가서 사실을 확인했는데도 환자는 여전히 똑같은 말만 반복한다. 동생은 눈만 뜨면 그 집을 매일 가서 집 주인이 동생을 고소까지 한 상태. 대략 그런 내용이었다.

언니가 말하는 동안 환자는 고개를 숙인 채 묵묵히 듣고만 있었다. 언니가 하는 말이 사실인지 물었지만 아무 말도 하지 않았다. 그런 환자를 보고 언니가 다시 화를 냈다.
"요즘은 코로나 때문에 장사도 안되고 먹고 살기도 힘들어 죽겠는데 너는 무슨 걱정이 있노? 누가 너보고 돈을 벌어오라고 하나? 그냥 가만히 있어도 밥 먹여 주고 재워 주고 하는데 도대체 무슨 지랄이고?" 언성을 높이는 언니를 잠시 밖에 나가 있게 하고는 환자와 둘이 이야기했다.

"언니 말로는 사랑하는 사람이 생겼다고 하던데 언제부터 사귀기 시작했습니까?"
 사귄다는 남자에 대해 내가 관심을 보인다고 생각했는지 그녀의 표정이 밝아진다.
"좀 되었어요. 교수님께 말하기도 그렇고 해서…… 그냥 있었어요."
"자주 만나나요?"
"매일 만나요. 하루에도 서너 번."
"그렇군요. 그런데 그 사람이 이전에 어머니와 함께 살던 집으로 이사 왔다는 것은 어떻게 알게 되었습니까?"
"그 남자가 직접 제게 말했어요. 이사 왔다고. 그래서 알게 되었어요."
"만나서 들었다는 말입니까?"
"예."
"주로 어디서 만납니까?"
"어디서든 만나요. 그가 어디로 오라고 하면 그곳으로 가요. 그러면 제게 말해요. 사랑한다고."
"그렇군요. 가장 최근에는 어디서 만났는가요?"
"어젯밤에요. 어젯밤에 어머니와 살던 집 앞에서 그를 만났어요. 그가 무척 반갑다고 하면서 이제 우리 둘이 함께 여기서 살면 되겠다고 말했어요."

"그렇군요. 그 남자를 처음 만난 곳은 어딘가요?"

"편의점이었어요. 몇 달 전에 제가 집 근처 편의점에 갔는데 그 남자가 먼저 들어가고 제가 뒤따라갔어요. 그 남자가 제가 들어올 때까지 문을 잡고 있었어요. 절 보고 미소를 지었어요. 그때부터 그 남자의 목소리가 들렸어요. 〈외로워하지 마라. 너의 곁에는 항상 내가 있다.〉 그 남자가 그렇게 말하니까 저도 모르게 눈물이 나왔어요. 교수님도 아시다시피 제 주위에는 아무도 없어요. 저는 늘 외로워요. 언니도 동생도 제가 전화를 걸면 바쁘다고만 해요. 그런데 그 남자가 하는 말을 들으니 외로움이 사라졌어요. 이제는 그 사람이 없으면 전 살 수가 없어요. 제게는 그 사람뿐이에요."

언니는 환자를 입원시키겠다고 하고 환자는 입원하지 않겠다고 맞섰다. 외래에서 치료해 보겠다고 내가 언니를 설득했다. 고소당한 문제는 진단서를 제출하면 문제가 없을 거라고 언니를 안심시켰다.

그리고 환자에게는 두 가지를 약속하면 언니가 입원시키지 않도록 하겠다고 말했다. 하나는 더 이상 어머니와 함께 살던 집에 찾아가지 않는 것이고, 다른 하나는 사귀는 남자에 대한 이야기를 나 외에는 아무에게도 말하지 않는 것이다. 그녀는 내 제안에 동의했다.

우리는 2주에 한 번씩 외래에서 만나기로 했다. 그녀의 환청은 사랑받고 싶은 자신의 내적 욕망이 밖으로 나가 실제 현실이 되어 목소리로 되돌아온 것이었다. 내가 그녀에게 그 남자의 역할을 대신해 줄 수는 없으므로 시간을 두고 서서히 환자를 환각의 세계에서 현실로 이끌어야 한다.

그러나 솔직히 그런 계획이 의미가 있는지 확신할 수는 없었다. 현실의 외로움을 환각으로 메울 수 있다면 그것은 그리 나쁘지 않은 방어 기제라고 생각했기 때문이다. 〈외로워하지 마라. 너의 곁에는 항상 내가 있다.〉 때때로 내게도 누군가 그런 말을 해 주면 참 좋겠다고 생각했다.

【이 환자에 대한 단상】

이런 환자를 보면 정신과 의사는 대체로 이렇게 생각한다. 아! 이 환자는 환청이 있구나. 하루에도 서너 번 그 남자를 만난다고 하는 것으로 보아 환청의 빈도frequency가 높구나. 그 환청에 따라 어머니와 함께 살던 집까지 찾아가는 행동으로 옮기는 것으로 보아 그 정도severity도 심하구나. 현실감을 잃고 완전히 증상의 세계에 빠져 있구나. 상태가 심해서 입원을 시켜야 하겠구나.

입원을 시킨 후에는 환청이 없어질 때까지 약을 올려야 되겠구나. 증상을 파악하고 호전되는 지에 초점을 맞추어야 하겠구나. 상상 속의 그 남자가 자신을 사랑한다고 믿고 있으니 색정 망상erotomanic delusion도 함께 다루어야 하겠구나.

그렇지만 왜 그런 환청과 색정 망상이 생겼는지, 왜 환청 속의 남자가 하필이면 어머니와 살던 그 집에서 환자와 함께 살자고 했는지는 크게 신경 쓰지 않을 것이다.

약을 쓰면 환청이나 망상이 감소하거나 없어질 것이다. 그러나 약을 많이 쓰면 환자는 소금에 절인 배추처럼 축 처져서 하루

종일 잠만 잘 것이다. 그것을 보고 정신과 의사와 환자의 언니는 환자가 좋아졌다고 할 것이다. 정신의학은 그렇게 가르치고 정신과 의사는 그렇게 교육받아 왔기에 그런 접근 방식은 아주 자연스럽다.

나는 환자가 "어젯밤에 어머니와 살던 집에서 그를 만났어요"라고 말할 때 환청임을 알았고 "그가 무척 반갑다고 하면서 이제 우리 둘이 함께 여기서 살면 되겠다고 했어요"라고 말할 때 왜 그런 환청이 생겼는지를 짐작했다.
'아! 정말 이 환자는 어머니와 함께 살던 때를 그리워하는구나' 하는 생각에 마음이 아팠다. 그 환자의 환청을 좀 더 이해하기 위해 그 남자를 처음 만난 곳이 어딘지 물었고 환자는 아무 방어도 하지 않고 그대로 진실을 말해 주었다.

〈외로워하지 마라. 너의 곁에는 항상 내가 있다.〉 그 남자가 하는 말을 듣고 환자는 자기도 모르게 눈물이 나왔다고 했지만 나도 마음속으로 눈물을 흘렸다.
환자는 "저는 늘 외로워요. 언니도 동생도 제가 전화를 하면 바쁘다고만 해요. 그런데 그 남자가(어머니가) 하는 말을 들으니 외로움이 사라졌어요. 그 사람이(어머니가) 없으면 저는 살 수가 없어요. 저에게는 그 사람(어머니)뿐입니다"라고 말했는데 내게는 그 남자가 다 괄호 속의 어머니로 들렸다.

내가 환자의 언니에게 취한 행동도 일반적인 정신과 의사와 다를 것이다. 나는 어떤 경우에도 환자의 보호자를 질책하거나 비난하지 않는다. 그건 내가 아무리 환자에게 애정을 가진다고 하더라도 환자의 가족보다 못하기 때문이다. 그래서 언니에게 이렇게 말했다.

"정말 마음 고생이 많지요. 환자에게 화가 난다는 것은 애정이 있다는 말입니다. 화가 나더라도 연민의 눈으로 동생을 봐주기 바랍니다. 얼마나 외로웠으면 그렇게 했겠습니까? 지금 언니 외에 믿고 의지할 사람이 누가 있겠습니까? 그러니 함께 노력해 봅시다."

내 말에 언니는 "불쌍한 것"이라고 혀를 차며 눈물을 보였다.

성냥 쌓기 놀이

사랑의 아픔 때문에 외래를 찾아오는 젊은이들이 있다. 대부분 대학생이다. 주로 대학의 상담 센터를 경유해서 온다. 실연의 아픔 때문에 자살 사고가 있거나 자살 시도를 한 적이 있으면 상담사들이 정신과를 찾아가 보라고 권하는 모양이다. 실연의 고통으로 정신과를 찾는 젊은 대학생들의 경우, 자살 위험성이 아주 높지 않으면 가능한 한 입원 시키지 않고 외래에서 치료한다.

20대 초반의 한 남자 대학생이 진료실에서 나에게 실연의 고통을 이야기한다. 낮에는 자기를 떠난 여친의 모습이 떠오르고 밤에는 너무 괴로워 잠을 잘 수가 없다고 한다.

실제로 그의 표정에는 고통스러워하는 기색이 역력했다. 그러나 역설적이게도 그가 상실의 고통을 심하게 느낀다는 것은 아직은 위험하지 않다는 징조이기도 했다. 상태가 정말로 심하면 고통 그 자체도 느끼지 못하고 무감각한 표정으로 말하기 때문이다.

그는 여러 가지 이야기를 했는데 반복적으로 〈모든 것이 무너졌다〉라는 표현을 썼다. 자신의 하루 일과는 모두 그녀를 중심으로 짜여 있었는데 그녀가 빠져나가자 모든 것이 무너졌고, 그녀가 없는 자신의 대학 생활은 아무 의미가 없기에 모든 것이 무너졌다고 했다.

〈모든 것이 무너졌다〉라는 말을 듣자 젊을 때 자주 하던 성냥 쌓기 놀이가 떠올랐다. 성냥 쌓기 놀이는 하나만 틀어져도 전부가 무너진다. 그러자 여러 생각이 미끄러지다가 겹치는 지점에서 문득 지난 시절의 기억이 아련하게 떠올랐다.

대학 1학년 때 내가 좋아하던 여학생이 있었다. 소위 말하는 첫사랑으로 같은 동아리에 속해 있었다. 5월 축제를 앞두고 미팅을 신청하여 대학 부근 다방에서 만나기로 했다.

그런데 약속 시간이 지나도 오지 않았다. 초조한 마음에 성냥개비를 사각 형태로 쌓아 탑을 만들기 시작했다. 무너지면 만남이 깨어지기라도 하듯 조심조심 높이높이 정성껏 쌓아 올렸다. 그렇지만 그녀는 끝끝내 오지 않았다.

나말고 다른 손님은 모두 가버린 늦은 밤, 텅 빈 다방 안, 실망과 분노에 쌓여 내가 쌓은 성냥개비 탑을 물끄러미 바라보다가 성냥개비 하나에 불을 붙였다. 폭발하듯 성냥개비 탑은 불길에 휩싸였고 다방 여종업원이 놀라서 뛰어왔다. 나도 놀라 왼손으로 그 불길을 눌렀다. 나는 왼손잡이다.

불길은 꺼졌지만 테이블 유리 위로 시커먼 성냥개비 잔해들이 온통 흩어져 있었고 내 손바닥은 화상을 입었다. 주인 마담이 화가 나서 씩씩대며 내 쪽으로 왔다. 그리고 소리 없이 울고 있는 나와 눈이 마주치자 잠시 숨을 가다듬고는 착 가라앉은 음성으로 이렇게 말했다.

"학생, 몹시 슬퍼 보이네. 사랑때문이라면, 본래 사랑은 아픈 거야. 실연했다고 삶이 무너지지는 않아."

그때 반복해서 나온 노래가 〈You mean everything to me〉다. 장전동 다방, 성냥개비, 왼손 화상, 주인 마담, 무너지지는 않아. 〈You mean everything to me〉 …… 생각이 이렇게 미끄러지면서 어느 지점에서는 또 다른 생각들과 겹쳐 지나간 아픈 기억을 일깨운다.

지나고 보니 나의 삶은 하나만 틀어져도 전부가 무너지는 성냥 쌓기 놀이 같은 것은 아니었다.

"교수님도 실연한 경험이 있습니까?"

순간적으로 멍해진 내 모습을 보았는지 그가 눈치를 살피며 조심스럽게 묻는다.

"응. 그때는 너의 말처럼 모든 것이 무너진 줄 알았는데 지나고 보니 아니더라. 해안에 파도가 맹렬히 밀려와도 곧 모래에 스며들어 버리듯이 괴로운 생각도 무섭게 치달아 올랐다가 가만히 견디니 그냥 사그라 들더라."

나는 독백하듯 조용히 말했고 그는 가만히 듣고 있었다.

"혹시 여자 친구와 자주 만나던 다방, 참 요즘에는 다방이 아니고 커피숍이지. 그런 커피숍이 있나?"

"예."

"그 커피숍에서 자주 듣던 노래가 있나?"

"예."

"그럼 그 커피숍에 가서 자주 듣던 노래를 계속 들어 봐라. 아직은 슬퍼해야 할 때 같아 보이거든. 그러다가 어느 날 더 이상 그 노래를 듣고 싶지 않다는 마음이 들 때가 올 거야. 그때 자리에서 일어나면 돼. 슬플 때는 슬퍼해야 해. 많이 힘들면 다시 찾아오고 견딜만 하면 참아 봐라."

그는 인사하고 진료실을 나갔다. 그 이후로 다시 오지 않았다.

첫 사랑의 목소리가 들려올 때

40대 초반인 그는 섬마을 초등학교 선생님이다. 여러 섬마을을 돌면서 근무한 지도 벌써 몇 년이 흘렀다. 그가 나를 찾아왔을 때 그는 도시의 한 초등학교 선생으로 근무하고 있었다.

그는 20대 중반에 발병하여 10여 년 동안 다른 병원에서 치료받고 있었다. 그동안 입원도 세 번이나 했다. 왜 나를 찾아왔는지 묻자 현재 복용하고 있는 약에 부대껴서 생활하기가 힘들어서라고 했다. 약을 조절하기 위해 일주일 정도 입원하였고 처음보다는 용량을 꽤 줄여서 퇴원했다.

퇴원 후 복직 시점이 다가오자 그는 직장을 계속 다닐 것인지 아니면 그만둘 것인지 기로에 섰다. 그는 초등학교 학생들을 가르치는 일을 사랑했다. 마음 같아서는 계속 근무하고 싶었으나 병의 증상이 나빠져 언제 재발할지 모른다는 불안감이 그를 주저하게 했다. 그는 나에게 조언을 구했다.

"교수님, 어떻게 할까요?"

짧은 말이지만 그의 앞날이 걸린 무거운 질문이었다.

"조금 시간을 가지고 같이 생각해 봅시다." 내가 대답했다.

일주일 동안 나는 그가 복사해 온 타 병원 진료 기록지를 들춰보고 시간 날 때마다 그의 얼굴을 떠올리면서 그가 가진 강점과 약점을 찾아 나갔다. 그의 강점은 성실하고 가르치는 일을 사랑하는 것이었다. 약점은 약물치료에도 불구하고 병의 증상이 깨끗하게 호전되지 않는 것이었다.

피해망상이나 관계망상도 있었지만 무엇보다 환청이 그를 괴롭혔다. 이전 병원 진료 기록지에서도 환청을 잡기 위해 고용량을 써보기도 하고 세 가지 항정신병 약을 혼합해서 처방하였지만 부작용만 나타날 뿐 환청은 지속되었다고 적혀 있었다. 결국 약의 용량은 최소화하면서 환청을 안고 살아가는 방법을 가르치는 길밖에 없었다.

과거 진료 기록에서 발견한 또 하나의 사실은 그가 외부 스트레스에 무척 취약하다는 점이었다. 학교 업무에서 그가 맡아야 할 일이 많아지면 증상이 악화되는 양상을 보였다. 세 번 입원한 것 모두 과도한 업무가 재발을 야기하는 요인으로 작용했다.

일주일 후 그를 만났을 때 내가 말했다.
"제가 한 가지 제안을 하겠습니다. 다른 선생들이 가려고 하지 않는 험지나 낙도 초등학교에 지원하십시오. 그렇게 제안하는 이유는 아이들을 가르치는 일 외의 스트레스를 줄이기 위해서입니다. 지난 진료 기록을 검토해 보니 스트레스를 많이 받을 때마다 재발했기 때문입니다. 어떻게 생각하십니까?"
그는 나의 제안을 받아들여 도시를 떠나 조그마한 섬의 초등학교로 옮겼다. 현재 그가 근무하는 초등학교는 학생 수가 적고 수업 이외에 해야 할 다른 일도 많지 않았다. 그동안 그는 한 번도 재발하지 않았고 현재도 그곳에서 아이들을 가르치고 있다. 그게 벌써 5년 전의 일이다.

물론 몇 번의 고비도 있었고 소소하게 힘든 순간도 많았다. 요즘도 그를 가장 괴롭히는 것은 환청인데 그 환청이 주로 학생들을 가르칠 때 나타났다. 환청의 내용은 언제나 실력없는 선생이라고 그를 욕하고 비난하는 것이었다.

예를 들면, 그가 교실에서 수업하고 있으면 "니가 선생이가? 실력도 없는 게"라는 말과 함께 그를 비난하는 욕이 들리는 것이다. 내면의 초자아가 밖으로 나가 환청의 형태로 되돌아와 그를 괴롭히고 있었다.

그런 환청이 들리면 그는 반사적으로 하던 수업을 중단하고 멍하니 있곤 했다. 너무 괴로워 때로는 눈물을 글썽이기도 했다. 그런 순간이 몇 초 정도로 아주 짧았지만 수업을 듣던 어린 학생들은 어리둥절해 하면서 "선생님, 선생님, 왜 그러세요?" 했다.

"그 순간이 정말로 괴롭습니다. 어떻게 해야 할지 저도 모르겠습니다. 혼자 있을 땐 배운 대로 콧노래를 부르거나 '고마해라'고 말하거나 맨손 체조라도 하면 되는데, 수업하다가 갑자기 그럴 수도 없고 정말 힘듭니다."

그가 고통스러운 표정을 짓다가 고개를 떨구었다.

"많이 괴롭겠습니다. 그러면……."

내가 잠시 말을 멈추었다. 그가 고개를 들어 나를 보았다.

"이렇게 하는 것은 어떻습니까? 수업 중에 환청이 들릴 때마다 잠깐 멍하니 있다가 반 아이들에게 이렇게 말하십시오. '선생님에게 첫사랑이 있었는데, 요즘은 자주 그 생각이 나네. 집중이 안 되네. 마치 내 귀에서 소곤거리는 것 같아서 힘드네'라고 말해 보십시오. 그러면 아이들도 이해할 겁니다."

그는 내 말을 듣고 수업 중 환청이 들릴 때마다 내가 제안한 대로 했다. 아이들 반응은 기대 이상이었다. 특히 여학생들의 반응은 폭발적이었다. 아이들이 손으로 책상을 치고 발을 구르며 까르르 웃는 소리가 너무 커서 옆 반 선생이 수업하다가 놀라서 달려올 정도였다.

"교수님, 정말로 효과가 좋았습니다. 아주 만족합니다. 정말로 고맙습니다." 그가 활짝 웃었다. 그의 눈가에 눈물이 맺혔다.
"잘 되었군요. 첫사랑이라는 말은 누구에게나 강한 힘을 발휘하지요. 어린아이든 어른이든 남자든 여자든 상관없이 말입니다. 첫사랑은 영원히 상실된 어머니의 상징이니까요." 내가 말했다.

첫사랑의 순정파 선생님과 나는 그런 식으로 인연을 이어 가고 있다.

눈에 보이는 것보다는 보이지 않는 것에 더 신경을 써야 한다

한 40대 후반 여자가 피해망상, 환청, 죄책감, 자살 사고 등을 보여 입원했다. 정신과적 진단명은 정신병적 우울증이다. 몇 개월 전에 가장 아끼던 대학생 아들이 성범죄를 저질러 구치소에 수감된 이후로 이런 증상이 나타났다.

그 이전에는 잘 지냈다고 한다. 이 여자는 공부를 잘했지만 집안이 가난하여 실업계 고등학교를 졸업하고 취업했다. 그런 이유로 결혼 후 아들을 명문 대학에 보내는 것에 자기 삶을 걸었다. 마침내 아들은 서울 소재 명문대에 입학했고 그녀는 자신의 욕망을 성취했다. 그런 아들이 성범죄를 저질러 구치소에 수감된 것이다.

이후 그녀는 고층 아파트에서 뛰어내리려고 하고, 누군가가 자신의 전화기를 도청한다고 하고, '피해라' 하는 소리가 들린다고 하는 증상을 보여 입원했다. 약물치료 후 증상이 많이 호전되었고 경제적 어려움도 있어서 입원한 지 며칠 만에 퇴원했다.

오늘 아침에 담당의사인 전공의 K선생이 그 환자에 대해 퇴원 환자 발표를 한다. K선생은 모든 증상의 원인이 아들이 구치소에 수감된 사건이며 아들과 자신을 동일시하여 환자가 병에 걸렸다고 한다. 그래서 내가 물었다.

"만약 사랑하는 아들이 죄를 지어 구치소에 수감되면 대부분의 어머니는 응급 입원이 필요할 정도로 심한 정신병적 증상을 일으키나?"

K선생이 대답하지 못했다. 내가 말했다.

"그 사건이 이번 병의 유발 요인일 가능성은 크지. 그러나 그 사건이 병의 원인이라고 단정 짓는다면 모든 면담을 그 사건에 초점을 맞추게 되고 그러면 환자의 마음속으로 들어갈 수가 없어. 그 사건이 원인이라고 생각할 수도 있지만 또 다른 시각에서 보면 그 이전의 숨겨진 상처를 깨우는 촉발 요인으로 볼 수도 있어. 그 사건이 환자가 잊고 있던 상처를 일깨웠고 그래서 그렇게 심한 증상이 발생했다고 생각해 볼 수도 있는 거지.

만약 그런 시각에서 본다면 그 사건 이후부터 현재까지 어떤 일이 일어났는가 보다는 그 사건 이전으로 거슬러 올라가는 면담을 더 중시하게 되지. 어릴 때 성폭행을 당한 적은 없는지, 성범죄에 대한 환자의 연상은 어떠한지, 등등.

정신과 의사는 언제나 눈에 보이는 것보다는 눈에 보이지 않는 것에 더 신경을 써야 해. 그물에 걸리는 것보다는 그물코 사이로 빠져나가는 것에 더 신경을 써야 해. 그래야 환자를 더 잘 이해할 수 있지."

내가 계속 말했다.

"T.S. 엘리엇의 시 〈황무지〉는 이렇게 시작해.

'사월은 가장 잔인한 달. 죽은 땅에서 라일락을 키워내고. 추억과 욕정을 뒤섞고. 잠든 뿌리를 봄비로 깨운다.'

여기서 중요한 점은 잠든 뿌리를 깨우는 것이 바로 봄비라는 사실이야. 그 여자에게 아들의 성범죄 사건이 봄비 역할을 했다면, 그 여자의 마음에서 깨어난, 잠들어 있던 뿌리는 무엇일까? 그런 시각으로 접근한다면 그 환자의 심리로 더 깊게 들어갈 수 있을지도 몰라."

내가 원하는 건 포근함입니다

　불면증으로 치료받고 있는 80대 초반 영감님이 처방받고도 자리에서 일어날 생각을 하지 않는다. 무엇인가 말하고 싶지만 주저하는 기색이 역력하다.
　"어르신, 하시고 싶은 말씀이 있는 모양이지요?"
　내가 묻자 그는 겸연쩍은 표정으로 나를 보더니 입을 연다.
　"이 나이에 이런 부탁을 해도 될지 모르겠지만 혹시 비아그라를 처방해 줄 수 있는지?"
　영감님은 말을 하고 나서도 부끄러운지 나와 눈이 마주치는 것을 피한다.
　"아! 비아그라요? 당연히 처방해 드릴 수 있지요. 그런데 정신과에서 처방하면 보험이 되지 않는데. 또 어르신은 연세가 있어서 심장 검사를 해야 하는데 혹시 최근에 심장 검사를 하신 적이 있는지요?"
　"최근에는 없고 몇 년 전에 한 것 같은데……."
　"그렇다면 말 나온 김에 심장 검사도 한번 해 보시지요. 연세가 있을 때는 한 번씩 해 보는 것도 나쁘지 않습니다. 그 결과를 보고 제가 처방해 드리겠습니다."

 이런 대화를 나눈 게 한 달 전이다. 오늘 그 영감님이 외래로 오셨다. 표정이 밝다.
 "무슨 좋은 일이라도 있습니까?" 내가 물었다.
 "심장 검사 결과가 좋게 나왔어. 내 나이보다 훨씬 좋데."
 "아이고, 잘됐네요. 제가 봐도 연세에 비하면 참 젊어 보이십니다." 내가 맞장구를 쳤다.
 "그러면 오늘 처방이 가능한가?" 영감님이 진지한 표정으로 묻는다.
 "처방이라뇨? 무슨?"
 내 말에 영감님의 표정이 어두워졌다. 순간 심장 검사를 한 이유가 생각났다. 진료 기록지에 기록해 두지 않은 게 불찰이었다. 어쩌면 내 마음속에 '저 나이에 무슨 비아그라가 필요하지' 하는 생각이 있었는지도 모른다.
 "아이고, 어르신. 제가 깜빡했습니다. 당연히 가능하지요."
 내 말에 영감님의 얼굴이 다시 펴진다.
 "그런데 어르신, 한 가지만 여쭤봐도 되겠습니까?"
 "뭐든지 물어보게, 교수 양반."
 "제가 알기로는 할머니도 안 계시고 혼자 사시는 것으로 아는데 비아그라가 왜 필요한지, 혹시 애인이라도 생겼습니까?"
 "애인이라…… 듣기만 해도 기분이 좋네."
 영감님이 크게 소리 내어 웃는다.
 "교수 양반이 물으니 내가 대답을 안 할 수가 없네. 비아그라가 왜 필요한가 하면……."

그가 잠시 말을 멈추었다가 다시 말하기 시작한다.

"말하기 쑥스럽지만, 몇 달 전부터 안마 시술소에 한 번씩 가. 처음부터 안마 받으러 간 것은 아니야. 이 나이에 뼈만 남은 몸에 무슨 안마가 필요하겠어. 내가 원했던 것은 따뜻하고 포근한 살이었어. 그게 그리웠던 거지.

그래서 내가 안마하는 여자에게 부탁했지. 안마는 필요 없고 알몸으로 나를 안아 줄 수 있느냐고. 10분 동안만. 그러면 내가 매주 오겠다고 했어. 그 여자는 40대 정도 되어 보였는데 내 말을 듣고 가만히 나를 보더니 내 말대로 해 줬어. 정말 좋았어. 따뜻하고 포근했어. 그 이후로 매주 한 번씩 가지."

"무슨 말씀이신지 잘 알겠습니다. 그런데 비아그라는 왜 필요한지 그건 잘 모르겠는데요?"

"아, 그러고 보니 내가 그 이야기를 깜빡했네. 그 여자가 날 안고 있으니까 기분이 좋았어. 따뜻하면서도 뭔가 살아 있다는 느낌이 들었어. 평소에는 내가 사람 껍데기를 쓴 시체 같다는 생각이 들었거든. 내가 살아 있는지 죽어 있는지 아무 느낌이 없었어.

그런데 그 여자가 나를 안아 주니까 뭔가 아랫도리에 자극이 오는 것 같으면서 살아 있는 것 같았어. 발기는 되지 않았지만 기분이 묘했어. 그래서 생각했지. 비아그라를 먹으면 그래서 혹시나 발기가 되면 내가 살아 있다는 느낌이 더 들지 않을까 하고 생각한 거지.

비아그라를 먹으려고 하는 건 관계를 가지려고 하는 것 때문은 아니야. 이 나이에 그런 거는 의미가 없어. 그리고 어느 여자가 이 살가죽만 덮어쓴 나와 관계를 하겠어. 그냥 내가 살아 있다는 느낌을 더 느끼고 싶어서 그래."

"무슨 말씀이신지 알겠습니다. 제가 낮은 용량으로 몇 알 처방해 드릴 테니 한번 드셔 보시고 혹시나 불편한 점이 있으면 드시지 마십시오."

"내, 그렇게 함세."

영감님이 나가고 나는 진료 기록지에 이렇게 적었다. 〈비아그라를 처방한 이유는, 사람 껍데기를 쓴 시체에서 살아 있다는 느낌을 느끼고 싶어 하는 한 인간을 돕기 위해서임. 그분에게는 비아그라가 그런 기능을 하기 바람.〉

그렇게 적은 후에 참 부질없다는 생각이 들어 지워 버리고 평소와 똑같이 〈별 어려움 없이 잘 주무심〉이라고 썼다.

사람을 사랑하는 것이 죄가 되나요?

30대 초반으로 보이는 남자다. 그가 외래 진료실로 들어오자 나는 심한 두통을 느꼈다. 나는 향수나 화장품에 알레르기가 있다. 그에게 양해를 구하고 창문을 열었다. 그는 조금 미안해하는 기색을 보였지만 크게 개의치 않는 눈치였다.

부정적인 첫인상을 가진 채 그와 면담을 시작했다. 그가 병원을 찾은 이유는 평범했다. 직장에 다니는데 한두 달 전부터 신경 쓸 일이 많아서 잠을 못 자고 그 외는 특별히 불편한 점이 없다고 했다.

그는 대수롭잖게 말했고 나도 불안 치료제를 한 알 처방해 주면서 불면증으로 생각되니 크게 신경 쓸 것 없다고 말했다. 운동 열심히 하고 약 먹어 보고 도움이 되면 먹고 좋아지면 안 먹어도 된다고 했다.

일주일 후 그가 다시 외래를 방문했다. 그의 차례가 되자 그가 들어오기 전에 미리 창문을 열었다. 이번에는 향수 냄새가 처음만큼 강하지는 않았지만 그래도 내가 자극받을 정도는 되었다.

그는 청바지에 털로 짠 푸른색 긴 니트를 걸쳤는데 언뜻 봐도 세련돼 보였다. 향수와 니트 그리고 파마를 한 듯한 웨이브 진 머리 스타일로 그가 외양에 무척 신경을 쓴다는 인상을 받았다.

그는 자리에 앉자 지난번에 가져간 약을 먹고 잠을 잘 잤다고 했다. 내가 이번만 약을 지어 가고 앞으로는 안 와도 된다고 하자 그는 고맙다고 하고는 자리에서 일어났다. 그리고 진료실 문을 열고 나가려다가 내 쪽으로 몸을 돌려 불쑥 "사람을 사랑하는 것이 죄가 되나요?"라고 했다. 그는 〈사랑〉이라는 단어를 강조하는 것 같았지만, 내 귀에는 〈죄〉라는 단어가 더 크게 들려왔다.

"글쎄요. 무슨 이야기인지 그 말만 듣고는 대답하기가 어렵네요. 혹시 그 점에 대해 이야기하고 싶으시면 한 번 더 오시죠."

내가 말했다. 이야기의 흐름과 관계없이 불쑥 던지는 환자의 질문은 언제나 중요한 의미를 지닌다는 사실을, 그리고 그런 질문은 항상 불안을 내포하고 있다는 사실을 알기에 나는 즉답을 피하고 더 많은 이야기를 나누는 게 필요하다고 했다. 그는 알겠다고 하고는 진료실을 나갔다.

일주일 후 그는 다시 왔다. 그는 이야기를 시작했다. 자신은 예술 계통에서 일하고 있다. 어떤 예술 계통이냐고 묻자 그는 대답을 회피했다. 자기 신분이 노출될까 걱정하는 눈치여서 더 이상 묻지 않았다.

자신은 미혼인데 같이 일하는 유부녀를 사랑하고 있다. 유부녀는 자기보다 나이가 10살 많다. 자기에게 잘해 주고 그녀도 자기를 사랑한다. 그녀는 친절하고 다정다감하고 눈이 예쁘고 피부도 곱고 모든 면에서 자기 이상형이다. 그래서 그녀에게 이혼하고 자기와 결혼하자고 했더니 그녀는 자기를 사랑하지만 남편과 이혼할 생각은 없다고 하더란다.

그녀가 자기를 사랑한다는 걸 어떻게 아느냐고 묻자 그녀가 직접 자신에게 말했다고 한다. 그녀와 육체관계를 가졌냐고 묻자 자신은 결코 그런 사람이 아니라고 했다.

"이제 무슨 이야기인지 알겠습니다. 그런데 저번에 나가면서 사람을 사랑하는 것이 죄가 되느냐고 했는데 왜 그런 질문을 했습니까?" 내가 물었다.

내가 예상했던 대답은 '유부녀를 사랑하면 그녀의 가정을 깨트릴 수 있다'는 것이었는데 그의 대답이 예상과는 전혀 달랐다.

"그녀가 괴로워하니까요." 그가 대답했다.

"그녀가 괴로워하는 것이 왜 당신에게는 죄가 됩니까?"

"그녀에게 기쁨을 주고 싶은데 오히려 고통을 주니까요."

"그러니까 도덕적인 이유로 죄책감을 느끼는 것이 아니라 나 때문에 그녀가 괴로워해서 죄책감을 느낀다는 말씀입니까?"

"예. 저는 괴로워도 참을 수 있지만 그녀가 괴로워하는 건 견디기가 힘듭니다."

"그녀를 정말로 사랑하시는 모양이죠?"

"예. 제 목숨보다 더 그녀를 사랑합니다. 제가 제일 괴로운 건 그녀가 다른 남자들에게 잘해 줄 때입니다. 견딜 수가 없습니다."

"다른 남자들이라뇨?"

"직장 동료들에게요."

"잘해 준다는 것이 어떤 의미입니까? 다른 남자들도 사귄다는 말입니까?"

"그럴 리가요."

그가 언짢다는 듯이 이맛살을 찌푸리며 나를 보았다.

"단지 그들과 커피를 마시면서 웃는다든지 즐거워하는 모습을 보면 웃음을 파는 것 같아서……."

그가 말끝을 흐렸다.

"웃음을 판다니요? 그게 무슨 뜻입니까?"

"웃음을 흘린다는 말이죠."

"웃음을 팔다, 웃음을 흘리다, 그런 말은 보통 헤픈 여자에게 쓰는 말인데요."

"그녀는 그런 여자가 아니라니까요."

그가 다시 언짢은 표정을 지었다.

"다시 물어보겠습니다. 왜 그녀가 다른 남자들에게 잘해 주면 견딜 수가 없습니까?"

"꼭 대답해야 합니까?"

"하고 싶지 않다는 말씀이시네요. 오늘은 여기까지 합시다. 한 가지 짚고 넘어갈 점이 있는데 이 면담은 본인이 원치 않으면 하지 않아도 됩니다. 많은 환자가 기다리고 있습니다. 따라서 다음에 오실지는 본인이 결정하십시오."

내가 잘라 말하자 그가 말없이 고개를 숙이고 나갔다.

일주일 후 그가 다시 왔다. 외래 환자는 많고 그와 차분히 이야기를 나눌 상황이 되지 못했다. 그도 그런 분위기를 눈치챘는지 아니면 지난 한 주 동안 생각을 했는지 이번에는 태도가 무척 공손했다.

"죄송합니다, 교수님. 바쁘신데……."

"아닙니다. 저번에 하다 만 부분부터 시작해 봅시다. 사귄다는 그분이 다른 남자들에게 잘해 주면 견딜 수가 없다고 하셨는데 무엇 때문에 그렇습니까?"

"저에게만 잘해야 하는데 다른 남자들에게도 똑같이 잘해 주니까 화가 납니다."

"그녀를 독점하고 싶다는 말이네요."

"그녀도 저에게 교수님과 똑같은 말을 하더군요."

"독점하고 싶다면 그녀의 남편에게도 화가 나겠네요?"

"화가 나지 않습니다."

"그래요? 이상하군요. 그녀가 가장 많은 시간을 보내는 남자는 그녀 남편이고 그녀가 가장 친절하게 대할 가능성이 큰 남자도 그녀 남편인데, 그런 남편에게는 화가 나지 않는다는 점이 이해되지 않네요."

내 말에 갑자기 그가 멍한 표정을 지었다. 약간 충격을 받은 듯이 보였다. 잠시 후 그가 고개를 끄덕이며 자기 말을 음미하듯이 느릿하게 말했다.

"그러네요. 교수님 말씀을 들어보니 맞네요. 제가 당연히 그녀 남편에게 화가 나야 하는데 정말이지 한 번도 그런 생각을 해보지 않았습니다. 거참 희한하네요."

그는 자신도 이해가 되지 않는다는 듯이 고개를 갸우뚱했다.

"말이 나온 김에 한 가지 더 묻겠습니다. 만약에 그녀와 사귄다는 것이 알려지면 어떻게 될 것 같습니까?"

"그녀가 제 곁을 떠날 것입니다. 저에게 그렇게 말했습니다. 그건 견딜 수가 없습니다."

"또 어떤 일이 일어날 것 같습니까?"

"사람들이 수군거리겠죠. 어쩜 제가 직장을 그만둬야 할지도 모르죠. 그녀도 마찬가지고요."

"또 어떤 일이 일어날 것 같습니까?"

"글쎄요. 또 무슨 일이?"

"그렇다면 질문을 달리해 보겠습니다. 만약에 그녀와 사귄다는 것이 알려진다면 누가 제일 화를 낼 것 같습니까?"

"그녀겠죠."

"그래요? 제 생각에는 그녀의 남편이라고 생각되는데요."

"아! 그럴 수 있겠네요. 그녀 남편이 제일 화가 나겠네요."

"그녀와 사귄다는 것 자체가 그녀 남편을 화나게 하는 행동입니다. 그녀와 사귄다는 것이 알려지면 제일 많이 상처받고 제일 많이 화를 낼 사람은 그녀 남편입니다. 제 말에 동의하십니까?"

"맞습니다."

그는 정말로 동의한다는 듯이 연신 고개를 끄덕였다.

"현재 본인에게 가장 중요한 사람은 본인 외에 그녀와 그녀의 남편입니다. 맞습니까?"

"예."

"그녀와 그녀의 남편은 법적 부부이고 당신은 그녀를 사랑하는 혹은 그녀의 사랑을 원하는 사람입니다. 그런데 그 사랑을 쟁취하는데 가장 큰 장애물은 그녀의 남편입니다. 맞습니까?"

"예."

"그토록 중요한 인물인 그녀의 남편을 평소에 전혀 의식하지 않는다는 것은 그만큼 그녀 남편의 존재를 마음 깊숙이 억누르고 있다는 증거입니다. 인정하실지 모르겠지만."

그는 고개를 숙인 채 대답하지 않았다.

내가 마지막으로 말했다.

"집에 가서 찬찬히 생각해 보십시오. 현재 본인과 그녀와 그녀 남편의 삼각관계가 어린 시절의 나와 어머니와 아버지의 삼각관계와 비슷하지 않은지 한번 생각해 보십시오. 어머니의 사랑을 독차지하려는 나. 그것을 방해하는 아버지. 사귀고 있는 그분이 친절하고 다정다감하고 눈이 예쁘고 피부도 곱고 모든 면에서 자기 이상형이라고 하셨는데 어린아이에게 엄마는 언제나 이상형으로 기억되죠. 시간이 된다면 두세 번 더 이야기를 나누었으면 합니다. 본인이 기억하고 있는 아버지와 어머니에 대한 이야기를 듣고 싶습니다. 그러면 제가 좀 더 도움이 되는 말을 해 줄 수 있을지도 모릅니다."

그는 생각에 잠긴 듯이 아무 말도 하지 않은 채 자리에서 일어났다.

다음 주에 그 남자는 오지 않았다. 어린 시절의 오이디푸스 삼각관계가 반복되고 있다는 내 해석이 성급했기 때문일 수도 있고, 아니면 자기 부모에 대해 이야기 하는 것이 부담스러웠을 수도 있다.

그가 유부녀가 자기 이상형이고 자신의 목숨보다도 더 그녀를 사랑한다고 말했을 때, 나는 프로이트의 말을 떠올리며 그가 어머니에 대한 애정에 고착되어 있을 가능성이 크다고 생각했다.

프로이트는 이렇게 말한다. '소유권을 가진 남자가 있는 여자를 사랑하는 경우는 그 소유권을 갖고 있는 남자에게 적개심을 불러일으키기 위한 것이다. 그런 사랑에 빠지는 남자는 어머니에 대한 애정에 고착되어 있고, 그런 관점에서 보면 소유권을 가

진 남자는 아버지가 된다.'

어쩌면 이 남자가 유부녀를 사랑하는 심리 이면에는 자신이 아버지로부터 어머니(그녀)를 구원해야 한다는 구원환상도 있을지 모른다. 그러나 내가 외래진료 시간을 통해 얻은 정보의 조각들이 너무 적었기 때문에 그런 추론을 진행하기에는 무리였다. 좀 더 많은 시간 면담을 할 수 있었으면 좋으련만. 그러나 어쩌랴. 하루에 많은 환자를 보아야 하는 상황에서 내가 할 수 있는 최선은 여기까지다.

제가 눈을 감을 수가 없습니다

"우리 애가 낫는 것을 보지 못한다면 제가 눈을 감을 수 없을 것 같습니다." 조현병을 앓고 있는 50대 아들을 둔 80대 어머니가 나에게 말한다.

"좋아질 겁니다. 모친의 정성이 그토록 지극한데 하늘도 알아줄 겁니다." 내가 위로했다.

"요즘은 하루하루가 다릅니다. 언제 죽을지도 모르겠고 교수님만 믿습니다. 저는 오직 교수님만 믿습니다."

"알겠습니다. 최선을 다해 보겠습니다. 모친 건강부터 챙기십시오."

"나야 살 만큼 살았는데 자꾸만 애가 눈에 밟혀서."

아들을 바라보는 어머니의 눈가에 눈물이 맺힌다. 묵묵히 옆에 앉아 있는 환자는 나무토막처럼 아무 표정이 없다.

모친은 아들의 병이 낫지 않아서 눈을 감을 수 없다고 말한다. 그렇다면 모친은 알까? 자신의 생명을 연장시켜 주는 것이 아들의 병이라는 것을. 그것이 욕망의 핵심이라는 것을.

욕망은 결핍에서 생겨나고 결핍이 충족되는 순간 욕망은 사라진다는 것을. 그렇기에 욕망을 유지하기 위해서는 욕망이 충족되어서는 안 된다는 아이러니를, 모친은 알까? 욕망은 오직 불충족의 욕망일 뿐이다.

위선의 도덕

 진료실 밖에서 외래 간호사가 여자 이름을 부르는 소리가 들린다. 곧 40대 초반으로 보이는 여자가 남자와 함께 진료실에 들어온다. 남자에게 관계를 물으니 남편이라고 한다.

 내가 여자를 보고 어떤 어려움 때문에 왔는지 묻자 여자가 대답하지 않고 잠시 머뭇거린다. 그러더니 사실은 자기 문제가 아니고 남편 때문에 왔다고 한다. 남편의 문제가 무엇인지 묻자 이번에는 남자가 말한다.

 "어디 말할 데도 없고, 제가 문제인가 싶기도 하면서 아닌 것 같기도 하고. 그래서 일부러 먼 곳을 찾아왔습니다. 부산은 처가 있는 곳이라서······."

 남자가 말끝을 흐린다. 컴퓨터를 보니 주소지가 부산에서 먼 지역이다.

 "제가 말하는 이야기는 기록하지 않았으면 합니다."

 남자가 덧붙인다.

 "그렇게 하죠. 남편의 문제를 부인의 진료 기록지에 적는 것도 이상하니까요. 아무 말도 안 적을 수는 없으니까 핵심 단어 몇 자는 적어 두어도 되겠습니까?"

남자는 고개를 끄덕였고 곧 이야기하기 시작한다.

남자는 고위 공무원이다. 국내에서 최고 대학을 졸업하였고 재학 중에 행정 고시에 합격하여 군대를 마치자마자 곧바로 공무원 생활을 시작했다. 그는 해당 부서에서 두각을 나타내며 승진에 승진을 거듭했다.

그런데 어느 날 정치인 출신이 그 부서의 장으로 오면서 문제가 발생했다. 정치인 출신의 상사는 언론에 노출되는 것을 좋아했고 그래서 실현 가능성이나 공익성 있는 사업보다는 대중의 관심을 끄는 행사나 기획에 더 많은 관심을 보였다. 당연히 모든 일은 단발성으로 진행되었고 중장기 계획은 의미가 없게 되었다.

이 남자가 보기에는 자기 상사가 추진하는 일이 세금만 낭비하고 굳이 할 필요가 없는 것 같았다. 그렇지만 공무원이 살아남으려면 영혼이 없어야 한다는 말을 귀에 못이 박히도록 들었기에 가능한 한 예스맨으로 처신하면서 상사와의 충돌을 피했다.

그렇게 지내면서 점차 이 남자는 자기 일에 회의를 느끼게 되었다. 의욕이 없어졌고 그냥 상사가 지시하는 대로, 시키는 대로 일을 처리했다. 당연히 그런 자신이 초라하게 생각되기 시작했다.

그러던 어느 날, 그는 직장 동료들과 술을 마시다가 자연스럽게 자기 마음을 한탄조로 내뱉었다.

'괜히 공무원이 되었다.' '행정 고시 친 것을 후회한다.' '차라리 다른 길을 갔더라면 좋았을 것이다.'

이런 말은 힘들 때 누구나 할 수 있는 흔한 말이다. 그런데 며칠 후 상사가 남자를 불러 왜 자기를 비난했는지 정색하며 물었다. 남자는 어리둥절해서 무슨 말이냐고 되물었다. 그러자 상사가 빈정대듯이 이렇게 말했다고 한다.

"술자리에서 한 말이 기억나지 않는 모양이지요? (이름도 없는 지방대학 출신이 상사가 되는 이런 현실에서) 괜히 공무원이 되었다. (내가 이런 사람 밑에서 일하려고) 행정 고시를 쳤는지 (정말) 후회가 된다. 차라리 (사표를 내고 지금이라도) 다른 길로 갈까 고민 중이다."

남자는 아연실색했다. 자신은 결코 그런 말을 한 적이 없고 단지 푸념을 늘어놓은 것뿐이라고 했다. 물론 상사는 남자의 말을 믿지 않았다.

그리고 얼마 후 인사이동에서 남자는 한직 부서로 발령이 났다. 그는 심한 허무감을 느꼈다. 자신이 동료들과 술 마시면서 한 말과 상사가 자신에게 한 말은 전혀 다른 말이었다.

그러나 괄호 안에 든 말만 더하면 남자는 상사에게 해서는 안 되는 말을 한 것이다. 그 부서장에게 남자의 말을 전한 동료는 남자가 했던 말을 전한 것이 아니라 자기가 상사에게 하고 싶었던 말을 한 것이다.

그 이후로 삶에 대한 의욕을 잃었고 사람들을 신뢰하기 어렵게 되었다고 한다. 그러면서 어떻게 하면 좋을지 물었다.

"자신이 어떤 삶을 살고 싶은지에 따라 대처 방법은 다를 수 있습니다. 본인은 어떤 삶을 원하십니까? 그러니까 힘들더라도 노력해서 공무원으로서는 최고의 위치까지 올라가기를 원하십니까? 아니면 지위보다는 편안한 삶을 원하십니까? 본인은 어느 쪽입니까?"

내가 물었다. 그는 즉시 대답하지 못했다.

"그렇다면 다른 식으로 물어보겠습니다. 본인 생각에 자신이 경쟁적이라고 생각합니까? 지고는 못 사는 성격입니까? 일하는 걸 좋아하는 성격입니까?"

이번에도 그는 머뭇거렸다. 내가 그의 아내를 바라보았다. 아내가 말했다.

"남편은 일 자체를 좋아해요. 그리고 제가 보기엔 경쟁적이에요. 성취를 중요시해요."

"알겠습니다. 함께 사는 부인의 생각이 그러하다면 아마 맞을 겁니다. 본인의 성격이 경쟁적이고 성취 지향적이라면 이 상황에서 제일 중요한 건 살아남는 것입니다. 그게 핵심입니다. 만약 그런 성격이 아니라면 버리는 것이 제일 중요합니다. 지위나 인정받기를 포기하는 것이지요. 성격에 따라 어떻게 하면 좋은지가 아주 다릅니다.

제가 생각하기에 ○○씨에게는 살아남는 게 중요해 보입니다. 그렇다면 어떻게 살아남느냐? 그 방법은 위선입니다. ○○씨는 아주 능력 있는 분입니다. ○○씨와 같은 정도의 능력을 갖지 못한 사람들과 어울려서 살아가려면, 질시 속에서 죽지 않고 살아남으려면 위선이 최고의 방편입니다.

매사에 위선을 취하면 그나마 어울려서 살아갈 수 있지만 그렇지 않으면 살아남기 힘들 것입니다. 시기와 질투로 하루하루 생활하기가 무척 힘들 것입니다. 이번 일도 ○○씨가 너무 잘 나가기 때문에 주위 사람들이 질투해서 일어난 일입니다.

그러니 위선을 배우시기 바랍니다. 위선적 겸손과 위선적 미소, 위선적 정직과 위선적 따뜻함을 배우시기 바랍니다. 지금 ○○씨에게 가장 필요한 삶의 기술은 위선일 것 같습니다."

"교수님 말씀은 뜻밖입니다. 아내가 하도 오자고 해서 오기는 했지만, 솔직히 틀림없이 약 먹으라고 할 줄 알았습니다. 그런데 위선을 배우라고 하니 정말 뜻밖입니다." 그가 말했다.

"저는 약을 고집하지 않습니다. 제가 보기에 약 먹을 필요는 없습니다. 부서장은 언제라도 바뀔 수 있습니다. 사표를 내거나 하는 어리석은 행동은 하지 않기를 바랍니다. 위선적인 사회에서 위선적인 인간들과 어울려 지내려면 위선의 도덕이 필요합니다."

"알겠습니다. 교수님 말씀을 곰곰이 생각해 보겠습니다."

82세 남편과 53세 아내 이야기

　외래를 찾아오는 부부 중에 나이 차이가 20살 이상 나는 부부들이 있다. 내가 직접 나이를 묻지 않아서 그런 사실은 우연히 알게 된다. 가령, 부인이 남편에 대해 불만을 토로하다가 혹은 그 반대 경우에 자연스럽게 배우자의 나이를 알게 되는 것이다.

　외래에서 만난 사람 중에 이런 부부는 대략 10쌍 정도 되는데, 그중 한 부부만 제외하고는 모두 남자가 여자보다 나이가 많다.

　여자가 남자보다 나이가 많은 부부의 경우에는 처음 그 여자가 남편과 같이 진료실을 찾았을 때 남편을 아들로 착각하는 실수를 했다. 그때 여자 나이가 55살이고 남편 나이가 30살이었으니 착각할 만도 했다. 두 사람 사이에 무슨 사연이 있는 것 같았지만 굳이 묻지 않았다.

　병과 직접적인 연관성이 없으면 나이나 직업을 묻지 않는 것이 내 진료 원칙 중의 하나이기 때문이다.

　잠을 잘 자지 못할 때는 수면 주기 때문에 직업을 물어보기도 하지만 구체적으로 물어보지는 않는다. 회사에서 일 때문에 스트레스를 받는다고 하면 어떤 점에서 스트레스를 받는지 물어보지만 무슨 일을 하는지 구체적으로 묻지는 않는다.

성적 취향도 마찬가지다. 본인이 동성애 때문에 생활하는 데 문제가 많다고 먼저 말을 꺼내면 개입하지만 그렇지 않으면 다루지 않는다. 가능한 한 병과 연관 없는 개인의 사생활에 대해서는 개입하지 않는다.

오늘은 82세 남자와 53세 여자 이야기를 하려고 한다. 남편의 나이가 아내보다 최소 20살 이상 차이 날 때는, 남자는 거의 대부분 재혼이다. 반면 여자는 초혼이 많다. 특징적인 것은 남자가 경제력이 있다는 점이다. 대부분은 남자가 한창 활동할 나이인 50대에 20대 후반의 여자를 만나 결혼한다.

두 사람이 처음 만날 때 여자가 남자가 운영하는 회사의 비서였던 경우도 있고 경리도 있으며 아니면 교회에서 만난 경우도 있다. 이때 남자는 경제적으로 안정적인 상태이고 여자는 자신이 일해서 가난한 집안을 부양해야 하는 처지에 놓여 있을 때가 많다.

내가 이야기하려는 82세 남자도 자신이 55세 될 때 자기 회사에서 경리로 일하는 26세 여자와 결혼했다. 남자는 40대 때 아내를 병으로 잃었고 자식은 2남을 두었다. 여자는 집안이 몹시 가난한 상태로 2남 6녀 중 장녀였다.

여자는 가난 때문에 대학을 못 갔지만 당시 지역에서 제일 좋은 여상을 나왔다는 것은 머리가 좋다는 증거였다. 자신이 일하는 회사의 50대 사장이 자신에게 결혼을 제안했을 때 여자는 마음속으로 아주 기뻤다고 했다. 주위에서는 돈에 팔려 가니 뭐하니 말이 많았지만 그건 질투에 불과하다고 생각했다고 한다.

　가난을 겪어 본 사람은 가난의 고통이 얼마나 심한지 아는 법이다. 여자의 판단은 정확했다. 결혼 후 여자는 남편을 하늘처럼 모시며 살았다. 남편의 건강을 생각해서 늘 몸에 좋은 식단을 짜서 식사를 준비했고 매사를 남편이 하자는 대로 했다.

　한 가지 아쉬운 점은 자신의 아이를 낳지 않은 것이었는데 그건 남편이 결혼할 때 아이는 더 이상 낳지 않겠다고 말했고 여자도 그 점에 동의했기 때문이다. 자신이 낳지 않았지만, 남편에게는 두 명의 아들이 있었고 둘 다 외국에서 학교를 다녔기 때문에 서로 부딪힐 일은 없었다.

　나이가 좀 많아도 돈 많은 남편과 결혼하자 여자 집안은 많은 것이 해결되었다. 남동생 두 명은 남편 회사에 취직하였고 여동생 다섯 명도 남편이 신경을 써서 결혼시켰다. 여자의 부모는 사위가 그저 고마울 따름이었다. 여자도 그런 남편이 눈물나게 고마웠다. 그런 결혼 생활이 25년 넘게 지속되었다. 여자도 행복했고 남자도 행복했다.

　남자는 70세 되던 해에 회사를 두 아들에게 완전히 물려주고 은퇴했다. 건강에 큰 문제가 있는 것은 아니고 나이 들면 앓게 되는 당뇨병과 고혈압 정도였지만 회사를 이끌어가기에는 힘에 부쳤다. 그런데 1년 전부터 남편 마음에 조금씩 걱정이 스며들기 시작했다. 남편이 보기에 아내가 너무 건강해 보이는 것이다.

　남편인 82세 남자가 말한다.
　"내가 보기에 아내가 너무 건강해 보여서 그게……."

남자는 말끝을 흐렸다.

"부인이 너무 건강해서 마음에 걸리는 것이 있습니까?"

"마음에 걸리기는 무슨······."

남자가 부인한다.

"부인이 너무 건강해 보여서 어떤 점이 걱정됩니까?"

"걱정되는 점은 아무것도 없어. 이 나이에 뭘 더 바라겠어."

"어르신 본인의 건강이 걱정됩니까?"

"건강이야 걱정되지. 하지만 이 나이가 되면 다 힘을 잃지. 그게 자연의 이치지."

"좋은 말씀입니다. 그러면 부인에 대해 어떤 점이 걱정됩니까? 어떤 말을 해도 화를 안 내시겠다면 제가 추측해 보겠습니다. 괜찮겠습니까?"

"무슨 말이든지 다 해 보소. 이 나이에 무슨 말을 듣는다고 마음이 상하겠소."

"혹시 부인이 다른 남자와 바람이 날까 두렵습니까?"

"듣고 보니 교수 양반 말이 심하네. 집사람은 전혀 그런 사람이 아니야. 집사람을 몰라도 너무 몰라."

"죄송합니다. 그런 추측을 해 보았습니다. 부인이 전혀 그런 사람이 아니라는 걸 저도 알고 있습니다. 죄송합니다."

"괜찮소. 말이 심하지만 꼭 틀린 말은 아니고. 그 이야기는 그만하고, 잠이 오지 않으니 약이나 지어주게."

"그렇게 하겠습니다. 어르신."

부인인 53세 여자가 말한다.

"남편이 매사 참견하고 잠시라도 자기 곁에 없으면 화를 냅니다. 친구들을 만나도 일찍 들어와야 하고 제가 술이라도 한잔하고 오는 날이면 난리가 납니다. 술이라고 해 봐야 맥주 한 잔 정도인데. 남편 얼굴 보는 게 무섭고 두렵습니다. 그래서 자꾸만 피하게 됩니다."

"자주 남편 곁을 비우시나요?"

"아닙니다. 일주일에 한두 번 정도 친구들과 만나서 골프를 치거나 수다를 떨지요. 남편은 제가 친구들과 어울리는 것을 싫어합니다. 친구에게 전화 오는 것도 싫어합니다. 친구와 전화하면서 제가 웃으면 화를 냅니다. 도대체 누구와 전화하기에 그렇게 웃냐고, 뭐가 그렇게나 좋냐고 화를 냅니다. 그래서 집에서는 늘 침울한 표정으로 남편 곁에 있게 됩니다. 그러면 남편은 누가 죽었냐며 또 시비를 겁니다. 그래서 자꾸만 피하게 됩니다."

"알겠습니다."

"제가 어떻게 하면 될까요? 교수님. 어떻게 처신해야 남편의 마음을 편하게 할 수 있을까요?"

"제 생각에는 남편분에게 얼마나 고마움을 느끼는지 틈날 때마다 말씀해 보십시오. '당신 때문에 나는 행복했고 내 동생들도 행복했고 내 부모도 행복했다. 당신은 내 삶의 은인이다. 나는 영원히 당신을 사랑한다'라고 말해 보십시오. 그리고 지난 일들을 회상하면서 구체적으로 고마움을 말씀해 보십시오. 남편분이 이러이러했을 때 그것이 얼마나 고마웠는지 구체적으로 말씀하십시오.

제가 보기에 남편분에게 필요한 것은 부인이 자신을 사랑한다는 확신인 것 같습니다. 남편의 손을 잡고 매일 그렇게 말씀해 보십시오. 남편이 좋아하는 음식을 준비해서 같이 먹으면서 지난날들을 이야기해 보십시오. 남편 덕분에 부인이 잘 살아온 것은 사실이지 않습니까? 처음 결혼할 때의 초심으로 돌아가 보십시오. 그렇게 하면 남편 마음도 풀릴 것입니다. 그래도 안 되면 한번 병원에 모시고 오십시오."

그 부부를 보니 한때는 많은 암사자를 거느리고 초원을 지배하던 수사자가, 나이 들어 이빨 빠진 수사자가 되어 꾸벅꾸벅 졸고 있는 장면이 떠올랐다.

아무리 부부 금실이 좋아도 나이가 들면 때로는 흔들리는 법이다. 더구나 나이 차이로 인해 성性 에너지 차이가 너무 많이 날 때는 더욱 그러하다.

당신과 괜히 결혼했다

 부부 사이에 해서는 안 되는 말이 있다. 배우자의 가슴을 찌르는 말은 많겠지만 결혼 그 자체를 부정하는 말은 부부 관계에 치명상을 입힌다. 이 말이 얼마나 위험한 말인지는 오랜 세월이 흘러도 기억된다는 것에서 알 수 있다.

 한 60대 여자가 말한다.
 "남편은 제게 잘합니다. 그런데도 제가 남편에게 용서가 안 되는 것이 딱 하나 있습니다. 25살에 결혼하여 40여 년을 함께 살아왔는데도 그 말만은 용서가 안 됩니다."
 "무슨 말입니까?"
 "당신과 괜히 결혼했다는 말입니다."
 "남편이 언제 그 말을 했습니까?"
 "결혼 초일 겁니다."
 "그렇게 많은 시간이 흘렀는데도 그 말이 용서가 안 되는 걸 보니 그때 충격을 많이 받은 모양입니다."
 "예. 충격을 많이 받았습니다. 저도 모르게 온몸이 떨릴 정도였으니까요. 그 이후로 아무리 잊으려고 해도, 남편 때문에 화가 나면 그 말부터 생각이 납니다. 그 말이 제 머리에 콕 박혀 있습니다."

"남편이 자주 그 말을 했습니까?"

"제 기억으로는 딱 한 번 했습니다. 부부 싸움을 했는데 지금도 그때가 생생합니다."

"남편에게 그것에 대해 말해 본 적이 있습니까?"

"있지요. 남편은 미안하다고 하면서도, 자신이 그런 말을 했는지 솔직히 기억이 잘 나지 않는다고 했어요."

"그렇군요. 그런데 40여 년이나 지났는데도 〈당신과 괜히 결혼했다〉는 말이 왜 그토록 부인에게 깊은 상처로 남아 있는지 잘 모르겠습니다. 그것도 결혼 초에 남편이 딱 한 번 말했다는데 왜 아직도 그 말이 그토록 용서가 안 되는지 잘 모르겠습니다."

"교수님도 제 말을 믿지 못하시는군요."

여자가 섭섭하다는 표정으로 나를 본다.

"당치도 않는 말씀입니다. 저는 부인 말을 믿습니다. 단지 그 이유가 궁금하다는 것입니다. 그 말과 연관되어 기억나는 또 다른 일은 없습니까?"

"없어요."

그날 대화는 그렇게 끝났다.

그리고 몇 개월이 지났다. 오늘 그 여자가 자리에 앉자 내 눈치를 살피더니 조심스럽게 말을 꺼낸다.

"이런 말을 해야 할지 모르겠지만 아무래도 말씀드리는 게 나을 듯싶어서요."

"무슨 말인데요?"

"오래전에 교수님께 남편으로부터 그 말을 들은 게 지금도 상처가 된다는 말을 한 적이 있습니다. 혹시 기억하시나요?"

"그게……. 죄송합니다. 지금 진료 기록지를 찾아보면 알 수 있습니다."

내가 미안해하면서 동시에 손으로 마우스를 움직여 가며 이전 기록지를 검색했다.

"괜찮아요. 환자가 많다 보니 그걸 기억하고 있는 게 오히려 이상하죠."

"아, 여기 있군요. 〈당신과 괜히 결혼했다.〉 이 말인가요?"

"예, 맞습니다."

순간 여자가 환한 표정을 짓는다.

"이 말도 적혀 있군요. 40여 년이나 지난 일. 남편으로부터 딱 한 번 들었다고 함. 남편은 그런 말을 한 기억조차 못 함. 그 말이 왜 그렇게 깊은 상처를 줄까? 다른 숨겨진 상처를 건드린 것은 아닐까?"

"그랬군요. 교수님 말씀이 맞아요. 그게 어떻게 되었냐 하면……."

그녀가 이야기하기 시작했다.

얼마 전에 멀리 떨어져 사는 여동생을 만났다. 서로 사는 게 힘들고 거리도 멀어서 아주 드물게, 몇 년에 한 번 정도 겨우 만난다. 이번에는 일이 있어 여동생이 그녀 집에 왔는데 같이 하룻밤을 자면서 이런저런 이야기를 나누었다.

동생에게 "남편이 모든 면에서 잘해 주는데 딱 한 가지 서운

한 게 있다. 그게 〈당신과 괜히 결혼했다〉라는 말이다. 남편이 딱 한 번 그 말을 했는데 40여 년이나 지났는데도 그 말이 왜 그렇게 가슴에 상처로 남아 있는지 모르겠다"라고 말했다.

그러자 동생이 "언니야, 그 말은 죽은 엄마 18번 아니가? 엄마가 입에 달고 산 말 아니가! 기억 안 나나? 아버지가 맨날 술 마시고 행패 부리고 엄마 때릴 때 엄마가 늘 우리 보고 말했잖아. 우리 보고 산다고. 우리가 아니면 벌써 집 나갔다고. 너거 애비와 괜히 결혼했다고. 나는 생생하게 기억하고 있는데"라고 말하더란다.

동생으로부터 그 말을 듣는 순간 그녀는 전율을 느꼈다고 한다. 남편에게 그 말을 들었을 때처럼 온몸이 떨렸다고 한다. 그러면서 어릴 때 아버지가 엄마를 때리면, 온몸을 떨면서 그 장면을 숨어서 지켜보던 어린 자기 모습이 떠올랐다고 한다.

억압된 기억은 되돌아온다. 그게 언제일지 모르지만 반드시 상처로, 증상으로 되돌아온다. 그게 무의식의 힘이다.

유죄판결

한 50대 남성이 진료실을 찾아왔다. 컴퓨터 화면에는 안과와 신경과로부터의 협진 요청과 진료 결과가 적혀 있었다.

〈아무 이유 없이 갑자기 양쪽 눈이 좌우로 돌아가지 않습니다. 양안 검사를 하였으나 이상이 없어 정신과로 의뢰합니다.〉
〈필요한 신경학적 검사를 하였으나 안구 신경에는 문제가 없어 심리적 원인으로 생각되어 정신과로 의뢰합니다.〉

"어떤 점이 불편하신지요?"
내가 묻자 그는 정신과로 의뢰된 점이 마땅찮은 듯 입을 삐쭉 내밀며 볼멘소리로 대답했다.
"정신적으로 불편한 점은 없습니다. 정신과로 가보라고 해서 왔습니다."
"정신과에 가라 해서 마음이 상한 모양입니다. 안과나 신경과에서 눈에 이상 소견을 발견할 수 없어 심리적인 문제일 수 있겠다고 판단한 모양입니다. 원인을 밝혀 도와드리려고 한 것으로 생각하십시오."

그의 마음을 달래면서 면담을 시작했다. 2주 전에 갑자기 눈이 돌아가지 않아서 놀래서 병원에 왔고 특별한 일은 없었다고 한다. 그런 증상 때문에 일하는데 지장이 있는지 묻자, 자신은 자영업을 하고 있기 때문에 큰 어려움은 없다고 했다. 면담을 해도 특별한 점을 발견할 수가 없어 심리 검사를 하고 그 결과를 본 후에 어떻게 할 것인지 의논하자고 했더니 그가 단박에 거절했다. 굳이 심리 검사를 할 것까지는 없고 그냥 약이나 있으면 일주일치 달라고 했다.

일주일 뒤 그가 다시 찾아왔다. 이전보다 많이 좋아졌다며 다시 약 처방을 원했다. 불안 치료제 한 알을 쓴 것뿐인데 증상이 좋아졌다면 심리적인 이유 때문일 가능성이 크다는 판단이 들었다. 심리적인 이유로 운동 기관의 마비나 감각 기관에 이상이 오는 경우를 〈전환장애〉라고 하는데 그에게 그 진단명을 붙이는 것이 가능할 것 같았다. 그래서 그 병에 관해 설명했다.

"어떤 남자가 그럴만한 신체적인 병이 없는데도 갑자기 팔이 마비가 되었습니다. 나중에 파악해 보니 부부 싸움을 하다가 순간적으로 아내 목을 조르고 싶다는 충동이 일어났는데 그 순간에 팔에 힘이 빠지면서 마비가 온 것입니다. 무의식은 아내를 죽이고 싶지만, 의식은 그렇게 해서는 안 된다는 생각이 서로 충돌하여 타협한 것입니다. 아내를 죽이고 싶지만 내 팔이 마비되어 그렇게 하지 못하니 어쩔 수 없다는 것이죠. 그 정도로 우리의 무의식은 의식에 영향을 많이 줍니다."

그는 묵묵히 내 이야기를 듣고만 있었다.

"현재 불편하신 점이 양쪽 눈이 좌우로 돌아가지 않는다고 하셨는데 어떤 상황에서 그 증상이 제일 처음 발생했고 그때 어떤 생각을 하고 있었는지 조금 자세히 말씀해 주실 수 있을까요?"

"별 그런 상황도 없었어요. 별생각도 하지 않았고요. 그냥 여신도가 평소와 달리 예쁜 옷을 입고 와서 흘깃 보면서 예쁘다고 생각했습니다."

"여신도라뇨? 성직자인가요?"

내 질문에 그는 당황했는지 대답 없이 시선을 피했다.

좀 전에 그는 자신의 직업을 자영업이라고 말했었다. 어색한 침묵이 흘렀다. 그가 말하고 싶지 않다면 굳이 더 물어볼 이유는 없었다. 의사는 환자를 도와주기 위해 질문하는 것이지 추궁하려고 하는 것이 아니다. 그는 장기간의 약 처방을 요구했고 나는 말없이 그의 요구에 따랐다. 4주 후 예약된 날짜에 그는 오지 않았다.

이 남자는 왜 이런 증상을 보일까? 나는 증상이 발생한 상황이 여신도가 평소와 달리 예쁜 옷을 입고 왔다는 사실에 주목했다. 그리고 〈흘깃 보다〉라는 단어가 실마리가 될지도 모른다고 생각했다. 그는 여신도를 흘깃 곁눈질해 보는 순간 어떤 금지된 생각을 떠올렸을 가능성이 있고, 그 순간 그 욕망을 억눌러야 한다는 의식적인 마음과 다시 흘깃 보고 싶은 무의식이 충돌하지 않았겠나 하고 추측했다.

프로이트는 심리적인 이유로 시력을 상실한 히스테리성 실명 환자에게 〈유죄판결〉이라는 표현을 사용한다. 무의식적으로 여자의 발가벗은 몸을 보거나 성적 장면을 보려고 하는 충동이 일어날 때, 의식이 눈에게 '너는 죄를 지었다'라고 유죄판결을 내리는 것이다.

'너는 사악한 감각적 쾌락을 위해 눈을 오용하려 했으니 더 이상 아무것도 보지 못하는 것은 마땅하다.' 이게 유죄판결이다. 네가 사악한 것을 보려고 했으니 그 벌로 실명을 당하는 것은 당연하다는 것이다.

의식과 무의식이 분열되면서 의식의 차원에서는 유죄판결을 받아 못 보지만, 무의식의 차원에서는 관음증적 충동에 사로잡혀 보고 있는 것이다. 히스테리성 실명 환자는 오히려 상상적으로 더 많은 것을 관음증적으로 보고 있다.

고디바 왕비와 피핑 톰Peeping Tom 이야기도 마찬가지다. 마을 사람들중에서 유일하게 혼자 창문 틈으로 왕비의 벗은 몸을 훔쳐본 톰이 실명된 이유도, 무의식적 죄의식에 의해 톰의 의식이 자기 눈에게 유죄판결을 내렸기 때문이다.

성폭행하려다 손에 히스테리성 마비가 일어난 경우에도 의식이 손에게 이런 유죄판결을 내렸다고 생각하면 된다. '너는 사악한 감각적 쾌락을 위해 손을 오용하려 했으니 손이 마비되는 것은 마땅하다.'

무의식이 의식에 미치는 영향을 의식이 이해하기에는 역부족이다.

부모는 가장 어려운 자녀의 행복만큼 행복하다

외래를 방문하는 70대 노부부가 있다. 두 분은 금실 좋고 건강하고 멋쟁이시다. 노란 모자에 감청색 나비넥타이를 맨 영감님도, 화려한 분홍색 스카프를 두른 할머니도 멋져 보인다.

요즘에야 드는 생각이지만 나이가 있을수록 화려한 색의 옷이 어울리는 것 같다. 젊음의 색이 퇴색되면 인공적으로라도 덧칠을 해야 하는 모양이다.

영감님은 금융계 고위직을 지낸 덕에 경제적으로 풍요롭다. 자녀가 4남 3녀인데 한 명만 빼고 모두 사회적으로 성공했다.

아무 걱정 없어 보이는 노부부에게도 고민은 있다. 아들 한 명이 조현병을 오래 앓고 있는 것이다. 나를 알게 된 연유도 서울에서 치료받다가 추천받아 방문하게 되었다.

"두 분은 참 행복해 보입니다. 자식들도 훌륭하고 두 분도 건강하시고 복이 많으십니다."

나는 진심을 담아 말했다. 그러나 내 말이 끝나기도 전에 영감님이 손사래를 친다.

"행복하기는 무슨, 우리만큼 불행한 사람도 없지요."

옆에서 할머니도 고개를 끄덕인다.

"무슨 말씀을 그렇게 하십니까? 자식 복도 있고 부부 복도 있고 걱정거리라고는 없어 보이는데 불행하다니요?"

내가 동의할 수 없다는 듯 말하자 영감님이 정색하면서 말을 잇는다.

"교수 양반도 알다시피 병을 앓고 있는 우리 애 말이오. 그 애를 생각하면 우리가 어찌 행복할 수가 있겠소. 아침에 눈을 뜨나 저녁에 자려고 누우나 우리 애가 생각나오. 우리 애가 웃으면 그날은 기쁘고 행복하지만, 우리 애가 안 좋은 행동이라도 하면 그날은 지옥이 따로 없지요. 우리가 죽고 나면 누가 우리 애를 돌봐 줄 것인지 그 생각만 하면 가슴이 답답해서 숨을 쉴 수가 없소. 우리 애를 생각하면 우리 눈에 눈물이 마를 날이 없소. 다 우리 업보라 생각하오."

노부부에게 우리 애는 오직 한 명뿐이다. 사회적으로 성공해서 잘 살고 있는 다른 자녀들은 노부부에게는 우리 애가 아니다. 조현병을 앓고 있는 그 아들만이 마음속에 살아 숨 쉬는 현실의 우리 애다. 노부부가 느끼는 행복은 조현병을 앓고 있는 아들이 느끼는 행복의 양과 일치하는 것 같았다.

노부부에겐 병에 걸린 아들을 위해 부모로서 해 줄 것이 없다는 사실이 괴로울 뿐이다. 참고 기다려야 한다는 것, 사막을 걸어가는 낙타의 심정으로 하루하루를 살아가야 한다는 사실이 고통스러운 것이다. 고통도 시간이 지나가면 해결된다고 위로해 보지만 막연하고 모호하고 불확실한 사막과 같은 미래를 생각하면 그냥 힘이 빠질 뿐이다.

영감님은 다시 마음의 고통을 호소한다.

"겉으로 보기에는 우리가 멀쩡해 보여도 속은 바싹 타서 아무것도 없이 텅 비어있소. 다른 자식들이 행복할수록 우리는 더욱더 이 애에게 매달리게 되고. 보면 볼수록 불쌍하고 안타깝고······."

노부부의 눈에는 결국 눈물이 고인다.

사람이 느끼는 감정의 폭과 깊이가 모두 똑같은 것은 아니다. 어른이 된다고 해서 누구나 다 인간이 느낄 수 있는 감정을 모두 이해할 수 있는 것은 아니다. 결혼하고 자녀를 낳아 길러 보지 않으면 경험할 수 없는 감정도 있다.

잘사는 자녀도 있고 못사는 자녀도 있을 것이다. 건강한 자녀도 있고 병을 앓는 자녀도 있을 것이다. 남매와 형제들 간의 미묘한 경쟁과 질투를 경험하면서, 그들 간의 사회적 경제적 차이로 인한 다름을 지켜보면서, 건강한 자녀와 병든 자녀 간의 비교되는 삶을 받아들이면서 비로소 부모가 되는 것이다.

두 명 중 한 명이 아무리 행복해도 나머지 한 명이 불행하면 그 부모는 불행하다고 느낀다.

부모의 마음은 여러 자녀의 행복과 불행이 합쳐져 중화되지 않는다. 부모는 그렇다. 부모는 가장 어려운 자녀의 행복만큼 행복하다.

79세 할아버지와 81세 할머니 이야기

 어느 해 겨울날, 아들 두 명과 딸 세 명 그리고 할아버지를 대동한 채 한 할머니가 불면 증상으로 진료실을 방문했다. 할머니 연세가 73세 되던 해였다. 그 이후 할머니는 늘 할아버지와 함께 외래를 방문하였는데 두 분이 손잡고 들어오는 모습이 꼭 사랑에 빠진 소년 소녀 같아 보기가 참 좋았다.

 외래로 오면 할머니는 지난 한 달 동안 있었던 이야기를 늘어놓고 할아버지는 그런 할머니의 모습을 사랑스럽다는 듯 지긋이 바라보곤 했다.

 3년 전부터는 할머니의 지병인 관절염이 악화되어 할아버지 혼자서 매달 한 번씩 병원을 찾아왔다. 할아버지는 늘 그렇듯 잔잔한 음성으로 할머니에 관한 이야기를 전하고는 나에게 고마움을 표하고 자리에서 일어나곤 했다.

 오랫동안 할아버지를 만나다 보니 자연스레 할머니와의 사랑 이야기를 듣게 되었는데, 그 이야기를 할 때 할아버지는 너무나도 즐거워하셔서 언제나 이야기를 중간에 끊기 힘들 정도였다.

 할아버지가 할머니 약을 타러 오기보다는 지난 사랑의 이야기를 하기 위해 오는 게 아닌가 하는 의심이 들 정도로 할아버지는 자신의 이야기에 열중했다. 지금부터의 이야기는 내가 진료실에서 두 분을 만나고 헤어진 그 기나긴 날들에 대한 기록이다.

79세 할아버지와 81세 할머니는 경남 어느 시골에서 태어났다. 두 분 집안은 서로 20리 정도 떨어져 있었는데 양쪽 모두 넉넉하지는 못했지만 따뜻하고 정이 많은 가족이었다.

저쪽 마을에 참한 색시가 있다는 소문에 농사짓던 17세 할아버지가 용기를 내어 색시를 보러 갔다. 할아버지는 첫눈에 할머니가 마음에 들었다. 요즘 말로 〈너는 내 운명이다〉였다. 할머니도 키가 훤칠한 할아버지가 싫지 않았다. 그러나 좋다는 표현은 하지 않았다. 여자는 서방님 외에는 어떤 남자에게도 마음을 드러내서는 안 된다는 말을 어머니로부터 수도 없이 들었기 때문이었다.

소설의 한 장면처럼 보름달이 두둥실 뜬 어느 날 밤, 두 사람은 다른 사람의 눈을 피해 서로의 사랑을 확인하고 결혼을 약속했다.

할아버지 나이 19세 되던 해, 용기를 내어 부모님께 결혼 이야기를 꺼냈다. 그러자 할아버지가 어릴 때 양가 부모끼리 혼인을 약조한 색시가 있어 다른 여자와의 결혼은 불가하다는 대답을 들었다. 할아버지는 마음이 아파 오기 시작했다. 몸이 아프고 의욕이 없고 자꾸 농약에 눈길이 가는 자신을 발견했다.

어느 날 할아버지는 굳은 결심을 했다. 죽을 때 죽더라도 할머니 얼굴을 보고 죽자. 용기를 내어 할아버지는 할머니를 찾아

갔다.

"한 가지만 기억해 줘요. 오늘이 삼월 초이레니까 삼월 보름날 자시 경에 당산나무 아래에서 만납시다. 그날 먼 길 떠날 준비를 하고 나오세요. 나와 함께 멀리 도시로 가는 겁니다. 나만 믿으시오."

할머니는 계속 눈물만 흘렸다.

삼월 보름날 밤, 할아버지는 먼 길 떠날 준비를 하고 집안의 돈을 조금 훔쳐 마을 수호 나무인 당산나무 아래로 갔다. 보따리 한구석에 농약이 담긴 병도 준비했다.

어둠 속에서 밤하늘 별은 쏟아지고 기다리는 순간은 너무 길었다. 불길한 생각이 들 때마다 할아버지는 준비한 농약병을 만지작거렸다. 그리고 자정 무렵 어둠 속에서 누군가가 다가오고 있었다. 할머니였다. 할머니는 커다란 보따리를 두 개 안고 있었다. 할아버지는 할머니를 몸이 부서져라 안았다. 그리고 농약병을 힘껏 땅바닥에 내던졌다.

목숨 건 사랑의 힘 덕분이었는지 아니면 운명적인 만남 때문이었는지 할아버지와 할머니는 〈그래서 행복하게 잘 살았답니다〉라는 동화 속의 주인공이 되었다. 시장 구석진 곳에 점포를 마련했고 돈도 꽤 모았다. 2남 3녀 자식 모두 대학까지 졸업시켰고 결혼도 시켰다. 자식들도 부모를 닮아 모두 어질고 착했다. 손자 손녀도 보고 모든 것이 행복했다.

어느 날, 할머니가 할아버지가 아닌 두 아들의 부축을 받으며 외래를 찾아왔다. 두 아들을 밖에 나가게 한 후 할머니가 입을 열었다.

"내가 죽기 전에 우리 교수님 얼굴 한번 보려고 이렇게 염치없이 왔습니다. 3개월 전에 영감님이 뇌출혈로 쓰러졌는데 내가 보기엔 아무래도 어려울 것 같습니다. 영감님하고 나는 살 만큼 살았고 나는 그 양반하고 또 다른 세상을 함께 가고 싶습니다."

다음 달에 할머니 대신 막내딸이 와서 할머니가 요양병원에 입원했다는 소식을 전해 주었다.

"아버지가 돌아가신 후 어머니 상태가 급속도로 나빠졌어요. 식사를 하지 못하는 데다 밤새도록 잠을 못 잡니다. 때로는 아버지가 보이는지 대화도 하고 어떤 때는 우리도 알아보지 못해요. 그래서 요양병원에 입원시켰어요."

막내딸은 매달 한 번씩 외래를 방문하여 할머니 약을 대신 받아 갔다.

그리고 어느 날, 진료를 마치고 나가던 막내딸이 몸을 돌려 불쑥 말했다.

"혹시 어려운 부탁이지만 교수님께서 요양병원에 오셔서 저희 어머니를 한번 봐주실 수 있겠습니까?"

"모친에게 무슨 일이 있는지요?"

내가 묻자 그녀가 금시라도 울음을 터뜨릴 듯한 얼굴로 말했다.

'어머니가 요양병원에 입원하지도 벌써 1년이 지났다. 매일 어머니 옆에 있고 싶지만, 자신도 가정이 있는 몸이라 일주일에 한두 번 병원에 간다. 상태가 점점 나빠져 하루 대부분의 시간을 누워서 지낸다.

며칠 전에 아버지 기일이었다. 어머니께 그 사실을 말했더니 그다음 날부터 식사를 거부하신다. 이전에도 그런 적이 몇 번 되지만 하루 이틀을 넘지 않았기에 크게 걱정하지 않았다. 그런데 이번에는 벌써 나흘이 넘었다. 영양제와 링거를 맞고 있지만 고령이라 병원에서도 걱정이 많다.

그런데 어머니가 계속 아버지와 교수님 이야기만 한다. 아버지는 어쩔 수 없다 쳐도 교수님은 모실 수 있지 않나 생각해서 말을 꺼냈다. 바쁘실 텐데 이런 부탁까지 드려 미안하다.'

이런 내용이었다.

"제가 한번 찾아뵙지요. 연락처를 주시면 연락드리고 찾아가 보겠습니다."

내가 말하자 딸은 고맙다며 연신 고개를 숙인다.

막내딸이 가르쳐준 요양병원은 도심에 있어 찾기 쉬웠다. 새로 지은 듯 겉모습이 깨끗한 고층 빌딩이었다. 그러나 병원 문을 열고 승강기를 타고 할머니가 입원해 있는 층에 내리자 이상한 냄새가 났다. 소독약 냄새 같기도 하고 여러 냄새가 뒤섞여 불쾌한 기분이 들었다. 나중에 병원을 나올 때 나는 그 냄새의 정체를 알았다. 그것은 죽음의 냄새였다.

중앙에 커다랗게 배치되어 있는 간호사실에 가서 할머니 성함을 말하려는데 그 딸이 먼저 나를 알아보고 다가왔다. 그녀와 함께 할머니가 누워 계시는 병실에 들어갔다. 한 방에 4명이 있었는데 모두 꼼짝도 하지 않고 누워 있었다. 할머니도 눈을 감은 채 누워 계셨다. 바싹 야위어서 얼굴 전체에 주름살이 깊게 패여 있었다.

"어머니, 교수님이 오셨어요."

딸이 크게 말하자 할머니가 눈을 떴다. 초점 없는 퀭한 눈빛으로 나를 보았다.

"어머니, 김철권 교수님이 오셨어요. 그토록 찾던 김.철.권. 교수님이 오셨어요."

그제야 할머니가 보일 듯 말 듯 희미한 미소를 지었다. 알아보았다는 신호다. 그리고 힘없이 오른손을 허공으로 들었다. 왼손 손등에는 주삿바늘이 꽂혀 있었다. 나는 두 손으로 할머니 손을 꼭 잡았다. 뼈만 남은 앙상한 손이었다. 할머니가 딸에게 침대 상부를 올려 달라는 신호를 보냈다. 나는 할머니 얼굴을 보면서 침대 옆에 앉았다.

"제가 오늘 오랜만에 진료를 보게 되네요, 교수님."

할머니가 먼저 느릿느릿한 말투로 입을 열었다.

"우리 영감님 만나던 이야기, 같이 도망치던 날 이야기 물어봐주고 들어줘서 고마웠어요. 영감님과 나를 볼 때마다 웃어주던 모습도 좋았어요."

할머니의 음성은 낮고 가늘었지만 알아듣는 데는 별 어려움이 없었다.

"교수님은 저를 보면 늘 말했지요. 두 분 손잡고 들어오는 모습이 너무 보기 좋다고 했지요. 맞아요. 나는 영감님과 손잡고 교수님 만나러 병원에 갈 때가 정말 행복했습니다. 고맙습니다."

할머니가 마른침을 삼키자 옆에 있던 딸이 즉시 물을 입가에 갖다 댄다.

"내가 부탁이 하나 있습니다. 나는 우리 영감님 옆에서 잠자고 싶습니다. 병원에서 자고 싶지는 않습니다. 영감님과 함께 지내던 방에서 깊은 잠을 자고 싶습니다. 그러니 교수님이 자식들에게 말해서 내 부탁을 들어주십시오. 애들이 착해서 교수님이 말하면 잘 들을 겁니다. 여기는 너무 춥고 쓸쓸합니다."

할머니가 내 손을 잡고 싶은 듯 손을 내 쪽으로 내밀었다. 내가 할머니 손을 꼭 잡았다. 갑자기 눈물이 쏟아질 것 같았지만 애써 참으며 말했다.

"알겠습니다. 그렇게 하겠습니다. 저를 불러주셔서 고맙습니다. 할머니, 안녕히 가십시오. 그리고 할아버지 만나면 안부 전해 주십시오."

내 말을 듣고 할머니는 만족스러운 듯 다시 희미한 미소를 지었다.

"잘 가세요. 교수님, 우리 교수님."

할머니는 그 말을 하고는 다시 딸에게 침대 상부를 내려 달라는 신호를 보냈다.

그렇게 하겠다는 할머니와의 약속과 달리 나는 아무것도 하지 않았다. 나와 함께 딸이 할머니의 말을 다 들었으니까. 내 마음으로는 그렇게 해 드리고 싶었지만, 그건 내가 아닌 자녀들이 결정할 문제였다.

병원 문을 나서니 전혀 다른 상쾌한 공기가 코끝을 스쳤다. 할머니와의 인연도 이렇게 흘러가는가 보다.

크로스섹셔널 러브와 롱기투디널 러브

20대 후반으로 보이는 젊은 남녀 한 쌍이 진료실에 들어온다. 결혼한 지 1년 되었고 서로 성격이 맞지 않아 이혼하려고 한단다. 젊은 부부는 내 앞에서 서로에 대한 불평을 늘어놓기 시작한다.

남녀 모두 자신의 입장을 내세우지만 한 가지 일치하는 점은 결혼 전 꿈꾸던 생활과 결혼 후 실제 생활이 너무 다르다고 말하는 것이다.

"이럴 줄 알았으면 절대로 결혼하지 않죠. 뭐 하러 결혼합니까? 혼자 사는 게 훨씬 편한데." 남자가 말한다.

"결혼 전 연애할 때는 정말로 멋진 사람이었는데 결혼 후에는 완전히 딴 사람으로 변해 버렸어요." 여자가 말한다.

"당신도 마찬가지야. 살아 보니 알겠더라, 당신이 어떤 여자인지." 남자가 다시 말한다.

연구 방법론으로 크로스섹셔널crosssectional과 롱기투디널 longitudinal 접근 방식이 있다. 전자는 현시점에서 단면을 잘라 비교하는 것이고 후자는 시간을 두고 길게 추적 조사하는 방법이다. 당연히 후자가 시간과 노력이 많이 든다.

더구나 인과 관계를 보고자 할 때는 반드시 후자의 방법을 선택해야 한다. 이 두 가지 방식으로 사랑을 생각해 보자.

먼저 크로스섹셔널 러브이다. 한 남자와 한 여자의 시선이 마주친다. 순간, 서로의 눈에 불꽃이 튄다. 왜 자꾸 눈길이 가는지 남자와 여자는 생각해 보지만 그 이유를 알 수가 없다.

그러나 심장은 머리가 알지 못하는 이유를 이미 알고 있다. 사랑에 빠진 것이다. 이건 운명이라고 생각한다. 서로의 눈빛으로 그 사실을 확인한다. 그래, 운명이다. 자석의 N극과 S극처럼 서로를 끌어당긴다. 모든 생각이 빠져나가 마음은 진공 상태가 된다.

남자와 여자의 뇌에서는 욕망의 호르몬인 도파민이, 쾌락의 호르몬인 베타 엔드로핀이, 사랑의 호르몬인 바소프레신과 옥시토신이, 그리고 행복의 호르몬인 세로토닌이 분비되기 시작한다. 호르몬의 영향으로 가슴은 뛰기 시작하고 맥박은 빨라진다. 사지는 따뜻해지고 긴장이 풀린다.

욕망에는 주체할 수 없는 강한 충동이 내재되어 있다. 황홀한 쾌락과 즐거움은 증폭되어 남녀는 이 순간 죽어도 좋다는 감정에 휩싸인다. 미래에 대한 근거 없는 낙관주의에 빠지고 장밋빛 미래를 꿈꾼다. 행복한 이 상황이 영원히 지속될 거라는 환상에 사로잡힌다. 그리고 남자와 여자는 일심동체를 꿈꾸며 결혼한다.

세월이 흘러간다. 상대방에 대한 신비롭고 낯선 느낌이 사라지고 익숙해지면 남녀의 뇌는 무료해지기 시작한다. 탐닉의 시간이 끝나고 권태의 시간이 오기 시작한 것이다. 사랑과 욕망과 행복의 호르몬 분비도 줄어들고 남녀는 서서히 현실에 눈을 뜨게 된다. 일상의 삶에 지치기 시작한다.

임신하고 자녀를 낳으면서 애정의 감정이 일시적으로 되살아나지만, 자녀를 키우기 시작하면서 그 불꽃은 다시 꺼진다. 먹고 사는 문제, 자녀 교육에 대한 문제, 살 집에 대한 문제, 시댁과 친정 문제, 직장 문제 등. 삶은 온통 문제의 연속으로 다가온다.

뭔가 잘못되었다는 느낌이 들기 시작한다. 끝은 보이지 않고 길을 잃기도 하며 오도 가도 못하는 사면초가 신세가 되기도 한다. 복권에 당첨되기를 바라는 허황된 꿈을 꾸기도 한다.

목표를 볼 수가 없고 목적지에 다다랐는지도 알 길이 없다. 한동안 잘 가는 듯하다가도 다시 길을 잃는 과정이 반복된다. 마치 사막을 건너는 느낌이 든다. 드디어 롱기투디널 러브가 시작된 것이다.

배우자를 만나는 것이 산을 오르는 것이라면(누구와 결혼할 것인지 스스로 결정할 수 있다는 점에서) 함께 살아가는 것은 사막을 건너는 것이다. 아이를 낳는 것이 산을 오르는 것이라면(언제 아기를 가지고 출산할 것인지 미리 계획을 세울 수 있다는 점에서) 아이를 키우는 것은 사막을 건너는 것이다.

크로스섹셔널 러브가 산을 오르는 것이라면, 롱기투디널 러브는 사막을 건너는 것이다. 산을 오르는 것은 확실하고 예측할 수 있지만 사막을 건너는 것은 막연하고 예측하기 불가능하다. 그런 점에서 산다는 것은 끝이 보이지 않는 사막을 건너는 것과 같다.

사랑에 빠지는 것과 그 사랑을 지속하는 것은 전혀 다르다. 전자는 산을 오르는 것이고 후자는 사막을 건너는 것이다. 크로스섹셔널 러브에 빠질 수는 있지만 그 사랑을 지속하려면 롱기투디널 러브를 예상해야 한다.

사랑에 빠지는 것, 사랑에 목숨 거는 것, 그 자체는 나쁜 일이 아니다. 그러나 노력하지 않아도 그 사랑이 유지될 거라고 생각하는 것, 노력도 하지 않고 쉽게 사랑을 끝내려고 하는 것, 그것은 미성숙한 짓이다.

여자의 사랑은 무한하기에 비극적이다

대학교 시간 강사로 일하는 40대 후반 여자가 있다. 그녀는 20대 때 부모가 사 준 작고 오래된 아파트에서 '미미'라는 이름의 3년 된 암컷 요크셔테리어와 함께 산다.

그녀의 생활은 단순하다. 일주일에 3시간은 대학에서 강의하고 나머지 시간은 운동과 취미 생활과 나이 든 부모님을 만난다. 다행히 부모님께 받은 재산이 있어서 혼자 생활하는 데는 어려움이 없다. 2남 3녀 형제들은 모두 결혼했고 형제간의 우애도 좋다.

그녀는 딸 셋 중 둘째로 가장 현모양처 감으로 여겨졌지만 외국 유학 생활을 오래 하면서 그만 혼기를 놓쳐 버렸다. 처음에 부모는 혼자 사는 그녀를 안타까워했지만, 이제는 자주 찾아오고 가장 많은 시간을 함께 보내는 그녀에게 오히려 고마워한다. 그녀 역시 자신의 생활에 만족한다.

그러던 그녀가 사랑에 빠졌다. 계기는 아주 단순했다. 차가 고장 나 정비소에 갔는데 30대로 보이는 한 정비공의 친절에 마음이 쏠린 것이다. 그보다는 기름때가 묻은 작업복, 공구를 사용하며 차를 고치는 모습, 그리고 치아를 드러내며 환하게 웃는 얼굴에 반해 버린 것이다.

차를 수리한 후 그녀는 고맙다는 인사를 하면서 자연스럽게 차 한잔하고 싶다는 말을 꺼냈다. 그리고 어느 날 두 사람은 만났고 차를 마셨다. 남자는 여자보다 10살 아래인데 혼자 산다고 했다. 두 사람은 자주 만났고 사랑하게 되었다.

결혼 이야기는 여자가 먼저 꺼냈다. 남자는 동의하였고 여자는 남자를 가족에게 소개했다. 부모와 형제들은 속으로 반대했지만, 여자가 너무나 간절히 원해서 차마 반대한다고 말하지 못했다. 만난 지 수개월 후에 양가 가족들만 참석한 채로 간단히 결혼식을 올렸다.

법적으로 부부가 된 후 남자는 직장을 그만두고 빈둥거리며 놀기 시작했다. 남자가 하는 일이라고는 친구들을 만나 술 마시고 종일 집에서 컴퓨터 게임 하는 게 전부였다. 생활비는 모두 여자가 마련해야 했다.

여자의 친정 식구들은 그런 남자를 못마땅해했지만 여자는 남자의 모든 행동을 이해한다며 감쌌다. 남자는 점차 여러 가지 면으로 여자를 괴롭히고 급기야 때리기 시작했다.

남자가 총각이 아니라 이혼남이라는 것을 우연히 알게 된 여자가 그 사실을 남자에게 확인하려 하자 때린 것이다. 여자는 얼굴에 멍이 든 채로 친정으로 피신했고 여자의 부모와 형제들은 남자를 고발했고 여자를 나에게 데리고 온 것이다.

내가 이 사례를 기록하는 이유는 이렇게 지적인 여자가 왜 문제 있는 남자를 사랑의 대상으로 선택하였는지 그 심리를 분석하기 위한 것은 아니다. 마음 착한 여자가 나쁜 남자에게 이끌려 파멸로 간다는 이야기는 진부할 정도로 흔하다.

그보다는 여자의 사랑에 대해 말하기 위해서다. 여자의 사랑은 무한하기에 비극으로 끝날 수 있다는 점을 말하기 위해서다.

여자의 사랑은 무한하다. 그 깊이와 폭을 측정하기 어려울 정도로 깊고 넓다. 여자의 사랑은 그 대상을 향해 모든 것을 준다. 여자에게 사랑은 그 자체가 목적이지 결코 수단으로 전락하지 않는다. 사랑을 수단으로 이용하는 여자가 간혹 있지만 그런 여자는 생물학적으로만 여자이지 심리적으로는 여자가 아니다. 여자는 오직 사랑만을 향하여 나아갈 뿐이다.

니체는 남자의 사랑과 여자의 사랑에 대해 이렇게 말한다.
'남자는 〈나는 사랑한다〉이고 여자는 〈그를 사랑한다〉이다.'

이 문장을 나는 이렇게 해석한다.

남자에게는 목적어가 없고 여자에게는 주어가 없다. 사랑의 대상인 목적어가 없어서 남자는 누구라도 사랑할 수 있다. 사랑의 대상이 고정되어 있지 않다. 남자의 사랑의 특성은 이동이다. 이 대상에서 저 대상으로 옮겨가고 흘러간다. 남자가 사랑의 이동을 멈추었다고 사람들에게 공지하는 것이 바로 결혼 반지와 청첩장이다.

여자는 사랑의 주체인 주어가 없어서 사랑에 빠지면 자기 자신이 사라진다. 사랑의 대상인 목적어와 자신을 동일시하기 때문에 주어가 필요 없다. 여자가 남자(그)를 사랑하면 그(남자)가

바로 자기 자신이 된다. 사랑에 빠진 여자는 이렇게 말한다. 〈나는 그가 된다.〉

이러한 상상적 동일시는 여성적 사랑에서 특징적으로 나타난다. 남자는 아무리 사랑에 빠져도 자신과 사랑의 대상을 구분하지만, 여자는 그 경계가 희미해지고 때로는 사라진다. '그'가 '나'이고 '나'가 '그'가 된다. 사랑에 모든 것을 건다. 그래서 그가 나쁜 남자이면 파멸로 치닫는다.

"제가 왜 그때 저 남자를 사랑하게 되었는지 모르겠습니다. 가능하다면 다시 이전의 생활로 돌아가고 싶습니다."

여자는 진료실에서 나가기 전에 마지막으로 그렇게 말했다. 그 말을 들으니 문득 이 문장이 떠올랐다.

〈그늘 속의 꽃이 더욱 짙고 아름다운데, 불행히도 그것은 태양을 향해 자신의 몸을 돌린다.〉

어떻게 사랑이 변합니까?

한 30대 남자가 외래를 방문했다. 몹시 주저하다가 이야기를 꺼낸다. 그 집착의 정도가 너무 강렬하고 그 고통의 정도가 너무 엄청나 다른 환자가 기다리고 있는 것도 잊어버린 채 그의 이야기를 들었다.

그는 우연히 한 여자를 사랑하게 되었고 그녀도 그를 사랑했다. 그리고 어느 날 그녀가 그만 만나자고 했다. 그녀가 자기를 배반했는데-배반이라는 표현이 맞을지 모르겠지만 그는 그렇게 표현했다-그게 너무 고통스럽다는 것이다.

그는 잠을 잘 수가 없었고 안절부절못하고 집중이 되지 않는다고 했다. 하루라도 그녀 목소리를 듣지 못하면 불안해서 견딜 수가 없고 온종일 멍하니 그녀 생각만 하고 있다고 했다.

"어떻게 사랑이 변합니까? 선생님 아니 교수님?"
그가 눈물을 흘리며 나를 본다.
"왜 그녀입니까?" 내가 물었다.

"모르겠어요. 이유를 모르겠어요. 한 번만 꼭 한 번만 그녀를 만났으면 좋겠어요. 그렇지 않으면 내가 무슨 짓을 저지를지 모르겠어요."

그의 말을 듣고 있으니 2500년 전에 그리스 시인 사포가 쓴 시 구절이 생각난다.

> 한 사람에게 반하는 것은 고통이자 쾌락입니다.
> 당신을 본 순간 할 말을 잊었습니다.
> 그래요, 내 혀는 굳어 버렸습니다.
> 몸속에서 피어난 형체 없는 불길에
> 내 온몸이 바싹 타들어 갑니다.

사랑에 빠지면 천연 암페타민(히로뽕)이 분비되어 상대방을 갈망하는 감정을 스스로 통제하기 어렵다고 설명해야 할까? 열정적 사랑이 지속되는 기간은 몇 년에 불과하다는 말이 도움이 될까? 아니면 프로이트의 말대로 그건 사랑이 아니라 반한 것이며 그 심리는 어머니와 연관이 있다고 말해야 할까?

내가 어떤 설명을 해도 지금 이 남자에게는 아무 도움이 되지 않을 것이다. 내가 할 일은 앞으로 그가 사회적으로 후회할 만한 행동을 하지 않도록 도와주는 것이다. 그의 아픔과 분노를 말로 표현하게 도와주고 약물치료로 그의 불편함을 덜어주는 것이다.

그 남자가 심리적 안정을 되찾으면 나는 〈한 여자를 진실로 사랑한 한 남자〉 이야기를 해 주고 싶다. 그 이야기는 이러하다.

한 남자가 한 여자를 진실로 사랑했다. 그 여자는 남자에게 이렇게 말한다. "만약 당신이 저의 집 창문 아래 의자에 앉아 백일 밤을 기다리며 지새운다면, 저는 당신의 사람이 되겠습니다." 그 말을 들은 남자는 수많은 밤을 꼬박 그 여자의 집 창문 아래 의자에 앉아 밤을 새웠다. 그리고 백 일을 하루 앞둔 99일째 되던 날 밤에 자리에서 일어나 의자를 팔에 끼고 그곳을 떠났다.

왜 이 남자는 99일째 되던 날 밤에 떠났을까? 하룻밤만 지나면 그토록 원하던 여자를 가질 수 있는데 왜 99일 동안이나 기다렸다가 단 하루를 남겨놓고 떠났을까? 그 남자는 무엇을 깨달았을까?

자신의 결핍을 그녀가 메워줄 수 있을 거라는 환상을 가지기에 그녀를 사랑하고 욕망한다는 사실을 깨달았을까? 자신이 사랑한 여자는 창문 너머에 있는 그 여자가 아니라 자기 환상 속의 여자라는 사실을 깨달았을까? 사랑과 욕망의 운명은 불충족을 향해 나아간다는 사실을 깨달았을까? 사랑하는 곳에서는 욕망할 수 없고 욕망하는 곳에서는 사랑할 수 없다는 사실을 깨달았을까?

〈어떻게 사랑이 변합니까?〉라고 호소한 그 남자에게 창밖 남자의 사랑과 욕망에 대해 이야기해 주고 싶다. 어떻게 사랑이 변하는지를 말해 주고 싶다. 언젠가는 스스로 깨칠 날이 올 것이다. 갑자기 조용필의 〈창밖의 여자〉가 환청처럼 들려온다.

그대가 곁에 있어도 나는 그대가 그립다

〈그대가 곁에 있어도 나는 그대가 그립다.〉시 제목으로 사용되어 유명해진 구절이다. 그 의미를 물어보면 사람마다 해석이 다르다. 사랑하는 그대가 옆에 있어도 그 사람이 그리울 정도로 나는 그대를 사랑한다고 말하는 사람도 있고, 옆에 그대가 있는데도 그 사람이 그립다는 것은 두 사람 사이에 문제가 있다는 대답도 있다.

정신분석적 측면에서 이 구절에 대한 해석은 일반인의 시각과 다르다. 사람들은 〈그대가 곁에 있어도 나는 그대가 그립다〉라는 글귀에서 앞의 〈그대〉와 뒤의 〈그대〉가 같다고 생각한다. 그러나 정신분석적으로는 그 두 개가 다르고 〈그리운 그대〉가 다시 두 명의 서로 다른 〈그대〉로 나뉜다.

정신분석적으로는 세 명의 〈그대〉가 있다.

첫 번째 〈그리운 그대〉는 대부분의 사람들이 생각하는 육체를 가진 현실에서의 〈그대〉이다.

두 번째 〈그리운 그대〉는 현실이 아닌 자신의 마음속에 이미지로 남아 있는 〈그대〉이다.

이 이미지가 지금 곁에 있는 현실에서의 〈그대〉의 이미지라고 생각하는 것이 두 번째 〈그대〉이고, 상실된 어머니로 보는 것이 세 번째 〈그대〉이다.

이것을 이해하기 위해서는 먼저 표상의 개념을 알아야 한다. 표상은 어떤 대상이 부재하는 가운데 그 대상의 개념을 떠올리게 하는 표현 수단을 말한다. 표상에서 가장 중요한 점은 어떤 대상이 부재해야 한다는 것으로, 그 대상이 없는 가운데 그 대상을 생각할 수 있게 하는 방법을 말한다.

예를 들어, 펜이 있다. 펜이라는 물건이 없는 상태에서 누군가에게 이 펜의 개념을 떠올리게 하는 수단은 무엇인가? 두 가지가 있다. 하나는 이미지, 즉 그림이다. 펜을 그려서 보여주면 된다. 다른 하나는 언어(말)다. 펜이라고 말하거나 글씨로 써서 보여주면 된다.

한 남자가 한 여인을 사랑한다. 그 여인은 그 남자 옆에 앉아 있다. 그는 그 여인으로부터 등을 돌려 그녀를 떠올려 본다. 그것이 표상이다. 표상은 그 여인에 대한 기억으로 구성되어 있다. 문제는 현실에 존재하는 여인과 그 여인에 대한 표상이 같지 않다는 점이다. 표상은 그 여인의 미소, 웃을 때 살짝 드러나는 치아, 웃음소리와 같은 특성으로 구성되어 있을 뿐 아니라, 자신의 환상과 욕망이 뒤섞여 형성된다. 그러니 표상의 조각을 가지고 그 여인 전부를 안다고 생각하는 것은 위험하다.

그대가 곁에 있어도 그대가 그리운 이유는 현실에 존재하는 그대와 표상으로서의 그대가 다르기 때문이다. 게다가 표상으로서의 그대는 현실에서의 그대의 표상이기도 하지만 상실된 어머니의 표상이기도 하다. 현실에 있는 그대의 표상을 그리워하는 것이 아니라 태어나 처음 맛본, 가장 따뜻하고 안전하고 완벽한 쾌락을 주었던 그 황홀한 어머니의 젖가슴을 그리워하는 것이다.

현실에서의 그대, 표상으로서의 그대, 상실된 어머니의 젖가슴으로서의 그대, 이 세 명의 〈그리운 그대〉가 존재하는 것이다.

어머니의 젖가슴을 찾아서

한 40대 남자가 진료실에 들어온다. 단정한 옷차림에 깔끔하게 면도한 하얀 얼굴이 인상적이다. 어떻게 왔느냐고 묻자 그가 대답을 주저한다.
"어디가 불편하신지요?"
재차 묻자 그는 시선을 피하며 말꼬리를 흐린다.
"불편하다기보다는 그게……."
"정신과에 오는 것이 쉽지 않은 일이고 이왕 어려운 발걸음을 했으니 일단 하고 싶은 말은 하고 가시지요."
내가 격려하자 남자가 말문을 연다.

남자는 오래전에 결혼했고 현재 아내와 아들 두 명과 함께 산다. 자신은 회사 간부이고 아내 역시 직장에 다니고 있다. 아내에게 불만은 전혀 없다. 부부 관계도 좋다.
오늘 정신과를 찾아온 이유를 묻자 "지금 이 나이에도 어머니를 못 잊어 하는 제가 정신적으로 이상한가 싶어 왔습니다"라고 말한다.

"어머니가 어떤 분인지 말해 줄 수 있습니까?"
내가 묻자 남자가 대답한다.
"오래전에 돌아가셨는데요. 제가 어릴 적에."
"어머니 하면 떠오르는 것이 있습니까?"
"글쎄요. 얼굴도 이제는 가물가물한데요. 그냥 그리움이지요. 보고 싶다는."
"뭐가 그립습니까?"
"글쎄요. 포근함? 따뜻함? 잘 모르겠습니다."
남자가 고개를 가로젓는다.
"어머니가 매우 따뜻한 분이셨나 봅니다."
"글쎄요. 따뜻하다고 하기는……."

남자가 말끝을 흐리더니 갑자기 입을 다문다. 어색한 침묵이 흐른다. 말의 내용보다는 말하는 방식이 훨씬 중요하기 때문에 남자의 갑작스러운 침묵은 의미 있는 실마리를 던져 준다.

"어머니에 대해 무슨 말이든 해 보십시오. 기억나는 것은 모두 다 이야기해 보십시오. 중요한 것이든 중요하지 않은 것이든 판단하지 말고 그냥 떠오르는 대로 모두 말해 주십시오."

그는 말하고 나는 듣는다. 입을 통해 나오는 말을 실마리로 그의 억압된 무의식에 조금씩 다가가 본다. 그리고 그의 마음속에 세 명의 어머니가 혼재해 있음을 발견한다.

현실 속의 실제 어머니, 그가 기억하고 있는 어머니, 그리고 그가 꿈꾸는 이상적인 어머니. 그 세 명의 어머니가 그의 기억과 환상과 소망을 형성하고 있음을 알게 된다. 이야기를 하면서 그도 점차 자신의 어머니에 대한 기억이 얼마나 왜곡되어 있는지를 깨닫게 된다.

모든 인간은 여자의 몸에서 태어난다. 피할 수 없는 운명이다. 아기가 태어나는 순간 여자는 어머니라는 특별한 위치로 전환된다. 평범한 한 여자에서 아기의 생명을 좌지우지하는 신적인 존재로 바뀌게 된다.

태어난 아기는 모든 면에서 무력하다. 누군가의 도움을 받지 못하면 죽을 운명에 처해 있는 절대적 무력 상태에 놓여 있다. 태어나는 순간 그 어떤 동물도 인간만큼 그렇게 완벽한 무력 상태에 놓이지는 않는다.

갓난아기는 생명을 유지하기 위해 울음으로써 도움을 요청한다. 어머니에게 살려 달라고 울음으로 매달린다.

"젖을 주세요. 저를 살려주세요."

갓난아기의 울음은 죽음으로부터 자신의 목숨을 지켜내는 유일한 무기이다. 아기의 울음소리에 어머니는 본능적으로 반응한다. 마취 상태에서도 어머니는 아기의 울음소리를 들을 수 있다. 어머니가 되는 순간 유전자에 심어지는 특별한 능력이다. 어머니 이외의 그 어떤 여성도 이런 특별한 능력을 갖고 있지 않다.

우는 아기를 두 팔로 안은 채 어머니는 가슴을 아기에게 들이댄다. 아기가 젖꼭지를 잘 물 수 있도록 요리조리 자세를 잡아 준다. 어머니의 젖꼭지를 통해 따뜻한 젖이 목구멍으로 흘러 들어오는 순간, 아기는 비로소 안도의 한숨을 내쉰다.

'아! 이제는 살았구나!'

어머니의 젖을 가득 먹은 아기는 포만감에 젖어 든다. 동시에

묘한 쾌감을 느낀다. 어머니라는 존재가 젖만 주는 게 아니라 여러 가지 기분 좋은 감각도 함께 준다는 것을 지각하게 된다. 젖가슴의 그 말랑말랑한 촉감, 따뜻한 체온, 향기로운 냄새, 자신을 내려다보는 그윽한 시선, '사랑해'라고 속삭이는 그 다정한 목소리.

아기는 촉각, 시각, 청각, 후각, 미각을 통해 사랑의 맛이라고 부를 수 있는 그 달콤한 맛을 난생처음 경험하게 된다. 황홀할 정도로 맛있는 그 꿀맛. 배부른 포만감과는 비교가 되지 않을 정도로 감미롭고 쾌락적인 그 맛. 아기의 뇌에는 그것이 〈어머니〉라는 이미지로 각인된다.

〈어머니〉라는 소리를 들으면 그 모든 감각이 떠오른다. 〈어머니〉라는 말을 떠올릴 때마다 자동적으로 어머니가 주는 젖보다도 감미로운 그 젖가슴이 먼저 떠오른다. 그때부터 아기는 울음을 통해 젖뿐만 아니라 어머니에게서 오는 그 황홀한 감각도 소망하게 된다. 황홀한 감각을 소망하는 것, 그것이 바로 욕망이다.

그때부터 배가 고파 우는 아기의 울음소리는 이렇게 해석되어야 한다. "엄마, 젖만 주지 말고 그 젖가슴도 줘. 나는 그게 훨씬 더 맛있어." 아기가 욕망에 눈을 뜬 것이다. 배고픔을 면하려는 본능적 욕구를 넘어 그 달콤하고 따뜻하고 감미로운 젖가슴의 감각을 욕망하기 시작한 것이다. 프랑스 정신분석가 라캉의 표현에 따르면 〈욕망의 주체〉가 된 것이다.

그때부터 인간의 비극은 시작된다. 어머니의 젖가슴을 통해 느낀 최초의 그 황홀하고 감미로운 맛을, 뇌 속 깊숙이 박혀 있는 그 맛을 다음부터는 완전하게 느낄 수 없기 때문이다. 뭔가 2% 부족한 맛을 느끼게 된다.

젖꼭지를 아무리 세게 빨아 당겨도 처음 느꼈던 그 맛은 돌아오지 않는다. 온몸이 떨릴 정도로 황홀했던 어머니의 젖가슴은 꼭 한 번 나타났다가 영원히 떠나버린다.

그리고 우리는 떠나버린 어머니의 젖가슴을 그리워하게 된다. 어머니의 젖가슴을 욕망하게 된다. 욕망이 라틴어로 '그리워하다'라는 의미의 '데시데라레desiderare'인 것도 어머니의 젖가슴과 연결해 생각할 수 있다.

우리의 삶은 어머니의 젖가슴을 찾는 기나긴 여정이다. 결코 되찾을 수 없는 영원히 상실된 어머니의 젖가슴을 찾아 오늘도 사람들은 방황한다. 어떤 사람은 어머니 젖가슴 대용으로 돈을, 어떤 사람은 권력을, 어떤 사람은 여자를 그리고 어떤 사람은 명예를 찾기도 한다. 눈에 보이는 것을 찾기도 하고 눈에 보이지 않는 것을 찾기도 한다.

찾는 대상의 형상은 다르지만, 핵심은 모두 황홀할 정도로 감미롭고 따뜻하고 포근한 어머니의 젖가슴이다. 그러나 정신분석적으로 우리는 살아있는 동안 결코 어머니의 젖가슴을 다시는 찾지 못한다. 오직 죽음으로써만 그것을 되찾을 수 있다.

어머니의 젖가슴이 환상이라는 사실도 모른 채 사람들은 오늘도 욕망의 주체가 되어 그것을 찾아 헤맨다. 눈에 보이는 미끼만을 쫓아다니고 있다. 내가 욕망하고 있는 어머니의 젖가슴이 '아! 그게 바로 환상이구나! 그게 미끼구나!'라는 사실을 깨닫는 그때가 바로 삶의 미몽迷夢에서 깨어나는 순간이다.

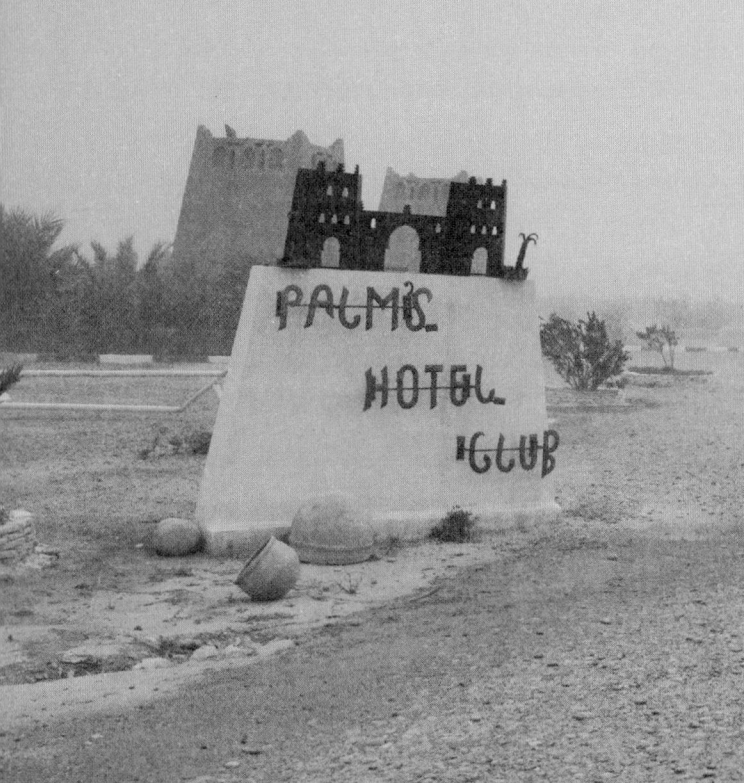

사무라이와 파리

강박장애를 앓고 있는 20대 남자가 있다. 그는 외래를 찾을 때마다 자신의 머릿속으로 여러 가지 생각이 떠올라 몹시 괴롭다고 호소한다.

그는 어떤 생각이 떠오르면 의식적으로 그 생각을 하지 않으려고 한다. 그러면 떠오르는 그 생각 한 가지가 그 생각을 하지 않으려는 또 다른 생각 두 가지로 변해 자신을 더 괴롭힌다고 한다. 구체적으로 예를 들어보라고 말하니 워낙 이것저것 여러 가지라서 예를 들기가 애매하다고 대답한다.

어느 날 나는 유튜브에 올라 온 짧은 동영상을 그와 함께 보았다. 〈사무라이와 파리〉라는 2분 48초짜리 동영상으로 명상에 관한 내용이다. 동영상은 이런 자막으로 시작된다.

평화. 이 말은 소음이나 골칫거리나 힘든 일이 조금도 없는 그런 장소를 의미하는 것은 아니다. 이 말은 그러한 것들의 한 가운데 있지만 마음의 평정심은 조금도 잃지 않는 그런 상태를 말한다.

그리고 한 사무라이가 무릎을 꿇은 자세로 명상에 잠겨 있다. 그때 어디선가 파리 한 마리가 날아와 사내의 오른쪽 뺨에 앉았다가 다시 왼쪽 뺨에 앉는다. 사내는 얼굴을 찡그리면서 파리를 떨쳐 버리려고 하지만 생각대로 되지 않는다.

사내는 칼에 손을 대면서 고개를 흔든다. 파리가 얼굴에서 떨어지자 사내는 칼집에서 칼을 꺼내 파리를 두 동강 내어버린다. 반으로 동강 나 바닥에 떨어진 파리는 곧 스스로 재생하여 두 마리의 파리가 되어 사무라이에게 덤벼든다.

사무라이는 다시 정확하게 칼로 파리를 두 동강 내지만 그때마다 바닥에 떨어진 파리는 재생되어 두 배씩 늘어난다. 사무라이가 칼로 파리를 두 동강 낼수록 파리 수는 점점 늘어간다. 그는 칼로 허공을 가르고 공중을 날면서 버텨보지만 수많은 파리 앞에서는 역부족이다.

결국 사무라이는 바닥에 칼을 꽂고 주저앉은 채 수많은 파리의 윙윙거리는 소리에 두 손으로 귀를 막으면서 괴로워한다. 이때 그의 눈에 한 폭의 그림이 들어온다. 붉은 꽃이 그려져 있는 산수화인데 파리 한 마리가 그 그림 위에 앉으니 하나의 붉은 꽃잎으로 변하는 것을 보게 된다.

순간 사무라이는 깨닫게 된다. 수많은 파리가 윙윙거리는 속에서 그는 다시 처음과 같은 자세로 앉아 명상에 잠긴다. 파리의 윙윙거리는 소리에도 조금의 동요 없이 그 자세를 유지하면서 명상에 집중하자 파리가 모두 꽃잎으로 변한다.

사무라이가 한 손을 펼치자 손바닥에 꽃잎이 하나 떨어진다.

그가 그것을 손에 쥔다. 그의 내면 풍경은 온통 꽃으로 가득 차 있다. 그가 주먹을 펼치자 꽃잎이 파리로 변해 날아간다.

환자와 함께 동영상을 본 후에 그 환자에게 감상을 물었다. 그가 이렇게 말했다.

"파리 한 마리가 생각 한 가지하고 같네요. 자르면 두 배가 되고. 자꾸 잘라 봐야 더 많아지기만 하고. 가만히 있으면 괜찮아진다. 잡으려고 몸부림치면 올가미처럼 조인다. 뭐 그런 내용이네요."

나는 동영상을 같이 본 후에 환자에게 '이렇게 교육해야지' 하고 준비하고 있었다. 그러나 투박한 표현이기는 하지만 핵심을 찌른 그의 말에 내가 무언가를 더 보태는 것은 사족에 불과한 것 같아 약을 처방하고 진료를 마쳤다. 내가 그에게 말하려고 준비했던, 그러나 말하지 않은 말은 다음과 같다.

'인간의 마음은 생각으로 구성되어 있습니다. 생각의 흐름이 곧 마음입니다. 인간은 하루에도 수없이 많은 생각을 하기 때문에 늘 마음이 어지럽습니다. 그 생각이 마음에서 고통을 일으킵니다. 모든 고통의 근원은 생각입니다. 생각이 아픔을 일으키기에 사람들은 본능적으로 생각을 없애려고 몸부림칩니다. 그러나 몸부림치면 칠수록 생각은 올가미가 되어 온몸을 묶습니다. 저항할수록 더욱 단단히 온몸을 옭아맵니다. 생각이 일어나 마음이 어지러울 때 그 생각에 저항해서는 안 됩니다. 저항하면 할수록 더 생각이 많아집니다. 흘러가는 구름처럼, 스쳐 지나가는 바람처럼 그냥 지긋이 바라보아야 합니다.'

한 노스님의 욕망에 대한 질문

때때로 성직자도 정신과 외래를 찾아온다. 사람들은 가톨릭 신부나 목사나 승려나 비구니가 정신과를 찾으면 의아하다는 표정으로 본다. 다른 과를 찾으면, 예를 들어 고혈압이나 당뇨나 관절염 등으로 병원을 찾으면 아무 생각을 하지 않는데 정신과를 찾으면 약간 호기심 어린 눈으로 그들을 쳐다본다.

이건 내 생각이 아니라 나를 찾아온 성직자들이 외래 진료실 밖에서 진료 시간을 기다리는 동안 그런 시선을 느꼈다고 나에게 말한 것이다.

사람들이 이런 생각을 하는 이유는 성직자는 일반인과 다른 삶을 살 것이라는 환상을 갖고 있기 때문이다. 그러나 그들 역시 우리와 똑같이 밥 먹고 배설하고 자고 일상생활을 영위한다. 그들도 우리와 마찬가지로 신체질환을 앓게 되고 또 일부는 정신질환을 앓게 된다.

우리와 다른 점은 우리는 일을 하면서 시간을 보내지만, 그들은 진리를 찾기 위해 혹은 신을 섬기기 위해 대부분의 시간을 보낸다는 점이다.

지난 수요일, 나에게 치료받고 있는 80대 후반 노스님이 불쑥 묻는다.

"삶에서 가장 중요한 것이 욕망을 끊는 것인데 선생님은 욕망이 무어라고 생각하십니까?"

순간 당황했지만, 곧 대답했다.

"스님, 저에게 욕망은 술입니다. 술을 끊어야 하는데 참 끊기가 힘드네요. 그렇지만 저는 술을 끊기보다 술을 사랑하는 편을 택하겠습니다."

예상치 못한 대답이었는지 노스님은 아무 말도 하지 않고 그냥 웃었다.

스님이 나가시고 나는 혼자 생각했다. 노스님의 질문은 세 가지로 구성되어 있다.

첫째가 삶에서 가장 중요한 것, 둘째가 욕망을 끊는 것, 셋째가 욕망이 무어라고 생각하느냐이다.

첫째 물음에 대해서는 삶에서 가장 중요한 것은 없다. 굳이 있다면 모두 중요하고 모두 중요하지 않다. 그렇게 분별하는 것 자체가 문제다.

둘째 물음에 대해서는 욕망을 끊는 것은 죽는 것인데 나는 아직 죽고 싶지 않다. 나는 글을 써야 하고 사랑도 해야 하고 술도 마셔야 한다.

셋째 물음에 대해서는 욕망은 '비어있음' 그 자체다. 구멍이다.

나를 바라보는 시선

30대인 그는 주위 사람들의 시선을 지나치게 의식하는 문제로 나를 찾아왔다. 사람들과 함께 있으면 그들이 자기 이야기를 하는 것 같고 자기가 하는 행동을 지켜보는 것 같은 생각이 들어서 편치 않은 느낌이 든다고 한다. 무시하려고 해도 자꾸 신경이 쓰이다 보니 마음이 괴로워 나를 찾아왔다.

처음 외래를 방문한 날, 그가 나에게 물었다.
"왜 저는 다른 사람들의 말이나 시선에 그렇게 신경을 씁니까?"
그것은 너무나도 중요한 핵심 질문이다. 그 질문에 대해 정신과적 진단명은 사회공포증이고, 태어날 때부터 유전적인 소인이 있어서 부끄러움을 많이 타고, 성장 과정에서 상처받은 기억이 있을 수 있고, 최근 연구에 의하면 뇌의 어느어느 부위에 신경전달물질의 이상이 발견되고……. 등등. 교과서에 적혀 있는 대로 대답할 수 있다. 그러나 모두 막연하고 애매하고 영양가 없는 말이라서 하고 싶지 않았다.

내가 환자 교육을 위해 성심성의껏 설명하고 그가 끝까지 주의 깊게 들었다고 해도 왜 그가 다른 사람들의 말이나 시선에 그렇게 신경을 쓰는지 이해시킬 수는 없다.

그런 식으로 말하면 그 대답을 듣는 환자는 전혀 만족하지 못한다. 우스꽝스럽게 말하면, 당신에게 그런 문제가 있는 이유는 사회공포증이라는 병에 걸렸기 때문이고 사회공포증에 걸린 이유는 바로 당신에게 그런 문제가 있기 때문이라는 이상한·논리에 빠지게 된다.

나는 질문에 대한 대답 대신 오늘 처음 왔으니 나에게도 시간을 좀 달라고 말했다. 그리고 몇 번의 면담을 거쳐 그런대로 대략적인 윤곽을 그릴 수 있었다.

그의 아버지는 꽤 알려진 목사로서 교회 신도들에게는 한없이 자애롭지만 자녀들에게는 아주 엄격했다. 어느 정도 엄격한가 하면 집안에서 정한 규칙을 어길 때는 추운 겨울에 밖에 나가 1시간 동안 벌을 서야 할 정도였다.

"어렸을 때 벌 받은 기억이 많지만 가장 기억나는 것은 중학교 1학년 때 제 가방에서 포르노 잡지가 발견되어 벌을 받은 일입니다. 그때는 친구가 학교에 가져왔기에 호기심에 하루만 빌려달라고 해서 집에 가져왔습니다.

그런데 저녁에 그것을 발견한 아버지가 마치 내가 사탄이라도 되는 것처럼 입은 옷 그대로 집에서 나가라고 하는 겁니다. 사정을 설명하고 잘못했다고 아무리 빌어도 용서하지 않았습니다. 어머니도 내 편이 되어 아버지에게 매달려 한 번만 용서해 주라고 애원했지만 소용없었습니다.

결국 저는 추운 겨울날 현관문 밖에서 내복만 입은 채로 오들오들 떨었습니다. 복도식 아파트라서 같은 층 사람들이 저를 보았고 추운 것보다 그 시선을 견디기가 더 어려웠습니다. 그때는 정말 부끄럽고 수치스러웠습니다."
　그가 고개를 숙인 채 괴로운 표정을 지으며 과거를 회상했다.
　"저도 제가 남의 시선을 의식하는 것이 그 일과 연관이 있다는 생각은 막연하게 하지만 뭔가 확실하게 잡히지 않습니다."
　그가 덧붙여 말했다.

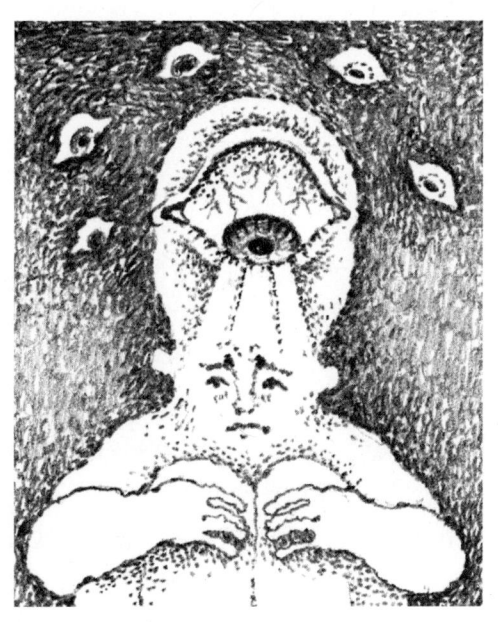

그때 내가 준비한 그림을 그에게 보여주었다. 그림을 보는 순간 그는 문제의 근원이 무엇인지 순간적으로 깨달은 것처럼 보였다. 이게 바로 내가 좋아하는 원 포인트one-point 정신치료다.

이때 가장 중요한 점은 해석할 타이밍을 맞추는 것이고 그가 아하! 할 정도로 통렬하게 느끼게 해야 한다는 것이다. 전자에 대해서는 그가 자기 입으로 추측되는 문제의 근원을 말할 때까지 기다렸고 후자에 대해서는 말보다는 그림 한 장을 준비했다.

그는 무의식적으로는 그토록 미워하는 가혹한 아버지의 특성을 동일시를 통해 자신의 초자아로 받아들였고, 의식적으로는 초자아의 그런 가혹한 면을 받아들일 수 없기에 그것을 외부의 다른 사람에게 투사한 것이다. 자기 자신 안에 있는 초자아가 자신을 감시하고 관찰하는 것을 마치 다른 사람이 그렇게 하는 것으로 투사한 것이다.

"결국은 제가 저 자신을 감시하고 관찰하는 것이군요."

그림을 보고 그가 말했다. 나는 말없이 고개를 끄덕였다.

"그러면 머릿속의 눈은 저의 눈입니까? 아니면 아버지의 눈입니까?" 그가 물었다.

"같은 눈입니다. 당신의 눈이 바로 아버지의 눈입니다. 아버지의 눈이 당신 안으로 들어와 당신의 눈이 되었습니다."

내가 대답했다. 나는 그에게 다른 사람의 시선이 느껴질 때마다 이런 역동을 떠올리고 '아! 또 내 머릿속의 그 눈이 작동하는구나'라고 생각하면 마음이 한결 편해질 거라고 했다. 그래도 너무 불편하면 그때마다 먹을 수 있도록 비상약도 처방했다.

진료실을 나서며 그는 이렇게 말했다.

"여기 오기 전에 다른 몇몇 정신과 의원에 다녔습니다. 그리고 1년 이상 개인 면담도 받았습니다. 그때는 초자아, 오이디푸스 콤플렉스, 동일시, 투사, 이런 말을 많이 들었는데 다 이해한 것은 아니었습니다. 잘 모르겠다고 하기가 좀 그래서 그냥 이해하는 척했습니다. 그런데 교수님은 단칼에 제가 이해할 수 있도록 해 주셨습니다. 오늘 제게 설명해 주신 내용은 정말 최고의 처방입니다. 감사합니다."

그의 말을 들은 나는 약간 으쓱해져서 그의 등 뒤에 대고 한마디를 더 했다.

"다음 시간에는 '잘 모르겠다고 하기가 좀 그래서'라는 그 말에 대해서도 이야기해 봅시다."

피부는 알고 있다

50대 중반 여자다. 개인 정신과 의원에서 진료받다가 나를 찾아왔다. 진료 의뢰서에는 단순공포증simple phobia이라는 진단명과 함께 개나 고양이의 털을 두려워하는 증상으로 1년 정도 치료했지만, 증상의 호전이 없고 환자 본인이 큰 병원에서 진료받기를 원해서 대학병원으로 의뢰한다고 되어 있었다.

"진료 의뢰서에는 개나 고양이의 털을 두려워한다고 되어 있는데 조금 자세히 말씀해 주시겠습니까?" 내가 물었다.
"두려워하는 정도는 아니고요. 그냥 싫어요."
"싫다는 게 어떤 겁니까?"
"개나 고양이와 같이 털 있는 짐승이 제 피부에 닿으면 소스라치게 놀랍니다."
"싫다는 것과 소스라치게 놀란다는 것은 조금 다른 것 같습니다. 정확하게 표현하면 어떻게 됩니까?"
"깜짝 놀란다는 거죠. 그래서 개나 고양이가 제 피부에 닿을까 봐 겁이 납니다."

개나 고양이가 피부에 닿으면 무슨 일이 생기기에 겁이 나느냐는 내 물음에 그녀는 잠시 생각하는 듯했으나 대답하지 않았다. 그리고 초등학교 1, 2학년 때 처음 그랬던 것 같은데 정확히 어떤 상황이었는지는 기억나지 않는다고 했다.

"알겠습니다. 집에서 개나 고양이를 키웁니까?"

내가 묻자 그녀는 키우지 않는다고 잘라 말했다.

"그렇다면 그런 문제 때문에 생활하면서 어떤 어려움이 있습니까?"

"개나 고양이를 피하면 되기 때문에 생활하는 데 큰 어려움은 없는 것 같아요."

나는 생활하는 데 크게 불편을 겪는 것도 아닌데도 지난 1년 동안 정신과 치료를 받은 이유를 물었고 그녀는 원인이 무엇인지 알고 싶어서라고 했다.

"무슨 원인이요? 고양이나 개와 같이 털 있는 짐승이 피부에 닿으면 소스라치게 놀라는 그 원인 말인가요?"

"그게…… 그것보다는…… 사람도 마찬가지예요."

그녀가 주저하면서 말했다.

"사람도 마찬가지라뇨? 사람도 닿으면 소스라치게 놀란다는 말인가요?"

"그런 정도는 아니고, 다른 사람 피부가 제 피부에 닿으면 그냥 싫다는 느낌이 들어요."

"아는 사람이나 낯선 사람 관계없이 그런가요?"

"낯설거나 모르는 사람은 오히려 덜해요. 가까운 사람일 경우에 더 심한 것 같아요."

내가 예상했던 것과 다른 대답이었다.

"아, 그렇군요. 그렇다면…… 가족과 함께 지내기가 불편하겠네요."

"거리를 유지하면 되니까 그것도 크게 불편하지는 않은 것 같아요. 그냥 싫다는 느낌이 드는 정도예요."

나는 '그냥 싫다는 느낌'이 어떤 것인지 궁금해서 물었으나 '그냥, 그냥 싫다는 느낌'이라는 대답을 들었다.

그녀는 내 질문에 모호하게 뭐 뭐 같다는 식으로 대답했다. 그게 그녀의 대화 방식일 수도 있고 아니면 무의식적 저항 때문일 수도 있을 것이다.

"알겠습니다. 오늘은 이 정도 이야기합시다. 약은 복용하고 있습니까?"

"그게……."

그녀가 주저하다가 별로 도움도 안 되고 까라지기만 해서 안 먹고 있다고 했다.

"약을 안 먹어도 생활하는 데 큰 어려움이 없다고 하시니 그냥 지내셔도 될 것 같습니다. 그런데 원인이 무엇인지 알고 싶어서 오셨다고 하니 이런 경우는 많은 면담이 필요합니다. 보시다시피 대학병원에서는 길게 이야기를 나누기 어렵습니다. 그러니 지금까지 다니시던 병원에서 계속 치료받는 게 더 도움이 될 것 같습니다."

"그렇게는 안 하고 싶습니다. 10분이라도 교수님께 진료받고 싶습니다." 그녀가 말했다.

"알겠습니다. 그럼 일주일 후에 뵙겠습니다. 오후 4시경에 오시면 이야기를 조금 더 나눌 수 있을 겁니다."

그녀와의 첫 만남은 이렇게 끝났다.

일주일 후 그녀는 정확하게 오후 4시에 진료실에 들어왔다. 그녀가 앉자 내가 그녀에게 말했다.
"원인을 찾아가려면 떠오르는 대로 취사선택하지 말고 모두 말씀하십시오. 어떤 말이라도 좋습니다. 그리고 필요하면 제가 중간에 물어볼 겁니다."

그녀는 세 딸 중 막내로 평범하게 자랐다고 한다. 기억나는 것은 초등학교 때 소풍 가서 뱀을 보고 아주 놀란 적이 있다고 했다. 그녀의 아버지는 아주 좋은 분이었고 막내인 자신을 아주 귀여워했으며, 술을 아주 좋아해서 어머니와 갈등이 '조금' 있었다고 했다. 그녀는 어머니에게 초등학교 때 한 번 아주 많이 맞은 적이 있고, 어머니나 아버지가 자신을 안아 준 기억은 거의 없다고 했다.

나는 그녀가 말할 때 '아주'라는 말을 많이 써서 인상적이라고 했더니 그녀는 그렇게 말하면 안 되는지 되물었다.
"아닙니다. 부인은 그렇게 말했고 저는 그 〈아주〉라는 단어를 인상 깊게 들었다는 것뿐입니다. 그런데 제가 궁금한 점이 하나 있습니다. 아버지가 아주 좋은 분이셨고 막내인 ○○씨를 아주 많이 귀여워했다고 했는데 어릴 때 ○○씨를 안아 준 적이 거의 없다고 한 것이 좀 의아했습니다.
아버지가 딸을 사랑하면 보통은 자주 안아 주고 머리도 쓰다듬어 주고 하는데 그런 적이 없다고 하니 제가 이해되지 않습니다. 아버지가 실제로 그렇게 하지 않았는지 아니면 ○○씨가 기억하지 못하는 건지 그걸 모르겠습니다."

그녀는 아무 말도 하지 않았다. 조금 있다가 그녀는 "대신 과자나 제가 필요한 것은 무엇이든지 다 사 주셨어요. 아빠가"라고 말했다.

"또 하나 궁금한 점이 있습니다. 부인은 개나 고양이와 같이 털 있는 짐승이 피부에 닿으면 소스라치게 놀라는 증상이 시작된 시점이 초등학교 1~2학년 때라고 했습니다. 맞습니까?"

"예. 그런 것 같아요."

"초등학교 때 한 번 어머니에게 아주 많이 맞았는데 그때도 초등학교 1~2학년 때라고 했습니다. 맞습니까?"

"예."

"○○씨가 초등학교 1~2학년 때 어머니로부터 아주 많이 맞았는데 왜 맞았는지 지금도 그 이유를 잘 모르겠다고 했습니다. 맞습니까?"

"예."

"초등학교 1~2학년 때 어머니에게 아주 많이 맞았을 때, 그때 무슨 일이 있었습니까?"

그녀는 고개를 숙인 채 아무 말을 하지 않았다. 그녀가 말하기를 기다렸지만 끝내 아무 말도 하지 않았다. 간호사가 외래 문을 닫아야 한다며 노크했고 우리 면담은 그것으로 끝났다.

"다음 주 오후 4시에 뵙겠습니다."

내가 말하자 그녀는 아무 말 없이 서둘러 나갔다.

나는 두 가지 점을 분명하게 해 두고 싶었다. 하나는 아버지가 어린 그녀를 그렇게 사랑했는데도 어릴 때 그녀를 안아 준 기억이 거의 없다는 것이고, 다른 하나는 개나 고양이의 털이 자기 피부에 닿으면 소스라치게 놀라는 증상이 시작된 시점과 어머니로부터 아주 많이 맞았던 시점이 같다는 것이다.

그리고 어머니로부터 아주 많이 맞았던 그때 무슨 일이 있었는지 물었지만, 기억이 안 난다거나 모른다는 대답이 아니고 끝내 아무 말도 하지 않은 점도 중요한 의미가 있다고 생각했다.

나는 이 여자가 어릴 때 아버지와 신체적인 접촉이 있었고 그것 때문에 어머니로부터 아주 많이 맞았고 그것이 피부에 개나 고양이 털, 특히 사람의 피부가 닿으면 소스라치게 놀라는 증상과 관련이 있을지도 모른다는 추론을 했다.

그녀와 면담을 진행해 나가면서 추론의 근거들을 찾아보려고 했으나 그녀는 다음 주 오후 4시에 오지 않았다.

억압된 기억이 상징적으로 나타나는 것이 증상이기에 그런 추론을 한 것이다. 물론 내 추론이 성급하고 섣부른 것일 수도 있다. 그러나 그녀가 더 이상 외래에 오지 않았다는 것은 내 추론이 맞는다는 근거일 수도 있다.

그녀는 고통스러운 과거의 기억을 떠올리기보다는 증상 뒤에 숨었다. 과거의 기억에 직면하는 것도 증상 뒤에 숨는 것도 그녀가 선택한다. 병원에 오는 것도 오지 않는 것도 그녀가 선택한다. 나는 정신과 의사의 자리에 앉아 있을 뿐이다.

나는 비난받아 마땅합니다

"교수님, 드디어 이 환자에게 왜 그런 환청이 들리는지 알아냈습니다. 교수님이 말씀하신 대로 왜 그런 환청이 들리는 것 같은지 면담 때마다 물었고 생각나는 대로 무엇이든 다 말해 보라고 했습니다. 환자가 처음에는 모르겠다, 아무 생각도 나지 않는다고 말했습니다. 저는 그것이 저항이라고 생각했지만 환자가 편하게 말할 수 있도록 격려하면서 계속 물었습니다.

프로이트는 환자가 아무 생각이 나지 않는다고 말하면 환자의 머리를 잡고 쥐어짜면서 생각을 떠올려 보라고 압박했다고 하셨던 기억이 나서 저도 그렇게 해 볼까 생각하다가 그러는 대신 환자를 달랬습니다. 저는 환청을 증상으로만 받아들이지 않고 환자의 마음을 이해하는 실마리로 삼았습니다. 교수님의 가르침대로 하니 환자를 훨씬 더 잘 이해할 수 있었습니다."

조현병으로 입원한 20대 대학생을 담당하고 있는 전공의 K선생이 약간 흥분한 목소리로 나에게 말했다.

"오! 그래? 정말 대단한 일을 한 것 같다. 그 환자에게는 왜 그런 환청이 나타났는데? 왜 자신을 비난하는 소리가 들리는데?"

내가 물었다.

"예. 그 환자는 자위행위를 너무 많이 해서 비난하는 환청이 들리는 것입니다. 자위행위 때문에 그런 것 같다고 자기 입으로 말했습니다. 그건 분명한 사실입니다."

K선생이 의기양양하게 대답한다.

"무엇이 분명한 사실이라는 말인가?"

"그 환자가 자위행위를 많이 했다는 말이 사실입니다."

"그렇다면 그 환자가 자위행위를 많이 했기 때문에 자신을 비난하는 환청이 들리는 거다, 이런 말인가?"

"예, 그렇습니다."

"그렇다면 하나 물어보자. 자위행위를 많이 하면 자신을 비난하는 환청이 생기는가?"

"환자와 환자 가족은 독실한 기독교인이고, 기독교에서는 자위행위를 죄라고 합니다. 그런 시각으로 보면 환자의 초자아가 자신을 비난할 수도 있다고 봅니다."

"K선생, 환자의 증상을 증상으로만 보지 않고 그 의미를 파헤치려고 한 태도는 정말로 높이 사고 싶어. 그런 태도가 K선생을 더욱 성장시킬 거야. 그런데 K선생이 한 가지 중요한 점을 놓친 것이 있어. 내가 늘 강조하는 말인데 기억나는가?"

"잘 모르겠습니다."

"환자가 하는 말의 내용에 초점을 두지 마라. 그 말 뒤에 숨은 욕망에 초점을 둬라. 기억나는가?"

"예."

"그것을 이 환자에게 적용해 보면, 〈나는 자위행위를 했습니다〉라는 말보다는 그 말을 하는 환자의 무의식적 욕망이 무엇일까에 초점을 두어야 환자의 진실을 알 수 있지. 무슨 말인지 이해하겠나?"

"조금 이해하겠습니다."

"여기서 환자가 자위행위를 했다고 하는 것은 팩트야. 현실에서 일어난 사실이지. 환자는 독실한 기독교인임에도 불구하고 자위행위를 많이 했고 그것은 나쁜 행동이고 그래서 자신을 비난하는 환청이 들린다고 생각해. 환자는 자신을 비난하는 환청의 원인을 현실에서 일어난 사건에서 찾으려고 해.

그런데 정신분석적으로는 그것이 아니야. 정신분석적으로는 언제나 외부의 사건이 아니라 내부의 무의식적 욕망과 환상에 초점을 맞춰. 말하자면 그 환자가 자위행위를 했기 때문에 비난하는 환청이 들리는 것이 아니라, 자기도 모르는 무의식적 욕망과 환상이 있는데 그것이 의식의 수준에서 보면 자신이 비난받아 마땅할 만한 것이고 그래서 자신을 비난하는 목소리가 심리 내부에서 먼저 생겨났고 그 비난의 목소리가 밖으로 나갔다가 자신에게 되돌아온 것으로 해석하지.

그러니까 심리 내부에서 자신에 대해 비난하는 목소리가 왜 생겼는지 그것을 알아내는 것이 진실에 접근하는 것이지. 환자는 심리 밖 즉 현실에서 일어난 사건 때문이라고 생각하면서 심리 내부에서 자신을 비난하는 목소리의 원인을 숨기려고 하지. 그게 무엇일까?

다시 강조하지만, 현실에서 자위행위를 했기 때문에 자신을 비난하는 목소리가 생기는 것이 아니야. 자위행위를 하지 않아도 생길 수 있어. 이렇게 생각해 봐. 자신이 어떤 욕망이나 환상을 가지고 있어. 그런데 그것은 비난받아 마땅한 것이야. 무의식적인 욕망과 환상이기 때문에 의식적으로는 몰라. 그런 무의식적 비난이 밖으로 나갔다가 되돌아온 것이 바로 환청이야.

환자는 그 환청의 원인을 자신의 심리 내부에서 찾기보다는 현실적인 사건에서 찾으려고 하지. 그래서 생각해 낸 것이 자위행위야. 그런데 그것은 껍데기야. 이제 이해가 되는가?"

"예, 교수님."

"그런데 그 현실적인 사건이 쓸모가 없는가 하면 그것은 아니야. 그것이 심리 내부로 들어가는 하나의 실마리가 되기 때문에 중요해. 무의식적 욕망과 환상을 불러일으키는 실마리가 된다는 말이지.

환자는 자위행위를 했기 때문에 죄책감을 느낀다고 하는데, 왜 자신을 비난할 정도로 죄책감을 느끼는지 그것을 파고 들어가는 게 도움이 될 거야. 예를 들면, 자위행위에서는 그 행위 자체보다는 어떤 대상과 환상을 떠올리면서 자위하는지 그게 훨씬 중요해. 자위는 상상적 성행위이기 때문에 상상을 떠올리지 못하면 자위는 불가능해. 그런 의문을 통해 환자의 성적 환상과 욕망을 이해할 수 있지.

만약 자위할 때 머릿속으로 떠올리는 대상과 환상이 현실에서 금지된 것이라면 환자가 느끼는 죄책감을 이해할 수 있을지도 몰라.

정리해 보자. 환자는 언제나 현실에서 일어난 사건에서 증상의 원인을 찾아. 밖의 사건에서 자신을 설명하려는 방식이 바로 환자의 방식이야. 그에 반해 정신분석은 심리 내부에서 자신을 설명하려고 해. 그것이 정신분석의 방식이야. 심리 내부의 무의식적 진실과 욕망이 만들어 내는 환상에서 증상의 원인을 찾으려고 하지.

그리고 환자가 원인이라고 말하는 현실 속의 사건은 실제 원인은 아니지만, 무의식적 진실로 들어가는 실마리는 돼. 그것을 매개로 환자의 내면을 파고 들어가면 돼. 정답은 몰라. 정신분석은 정답을 찾는 것이 아니라 계속 심리 내부를 탐색해 가는 과정이야. 무의식적 진실과 욕망이 어떻게 현실을 왜곡시키고 변형시키는지, 환청을 통해 어떻게 조작되는지를 파헤치는 과정이 바로 정신분석이야. 이해하겠나?"

"예, 교수님."

"K선생은 이제 첫발을 내디뎠으니 계속 그렇게 나아가길 바란다. 환자의 말보다 그 뒤에 숨어 있는 환자의 욕망과 진실에 초점을 두길 바래. 그게 좋은 정신과 의사가 되기 위해 꼭 필요한 자세야."

귀신이 머리에 똥 싼 병이다

오랜 세월 동안 진료실에서 나를 만나도 속마음을 털어놓지 않는 환자들이 있다. 아마 꽤 많을 것이다. 환자들이 그렇게 하는 데는 여러 가지 이유가 있겠지만 그중 한 가지는 '내가 이 말을 하면 과연 의사가 나를 어떻게 생각할까? 내 말을 믿어 줄까?' 하는 마음일 것이다.

조현병을 앓고 있는 40대 남자 환자가 있다. 내가 그를 처음 만난 지도 어느덧 10년이 넘었다. 다른 곳에서 치료받다가 나를 찾아왔고 현재는 부모님과 함께 살면서 주로 집에서 시간을 보내고 있다.

병에 걸려 대학을 중퇴한 후로 한 번도 취직해 본 적이 없으므로 앞으로도 일할 가능성은 전혀 없다고 봐야 한다. 처음에는 부모도 무위도식하는 환자 때문에 마음고생을 많이 했지만, 지금은 체념한 채 현실을 받아들이고 있다. 다행인 것은 환자가 약도 잘 챙겨 먹고 병원도 혼자서 가고 문제 행동도 보이지 않는다는 점이다.

외래에 환자가 많으면 대부분은 지난 한 달 동안 불편한 점이 있었는지 묻고는 약 처방하고 몇 분 안에 진료를 끝낸다. 하지만 환자가 조금 적은 날에는 지난 기록을 보면서 이런저런 이야기를 나눈다.

하루를 어떻게 보내는지, 앞으로 무얼 가장 하고 싶은지, 지금까지 살아오면서 후회되거나 아쉬운 점은 무엇인지, 병을 안고 살아가면서 힘든 점은 무엇인지 등 그냥 머리에 떠오르는 대로 물어본다. 그런데 이런 일상적인 이야기를 나누면서 환자의 속마음을 알 때가 자주 있다. 환자 본인이 경계를 늦추기에 가능한 일일 것이다.

이 환자 경우도 그러했다. 내가 평상시처럼 약을 처방한 후에 지나가는 말로 요새 후회되거나 아쉬운 점은 없는지 물었다. 나는 가볍게 물었는데 이상하게 그가 대답을 주저했다. 직감적으로 뭔가 할 말이 있구나 하는 생각이 들었다.

그래서 내가 "우리가 만난 지도 오래되었는데 둘 사이에 무얼 숨길 게 있느냐? 같이 늙어가는 마당에 하고 싶은 말은 하면서 살자"라고 했다. 그랬더니 그가 침통한 표정을 지으며 말했다.

"제 일생일대의 실수는 그를 내쫓은 겁니다."

"그를 내쫓다니, 그가 누군데?"

"교수님께서는 이해 못 하시겠지만 이전에 제 창자에 살던 놈입니다."

"그래? 창자에 살았다고?"

"귀신입니다. 창자에 붙어사는 귀신."

"아하! 무슨 말인지 알겠네. 놈이라고 말하는 걸 보니 남자 귀신이네."

"예."

"그런데 그 귀신을 내쫓은 것이 왜 일생일대의 실수인데?"

"제 창자에 사는 귀신보고 제가 나가라고 하니까 귀신이 제 몸이 자기 집인데 왜 나가라고 하냐며 화를 냈습니다. 그래도 제가 계속 나가라고 하니까 귀신이 화가 나서 제 창자에 똥을 쌌습니다. 그때 제가 그만두었어야 했는데 저도 화가 나서 똥 그만 싸고 퍼뜩 제 몸에서 나가라고 했습니다. 그랬더니 귀신이 '좋다. 내 더러워서 나간다. 그런데 내가 싼 똥을 니 머리로 보내 버리고 나갈 거다'라고 하더군요. 그래서 제가 병에 걸렸습니다."

"아하, 이제 무슨 말인지 알겠다. 그러니까 창자에 살던 귀신보고 나가라고 하니까 귀신이 화가 나서 니 창자에 똥을 누었고, 나가면서 그 똥을 니 머리로 보내서 병에 걸렸다는 거구나. 내 말이 맞나?"

"예, 맞습니다."

"그러면 그것을 어떻게 알았어? 귀신이 니 창자에 똥을 눈 것이랑, 니 머리로 보내 버린 것이랑."

"귀신이 제 귀에 대고 말했습니다. '니 창자에 똥 눈다.' '니 머리로 똥 보낸다.' '나는 이제 나간다.' '니는 내 똥 때문에 고생할 거다.' '그건 절대 안 없어진다.' '날 보낸 것 후회할 거다'라고 말했습니다. 분명히 제 두 귀로 들었습니다."

"아하, 그렇구나. 그러면 그게 언제 일어난 일인데?"

"오래되었습니다. 교수님은 기억하지 못하겠지만 제가 교수님을 처음 뵌 지가 2012년 여름이지요. 그때 한 달간 입원했는데 며칠 동안 똥을 못 눈 적이 있있습니다.

그때 귀신이 말하더군요. '내가 눈 똥 때문에 니 창자가 막혀 니가 똥을 못 눌 거다.' 저는 말도 안 되는 소리라고 생각했습니다. 그런데 퇴원 후 아주 드물게 똥을 못 누면 그런 소리가 들렸습니다. 그리고 '내가 눈 똥 내가 치웠으니 이제는 니 똥 누도 된다.' 하는 소리가 들리면 곧 똥이 나왔습니다. 그런 일이 여러 번 있고 난 후에는 저도 귀신 말을 믿게 되었습니다."

"그렇구나. 그런데 너는 왜 귀신보고 나가라고 했어? 무슨 계기가 있었어?"

"목사님 때문입니다. 그래서 그때부터 교회 안 나가고 절에 나갑니다."

"목사님 때문이라니? 목사님에게 그 귀신 이야기를 했더나?"

"아닙니다. 주일에 목사님이 설교하시면서 〈우리의 몸은 하나님이 머무는 성전이다. 그러니 사탄이 깃들지 않도록 늘 깨끗이 해야 한다〉고 말씀하셨습니다. 그 말에 감동을 받았습니다. 그건 저를 두고 하신 말씀이 틀림없다고 생각했습니다. 그래서 제 창자 안에 있는 그놈에게 이제는 그만 제 몸에서 나가 달라고 말했습니다. 처음에는 좋은 말로 부탁했지만 그놈이 거절하기에 나중에는 안 좋은 말도 했습니다."

"그렇구나. 이제 모든 걸 이해하겠다. 그러면 요즘은 똥 누는 데는 어려움이 없나?"

"전혀 없습니다. 대신 머릿속에 귀신이 눈 똥이 그대로 있어서 집중이 안 되고 머리가 맑지 않습니다."

"그렇구나. 한마디로 말하면 너의 병은 귀신이 머리에 똥 싼 병이네."

"맞습니다. 교수님은 정말로 정확하게 말씀하십니다."

"그러니까 내가 교수 아니가? 그건 그렇고 오늘 솔직하게 말해 줘서 정말 고맙다. 다음에 니 머릿속에 있는 귀신 똥을 어떻게 치울지 함께 고민해 보자."

"말씀은 고맙지만, 너무 오래된 똥이라 치우기가 어려울 것 같습니다."

"그렇기는 하다만, 나도 한번 생각해 볼게. 여하튼 고맙다. 솔직하게 말해 줘서. 더운 여름날 건강 조심하고."

"예, 교수님도 건강 조심하십시오."

그의 머릿속에 있는 똥을 어떻게 치울 것인지 더운 여름날에 열심히 고민해 봐야겠다.

남편과 자식 사이

한 40대 여자가 불면과 우울 증상을 보여 외래에 왔다. 증상이 발생한 이유는 재혼해서 지금 살고 있는 남편과 이전 결혼에서 낳은 아들 간의 갈등 때문이었다. 그녀의 이야기는 이러했다.

그녀는 20대 초반에 결혼했다. 세상 물정 모르고 사귀는 남자가 그냥 좋아 결혼했다. 친정에서는 결혼을 반대했는데 남자가 직업이 없기 때문이었다.

그러나 전남편은 180센티 키에 미남이었고 사귈 당시는 군 특전사에 복무 중이었다. 결혼 후 첫 몇 년간은 친정 도움을 받아 버텼지만, 경제적인 어려움이 지속되자 남편과의 관계가 힘들어졌다. 전남편은 직장을 구하기는 했지만 오래 붙어있지 못했다. 기대치가 너무 높아 다른 사람들이 늘 자신을 무시한다며 직장을 곧 집어치우곤 했다.

결혼 4년 후에 아들이 생겼고 그녀는 이대로 있다가는 굶어 죽겠다 싶어 미용 기술을 배웠다. 미용실을 차려 생활해 나갔는데 전남편이 돈을 못 버는 것은 괜찮은데 자신을 의심하기 시작했다. 미용실에 온 남자 손님과 대화를 나누면 그날 밤에 자신을 추궁하고 급기야 손찌검까지 했다.

남편의 폭력에 시달리다가 결국 결혼 10년 만에 이혼하고 아들과 살아왔다. 그리고 4년 전에 지인 소개로 한 남자를 만나 사귀다가 재혼했는데, 이 남자는 전남편과는 달리 직장도 있고 가정적이고 손찌검도 하지 않았다.

단 한 가지 문제는 전남편과의 사이에서 난 아들과 사이가 좋지 않은 것이다. 현 남편과 사귈 때 자신의 과거를 모두 이야기했고 현 남편도 그 점을 충분히 이해하고 결혼했다. 현 남편 역시 재혼인데 자식 두 명은 전 부인이 데려가 키우고 있다.

결혼 초기에는 현 남편이 자기 아들을 많이 챙겨주고 사이도 좋아 그녀는 감동을 받았다. 2년 전에 아들이 대학을 졸업하자 그녀는 자기 명의로 된 조그마한 아파트를 아들에게 넘겨주려고 했다. 그러자 현 남편이 반대하면서부터 갈등이 시작되었다.

그녀는 앞으로 평생 미용실을 해서 돈을 벌 테니 이번만은 자기 생각을 따라 주면 좋겠다고 말했지만, 남편은 요지부동이었다. 남편과 아들은 크게 싸웠고 결국 아들은 집을 나가 혼자 원룸에서 지낸다.

두 사람 사이에서 그녀는 너무 괴로워 다니던 절의 스님에게 상담받기도 하고 친구에게 물어보기도 했지만 각자 의견이 다를 뿐 어떻게 해야 할지 몰라 답답해서 찾아왔다고 한다.

"어떻게 할까요? 저는 남편과 아들 간의 문제만 해결되면 잠도 잘 자고 우울한 기분도 좋아질 것 같습니다. 도와주십시오."

그녀가 나를 본다. 눈빛이 간절하다.

"제 의견을 물으니 말하겠습니다. 이건 전적으로 저의 생각입니다. 모든 언어에 〈전남편〉이라는 말은 있어도 〈전아들〉이라는 말은 없습니다. 영어로 전남편을 Ex-husband라고 합니다. Ex라는 접두어가 〈이전의〉라는 뜻입니다. 그렇지만 Ex-son이라는 말은 없습니다. 남편의 자리에는 여러 남자가 앉을 수 있지만 자식의 자리에는 오직 자식만이 앉을 수 있습니다."

언어는 우리가 태어나기도 전에 존재했던 것으로 그 속에 모든 지혜가 담겨 있다.

제가 한 선택입니다

두 여자는 서로 알지 못한다. 그러나 나는 두 여자를 안다. 외래에서 따로따로 만나기 때문이다. 두 여자의 공통점은 40대 후반이라는 것과 미대를 나왔다는 것이다. 다른 점은 한 여자는 현재도 그림을 그리고 있고 다른 여자는 그렇지 못하다는 것이다.

두 여자가 어떤 이유로 나를 찾아왔는지는 중요하지 않다. 내가 두 여자에게 관심을 가진 이유는 두 사람의 선택에 따라 삶의 궤적이 달라졌기 때문이다.

먼저 그림을 포기한 여자부터 이야기해 보자. 미대를 다니다가 같은 과 복학생과 사랑에 빠졌다. 흔한 일이다. 이 남자의 그림 그리는 실력으로는 화가로서 성공할 확률이 그리 높지 않았다. 그러나 여자는 사랑에 올인했다. 삶의 어떤 고통도 사랑으로 극복하겠다는 강한 의지가 있었다.

졸업 후에 남자는 수입은 적어도 안정적인 직장에 다니고 있고 여자는 시간제로 일하고 있다. 여자는 정말 그림을 그리고 싶었지만 이제는 그런 생각도 많이 퇴색되었다고 한다.

내가 그 여자에게 물었다.
"그렇게 그리고 싶었던 그림을 못 그려도 지금, 행복하십니까?"

또 다른 여자 이야기를 해 보자. 이 여자 역시 미대를 졸업하고 앞날에 대해 생각했다.

'솔직히 나는 화가로서 먹고살 자신은 없다. 그렇지만 정말 그림을 그리면서 살고 싶다. 그렇다면 내가 마음껏 그림을 그릴 수 있도록 해 주는 남자와 결혼하겠다. 사랑할 만하면 더 좋겠지만 두 가지 중 하나를 선택하라면 능력 있는 남자를 선택하겠다. 나는 결혼 후에도 경제적인 제약으로 그림 그리는 일을 그만두고 싶지는 않다.' 이 여자는 그림에 대해서는 문외한인 전문직 남자와 결혼했다.

내가 그 여자에게 물었다.
"경제적 제약 없이 마음껏 그림을 그릴 수 있는 지금, 행복하십니까?"

삶이 어떻게 펼쳐질지는 아무도 모른다. 자신이 무엇을 원하는지, 어떤 삶을 살기 바라는지가 분명하다면 선택은 의외로 간단하다. 그리고 내가 왜 그런 선택을 했는지 잊지 않고 그 선택에 따르는 결과를 자기 책임으로 기꺼이 받아들인다면, 아쉬움은 있어도 후회는 없을 것이다. 그런데 우리는 잊어버리고 받아들이지 못한다.

자기 삶은 자신이 결정한다. 자신의 운명도 자신이 결정한다. 선택하고 받아들임. 그게 삶이다.

벤츠를 선물하겠다는 한 여자 환자

불면증과 우울증으로 오랫동안 치료받고 있는 50대 후반 여자 환자다. 남편이 큰 회사를 운영해서 경제적으로 아주 풍요롭다. 이 환자는 올 때마다 나에게 선물을 가지고 온다. 그래서 어느 날 그것이 전이 현상이라고 말해 주었다. 그녀는 자신의 성의를 정신분석 현상으로 해석하는 내 태도를 못마땅해했지만 그 이후부터는 그냥 왔다.

얼마 전 그 환자가 자신이 제일 처음 여기에 와서 나에게 진료를 받은 날이 언제인지 물었다. 내가 날짜를 말해 주었더니 얼굴이 활짝 밝아지면서 "아! 벌써 10년 가까이 되었군요. 곧 10주년이 되겠네요. 저도 그 정도 된 것 같아서 물어보았어요"라고 말한다.

그리고 자기 부부가 우리 부부에게 저녁 식사를 대접하고 싶다고 했다. 당연히 나는 거절했다. 그러자 작은 선물이라도 하고 싶은데 받아줄 수 있냐고 대답부터 들으려 했다. 나는 그렇다면 감사하는 마음으로 받겠다고 했다.

문제는 그때부터 시작되었다. 그녀는 내게 치료받은 지 10년

되는 기념으로 벤츠를 선물하겠다고 했다. 남편과 이미 의논하였고 남편도 흔쾌히 동의했다고 진지하게 말했다.

나는 이미 차가 있고 집이 바로 병원 앞이고 병원과 집만 왔다 갔다 해서 차를 몰 일이 거의 없다고 했다. 그리고 좋은 마음으로 하는 선물을 받고 감옥에 갈 수는 없지 않냐고도 했다.

그녀는 가만히 듣고만 있었다. 그것으로 문제는 해결된 줄 알았다.

그런데 다음 외래 시간에 그 환자의 남편이 찾아왔다. 자신이 아내에게 들볶여서 견딜 수 없다며 자기를 살려 주는 셈 치고 차를 받아 달라고 했다. 회사 변호사와 의논해 보니 내 아내에게 선물하면 될 것 같다고 했다. 그 남편으로부터 이야기를 들어 보니 상황이 이렇게 흘러간 것 같았다.

환자가 남편에게 묻는다.

"당신은 날 사랑하느냐?"

남편이 사랑한다고 대답하자 다시 환자가 묻는다.

"10년 전의 그때 내 모습을 기억하느냐?"

남편이 기억한다고 하자 환자가 또 묻는다.

"그때와 지금을 비교하면 어느 쪽이 더 좋으냐?"

남편이 당연히 지금이 훨씬 좋다고 하자 환자가 말한다.

"이렇게 되기까지는 전적으로 교수님 덕분이고 그때 당신이 바람을 피워 내가 죽으려고 했는데도 날 살린 것은 당신이 아니라 김철권 교수다. 그분은 내 생명의 은인이다. 그 점을 인정하느냐?"

남편이 인정한다고 말하자 환자가 드디어 속마음을 털어놓더란다.

"생명의 은인에게 10년째 치료받고 있다. 그 10주년이 되는 날에 의미 있는 선물을 해 드리고 싶다. 그래서 차를 선물하려고 하는데 당신 생각은 어떠냐?"

남편은 과거 자신이 잘못한 일을 아내가 먼저 꺼내면서 마치 검사가 피고인에게 하나하나 따져 묻듯이 확인하는 바람에 아내 말에 동의할 수밖에 없었다고 토로했다.

내가 선물을 거절하니 나를 찾아가 설득하라고 조르기 시작해서 어쩔 수 없이 왔다고 했다. 내가 알아서 해결하겠으니 걱정하지 말라며 남편을 안심시켜 돌려보냈다.

다음 외래 시간에 환자가 왔다. 그녀는 조금 긴장된 표정으로 자리에 앉았다. 내가 말했다.

"○○씨의 말도 들었고 남편의 말도 들었습니다. 저를 그렇게 생각해 주어서 고맙습니다. 제게 차를 선물하겠다고 하는 이유는 감사의 마음을 표현하고 싶어서일 것입니다. 그런 점에서 벤츠는 부인의 마음을 상징하는 것입니다. 고마운 마음을 상징하는 것은 벤츠가 될 수도 있고 요즘 같이 추운 겨울날에는 따뜻한 군고구마가 될 수도 있습니다. 여러 많은 상징 중에서 ○○씨는 벤츠를 선택한 것입니다. 제 말이 맞습니까?"

환자는 아무 말 없이 고개를 끄덕였다.

"그렇다면 ○○씨의 성의를 무시하기 어려우니 상징으로서 벤츠를 받겠습니다."

내가 그렇게 말하자 환자의 얼굴이 밝아졌다. 그리고 고맙다며 연신 인사를 했다. 내가 아직 말이 끝나지 않았다며 마저 내 이야기를 들어 보라고 했다.

"좀 전에 말했듯이 상징으로서 벤츠를 받겠으니 가장 멋진 벤츠 장난감을 선물해 주십시오."

내가 이렇게 말하자 환자는 잠시 어리둥절하더니 곧 웃음을 터뜨렸다. 그리고 웃는 얼굴로 "교수님은 참 재미있는 분이에요"라고 했다. 환자가 웃음을 터뜨리는 것으로 차를 선물하겠다는 문제는 깔끔하게 해결되었다.

앞으로의 진료에서는 환자의 전이를 다루고 해결해야 할 숙제가 남았다.

날마다 여자 옷을 벗기는 남자

날마다 여자 옷을 벗기는 남자가 있다. 20대 강박증 환자다. 그는 마음에 드는 여자를 보면 머릿속으로 끝없이 그 여자 옷을 벗기는 상상을 한다. 이때 반드시 지켜야 할 순서가 있고 그 순서가 흐트러지거나 방해받으면 처음부터 다시 시작해야 한다. 가령 머릿속으로 옷을 벗기고 있는데 전화가 오거나 다른 사람이 말을 거는 경우다.

그는 맨 처음에는 여자의 상의를 벗기고, 벗긴 옷을 접어 바닥에 놓아두고, 그다음에는 치마나 바지를 벗기고, 벗긴 옷을 접어 바닥에 놓아두고, 양말이나 스타킹을 벗겨서 옷 옆에 놓아두고, 그다음에 속옷이나 속치마를 벗기고, 여기까지는 일사천리로 나아간다.

그다음부터가 시간이 걸린다. 그의 말대로 하면 엄청난 집중이 필요하다. 브래지어를 벗기고(시간이 걸린다), 그다음에 팬티를 벗겨야 하는데 여기서 늘 주저하게 되고 머뭇거리게 된다. 거의 대부분 실패한다. 이런 생각 때문에 그는 대학교를 겨우 졸업했고 직장생활도 취직과 실직을 반복하고 있다.

환자의 집은 부산인데 부산 여러 정신과에서 치료받았지만, 효과가 없는 것 같아서 서울로 올라가 유명 대학병원 정신과를 찾아 입원도 했다. 그곳에서 2년 정도 외래 치료를 받았지만 여전히 호전과 악화를 반복했고 결국 그 대학병원에서 연고지 문제를 내세워 내게 의뢰했다.

처음 면담해 보니 직감적으로 '아! 강적이구나!' 하는 생각이 들었다. 그래서 개인 정신과를 방문하는 것이 본인에게 더 도움이 될 거라며 에둘러 환자를 내쳤다. 시간을 내어 차분하게 이야기하면서 도움을 주기 어렵다고 했다. 그래도 그 환자는 내게 치료받겠다고 했다.

환자가 복용하고 있는 약은 코끼리 한 마리는 능히 죽일 정도로 용량이 많았고 약의 종류도 정신과에서 사용하고 있는 거의 모든 약을 포함하고 있었다. 하루에 먹는 약의 개수가 모두 28알이었다. 지금까지 치료한 의사의 답답한 심정이 전해져 오는 것 같았다.

이것은 약물치료로는 환자의 증상을 조절하기 어렵다는 것을 의미했다. 게다가 환자 본인도 많은 약용량 때문에 몹시 힘들어했다. 환자는 담당의사 선생님이 당연히 알아서 약을 줄여 줄 거라고 믿고 있었다고 한다. 미련하기는.

그래서 나는 치료 전략을 바꾸기로 했다. 어떻게 바꾸느냐 하면 머릿속으로 여자 옷을 벗기는 생각을 없애려고 할 것이 아니라 나와 힘을 합쳐 더더욱 여자 옷을 잘 벗기기로 하는 전략이다.

내가 조금 이상한 의사로 보일지도 모르지만 이건 전적으로 나의 임상 경험에 따른 것이다.

인간이란 존재는 어떤 것을 금지하면 할수록 더더욱 그것을 욕망한다. 뇌도 마찬가지다. 지금부터 절대로 사과apple를 생각하지 말라고 하면 그때부터 뇌는 필사적으로 사과를 생각한다.
뇌는 부정형의 명령문을 받아들이지 못하고 오로지 긍정형의 명령만 받아들인다. 여자 옷을 벗기는 생각을 하지 않으려고 하면 할수록 뇌는 더더욱 여자 옷을 벗기는 생각을 하게 된다.
내가 궁금했던 점은 왜 이 남자가 제일 마지막 옷인 팬티를 벗기는 데 실패하느냐였다. 얼마 전 정신분석에서 〈향락〉을 공부하면서 그 궁금증을 풀어줄 수 있는 단서를 찾았다.
'아하! 이 남자는 팬티를 벗기는 것을 지연시킴으로써 무의식적으로 계속 고통스러운 쾌락인 향락을 즐기려고 하는구나. 보일 듯 말 듯 하면서 긴장감을 고조시키는 그 흥분 상태를 즐기고 있구나. 고통스러워 보이는 것 같지만 오히려 그 고통을 즐기고 있구나.'

어느 날 내가 그에게 물었다.
"여자 옷을 벗겼는데 만약 그 여자가 팬티를 입고 있지 않으면 어떡하지요?"
순간 그 남자는 눈을 동그랗게 뜨고 당황해하면서 어쩔 줄 몰라 했다.
"여자 팬티 안에 무엇이 있기에 그렇게 보는 걸 두려워합니까? 보면 눈이라도 멉니까?"

나는 피핑 톰Peeping Tom을 떠올리며 그에게 물었다. 신기하게도 내가 그 질문을 하자 그는 두 눈을 감고 아무 대답도 하지 않았다. 그래서 내가 피핑 톰에 대해 이야기했다.

나는 그에게 격렬한 운동을 권했고 그는 현재 격투기를 배우고 있다. 증상은 여전히 있지만 무엇보다 매일 28알이나 먹던 약이 6알로 줄었다. 그래도 증상은 더 심해지지 않았다.

내 접근법은 단순하다. 〈여자 팬티를 벗겨보자. 무엇이 있는지 두 눈 뜨고 보자〉이다. 구호로 바꾸면 〈벗겨보자, 여자 팬티! 응시하자, 여자 음부!〉이다.

어느 날 그에게 여자 음부를 본 적이 있냐고 물었다. 그는 직접 본 적은 없다고 했다. 그렇다면 앞으로 여자와 잘 일이 있으면 두 눈을 부릅뜨고 여자 음부를 똑똑히 보라고 했다. 그는 무서워서 못 할 것 같다고 했다. 무엇이 무서운지는 모르겠다고 하면서 무섭다는 말만 반복했다. 여자의 음부 구멍에 빠질까 무섭냐고 하니 그가 대답하지 않았다.

여자 음부를 보라고 한 것은 탈감작desensitization이라는 행동치료 기법에 해당된다고 설명했다. '보니까 별거 없네', '무섭지도 않네', 그런 걸 깨달으면 좋아진다고 말했다. 자신이 머릿속으로 상상하는 여자의 음부와 실제 여자 음부 사이의 간격을 좁혀주면 그의 증상이 좋아질 거라고 생각했다.

현재 그의 상태는 좋을 때도 있고 안 좋을 때도 있다. 격투기를 배우다 보니 몸이 좋아졌고 현재는 택배 기사 일을 하고 있다. 일을 그만두지 않고 계속하고 있는 것을 보니 머리에서 여자 옷

벗기는 증상이 많이 줄어든 모양이다.

외래에서 만날 때마다 나는 증상에 대해서는 묻지 않고 주로 직업생활에 대해 묻는다. 내가 묻는다는 것은 관심을 보인다는 것이고 그러면 그는 내가 묻는 것에 대해 생각할 것이다.

자기가 괴로우면 말할 텐데 먼저 말을 꺼내지 않는 것을 보니 견딜만한 모양이다. 그렇게 세월이 지나가면서 그의 강박적인 생각이 힘을 잃기를 바란다.

언젠가 그가 결혼해서 부부 관계를 가질 때 아내 음부를 두 눈 부릅뜨고 보면서 이렇게 말하게 되기를 바래 본다.

'이게 뭐시라꼬 내가 그렇게 보기를 두려워했던가!'

삶은 마술봉으로 처리하기에는
너무 구질구질하다

포토샵에서 가장 중요한 것 중의 하나가 바로 이미지에서 자신이 원하는 대상을 선택 영역으로 잡는 것이다. 이것을 〈누끼 따기〉라고 한다. 어떤 도구를 이용하든지 간에 선택하고자 하는 대상을 정확하게 잡기만 하면 작업의 반은 끝난 셈이다.

예를 들어 한 카우보이가 멋진 말을 타고 있는 이미지가 있다고 치자. 이때 원래의 이미지로부터 카우보이 이미지와 말 이미지를 각각 분리하여 별도의 레이어에 옮겨놓으면 다양한 작업을 할 수 있다. 두 레이어를 포개 놓으면 본래의 이미지가 될 것이고, 카우보이 이미지나 말 이미지에 다른 색을 입히면 전혀 다른 분위기의 이미지가 된다.

문제는 원본 이미지로부터 원하는 이미지만을 정교하게 분리하기가 쉽지 않다는 것이다. 그래서 그 작업을 수행하기 위해 다양한 도구가 동원되는데 그중 하나가 마술봉 magic wand이다. 말 그대로 마술과 같이 이미지를 잡아 주는 도구다. 단 같은 색이어야만 한다는 조건이 있다.

예를 들면, 바구니에 다양한 종류의 과일이 놓여 있고 그 과일의 색이 각각 다르다면 마술봉을 과일에 클릭하기만 하면 각각의 과일을 정확하게 잡아 준다.

이렇게 할 수도 있다. 하얀색 담벼락을 배경으로 붉은색 옷을 입은 한 어린아이 이미지가 있다고 하자. 이런 경우 마술봉을 사용하여 하얀 담벼락을 잡아 주고 그다음에 역전inversion시키면 붉은색 옷을 입은 어린아이의 이미지만 정교하게 잡힌다.

포토샵에서 처음 이 도구를 접했을 때 그 마술 같은 기능이 정말로 놀라웠다. 그 순간 외래에서 만났던 한 여자 환자가 떠올랐다.

남편과 이혼해야 하나 말아야 하나 고민하는 환자다. 이혼하자니 경제적인 문제에 자신이 없고 자식도 눈에 밟히고, 같이 살자니 남편의 바람기와 포악한 성질이 견디기 어려웠다.

그래서 점쟁이도 찾아가 보고 절에 가서 스님도 만나보고 친구도 만나보고 도움이 되지 않는 친정 식구들도 만나 보다가 돌고 돌아 나에게까지 왔다. 대화는 이런 식으로 흘러갔다.

"제가 어떻게 해야 할까요?" 여자가 묻는다.

"그것을 왜 저에게 묻습니까? 그건 본인에게 물어야 할 질문 같습니다." 내가 대답했다.

"오죽 답답했으면 여기까지 왔겠습니까? 제가 현명한 판단을 내릴 수 있도록 도와주십시오."

"그것은 정신과 의사가 대답할 수 있는 문제가 아닙니다. 잠을 못 잔다든지 불안하다든지 우울하다든지 하는 점이 있으면 도와드릴 수 있지만 그 문제는 제가 개입하기 어렵습니다. 그건 의학적 문제가 아니고 삶의 문제입니다."

"그건 알지만 절 도와주실 수 있을 거라 기대하고 왔습니다."

"기대를 저버려서 죄송합니다만 제가 대답할 수 있는 영역 밖의 문제입니다."

"스님을 찾아갔더니 저보고 그게 짐이냐 아니냐 묻고는 짐이라면 버리고 그렇지 않으면 가지고 가라고 하시더군요."

"고통스러운 생각에 집착하여 괴로워하면 그것을 짐이라고 여기고 버리라는 말씀일 겁니다. 그런 말은 듣는 순간에는 정답 같지만, 그것은 자기 위안이고 자기 최면에 불과합니다.

'아! 이게 내 짐이구나. 그래서 버려야 되겠구나'라는 깨달음을 얻었다고 합시다. 그래도 집에 오면 현실은 그대로입니다. 이혼이라는 문제는 짐이냐 아니냐로 단순화하기 어려운 문제입니다.

그보다는 나는 어떤 삶을 원하는가? 밤낮으로 계속 생각하십시오. 삶은 깔끔하거나 단순하지 않습니다. 오히려 구질구질하고 복잡합니다. 혼자서 살 용기가 없고 살아남을 자신이 없으면 힘들어도 남편에게 기대어 살아야 하고, 그렇게는 죽어도 못 살겠다고 하면 이혼하고 필사적으로 살아야 합니다.

가슴에 와 닿는 멋진 말을 못해 드려 죄송합니다만 말로써 문제가 해결될 것 같으면 세상에 무슨 고민이 있겠습니까? 그러니 이곳저곳 찾아다니기보다는 자신에게 계속 물어보십시오. 낮이고 밤이고. 그러면 해답을 찾을 것입니다."

환자가 나가고 나는 생각한다. 세상의 고민이 포토샵의 마술봉으로 선택 영역을 잡는 것처럼 그렇게 경계가 단순하면 얼마나 좋을까? 짐인가? 짐이면 내려놓아라. 이전에는 자신의 문제가 짐인 줄 몰라서 지고 있었고, 이제야 그게 짐이라는 것을 알았으니 내려놓을 수 있는 사람은 처음부터 그런 문제로 괴로워하지도 않는다. 자기 위안과 자기 최면은 도움이 되지 못한다.

사람들은 단순한 것을 찾는다. 포토샵에서는 마술봉을 휘두르면 한순간에 모든 것을 바꿀 수 있다. 통쾌하다. 그러나 우리 삶에 그런 마술봉 같은 것이 있겠는가? 그런 기적 같은 비법을 찾기보다는 삶의 고통과 비극에 맞서야 한다.

삶은 마술봉으로 단번에 처리하기에는 너무 구질구질하다. 그래서, 그러니까, 그것이 삶이다.

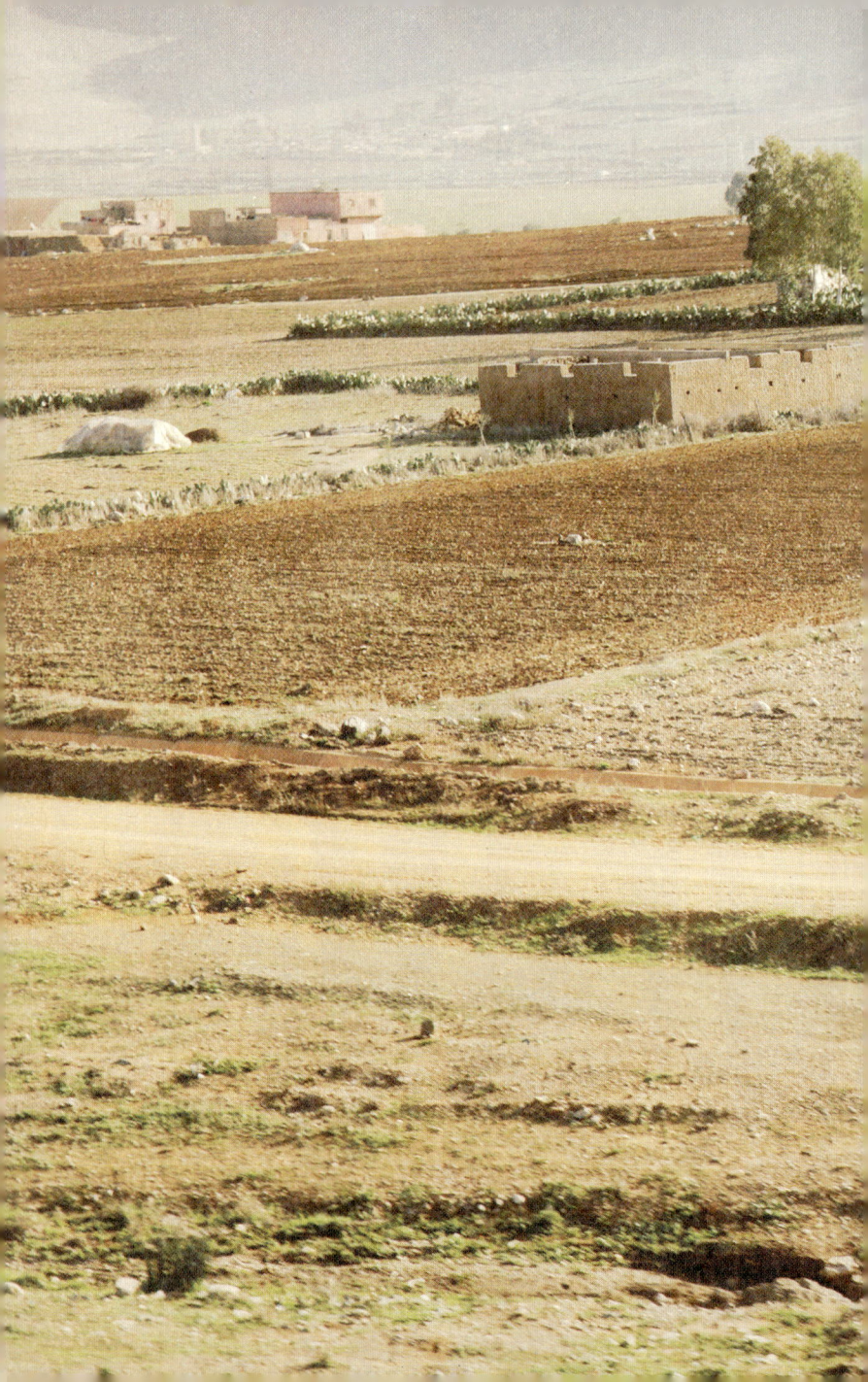

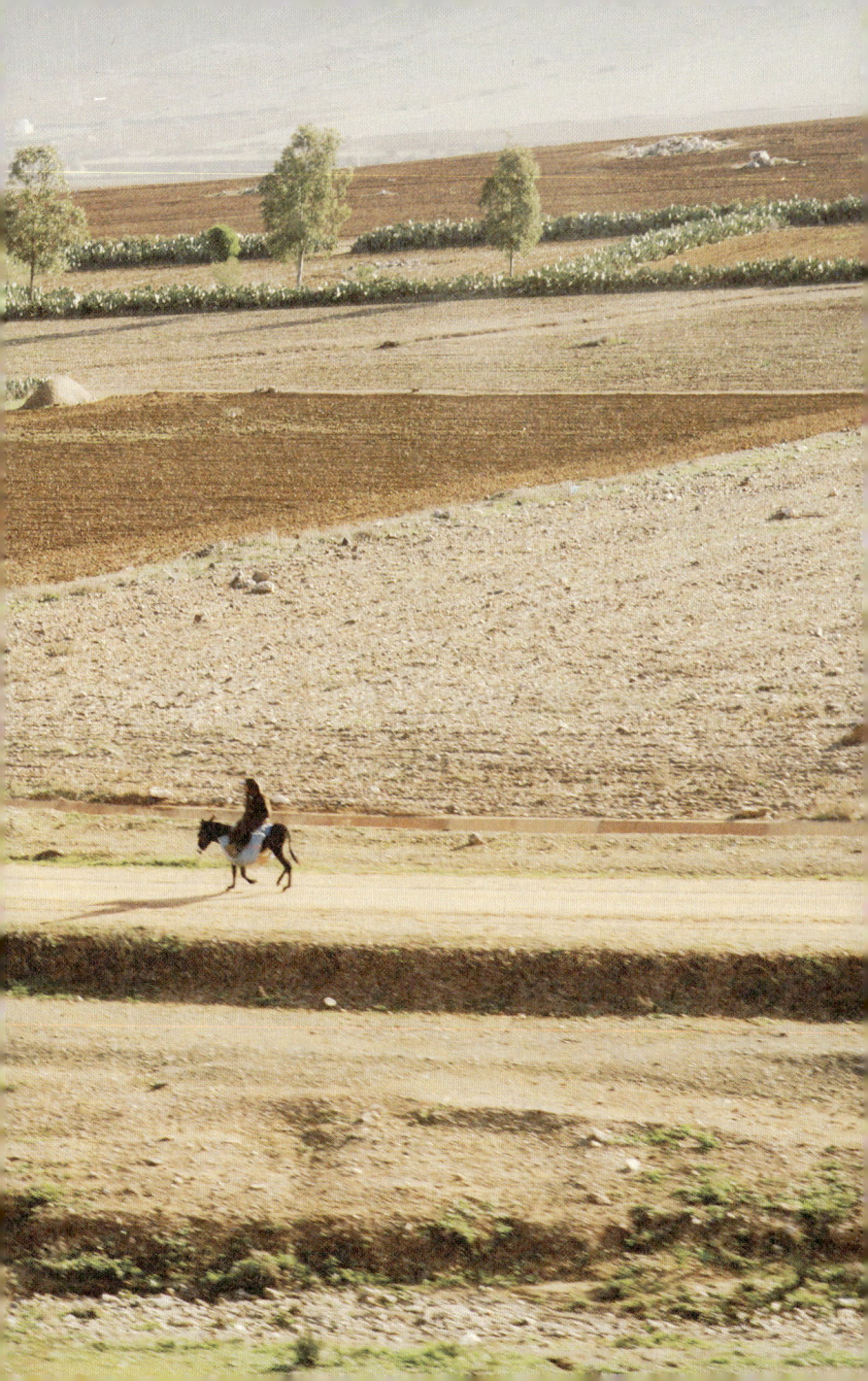

갑옷과 투구

어느 날 한 20대 아가씨가 말한다.

"제가 누구인지 잘 모르겠어요. 뭔가 몸에 맞지 않는 옷을 입고 살아가는 느낌이어요. 마음은 외롭고 쓸쓸한데 겉으로는 늘 웃고 있어요. 절 이해해 주는 사람은 이 세상에 아무도 없어요. 누군가 후 불면 그냥 날아가 없어져 버릴 존재 같아요."

어떤 20대 남자 환자는 이렇게 말한다.

"늘 연극을 하면서 살아가는 느낌이 들어요. 사람들은 저보고 쾌활하다고 말하지만 저는 어떻게 하면 빨리 죽을 수 있는지 그 생각뿐이에요. 제가 이렇게 오래 살 줄 몰랐습니다."

사람마다 갑옷과 투구를 쓰고 있다. 상처받지 않기 위해, 자신의 허약한 점을 노출하지 않기 위해, 정도는 다르지만 두꺼운 갑옷과 무거운 투구를 쓰고 산다. 아무리 찔려도 아무리 내리쳐도 끄떡없을 정도로 튼튼하게 만든 갑옷과 투구를 쓰고 살아간다.

어느 날 문득, 특별히 그럴만한 일이 없는데도 자신만이 홀로 떨어져 있는 외딴섬 같다는 생각이 들 때, 외롭고 쓸쓸한 몸이 지탱하기에는 입고 있는 투구와 갑옷이 너무 무겁고 답답하게 느껴진다. 그럴 때는 자신이 입고 있는 갑옷과 쓰고 있는 투구를 잠시 벗어보면 어떨까 하는 상상을 하게 된다. 아주 가볍고 자유로울 것 같다.

그러나 그런 생각과 느낌도 잠시뿐, 두려움에 주저하게 된다. 지금까지 자신이 알고 있는 것과 전혀 다른 자신이 나타날지 모른다는 두려움에 망설이게 된다.

갑옷과 투구를 벗으면 근육질의 자신이 아닌 허약하고 메마른 자신이 나타날 수 있고, 행복한 자신이 아닌 쓸쓸하고 외로운 자신이 나타날 수 있고, 씩씩한 자신이 아닌 의존적이고 기대고 싶어 하는 자신이 나타날 수 있고, 이지적이고 냉정한 자신이 아닌 감정적이고 충동적인 자신이 나타날 수 있고, 완벽하고 철저한 자신이 아닌 되는대로 살고 싶은 자신이 나타날 수 있고, 도덕적인 자신이 아닌 방탕한 자신이 나타날 수 있다.

자기가 알고 있는 자신이 아닌 또 다른 자기 모습을 보는 것이 두려워서, 사람들은 두꺼운 갑옷과 무거운 투구를 벗는 것을 포기하고 그대로 생활하게 된다. 변화보다는 익숙한 것에 맞춰 살아가게 된다.

현자들은 이렇게 말한다.
"너의 본 모습을 찾아라. 껍데기를 벗어 던지고 참자아를 찾아라."

좋은 말이다. 그러나 기억해야 할 점은 갑옷을 입고 있는 자신도 자기 자신이고 갑옷을 벗은 자신도 자기 자신이라는 것이다. 갑옷과 투구를 벗기 위해 그리고 새로운 갑옷과 투구를 만들기 위해 노력하는 것이 나쁜 것은 아니지만 그렇다고 좋기만 한 것도 아니다. 그 과정에서 많은 시행착오를 겪게 되고 삶의 에너지를 소비하게 된다.

참자아를 알아야만 올바른 삶을 살 수 있는 것은 아니다. 지금 있는 모습으로 그냥 살아가면 된다. 그런 문제를 생각하느라 많은 시간을 쓰지 말고 열심히 살면 된다. 매일 아침 일찍 일어나고, 낮에는 일하고 밤에는 일찍 자고, 살아 있음을 고마워하면서, 매일 매 순간을 살아가면 된다. 살아 있음은 쉬지 않고 움직이는 것, 그 자체다.

가장 성공한 사람

직업상 암에 걸린 환자의 자문을 많이 받게 된다. 위암, 간암, 유방암, 자궁암, 폐암, 대장암 등 다양한 부위의 암 환자를 만난다. 교수도 있고 정치가도 있고 공무원도 있고 성직자도 있다. 당연히 평범한 아빠 엄마들도 있다. 수술 후 회복 중인 환자도 있고 전신에 퍼져 더 이상 손을 쓰기 어려운 환자도 있다.

그들을 만나면 나는 귀가 아닌 온몸을 열어 그들을 반긴다. 얻는 게 많기 때문이다. 그들은 나에게 도움받기 위해 오지만 나는 그들을 통해 오히려 삶의 소중함을 배운다.

그들을 만날 때는 고독과 쓸쓸함과 공허와 권태라는 단어를 잊어버리게 된다. 아니, 그런 단어가 있는 것조차 생각하지 못한다. 그들의 관심사는 오직 하나, 살고 싶다는 것이다. 하루라도 더, 일분일초라도 더 살고 싶다는 것이다. 그 외는 아무것도 없다. 그러기에 그들은 그 누구보다도 삶에 대한 열정으로 가득 차 있다. 그 누구보다 대지에 깊이 뿌리 내리고 있다. 삶과 죽음의 문제만 생각하기에 신神에게 가장 근접해 있다.

암에 걸리면 인간의 정신은 맑아진다. 온갖 잡념에 시달리던 사람도 생각이 모아지고 집중력이 높아진다. 암 환자들을 대할 때마다 나는 이런 사실을 확인한다. 신비로운 일이다.

그들의 생각은 단순하고 삶 역시 단순하다. 모든 사람이 원하는 단순하고 소박한 삶을 산다. 자신에게 가장 중요한 것을 빼고는 모두 놓아버리기 때문에 생각과 삶에 군더더기가 없다. 자신이 하는 모든 행위에 정신을 집중하기 때문에 그들의 마음은 늘 깨어있다. 그래서 하루하루 살아있는 것이 고맙다고 한다.

철학을 공부하는 한 40대 중년 남자는 이렇게 말한다.
"암에 걸리기 전에는 생각이 너무 많았습니다. 세상에 대한 구토와 권태와 불안과 우울 때문에 잠을 이루지 못했습니다. 지금은 통증 때문에 잠을 이루지 못합니다. 그러나 머릿속은 이전과 비교하기 어려울 정도로 맑습니다. 아침에 눈을 뜨면 살아있다는 것이 고맙습니다. 새소리가 고맙고, 바람 소리가 고맙습니다. 이전에 사소하게 여겼던 모든 것들이 이제는 제게 고마움으로 다가옵니다. 잃는 것이 있으면 얻는 것도 있는 모양입니다."

암은 당사자에게 불행이기도 하지만 동시에 축복도 된다. 암에 걸리면 이해하지 못해 괴로워하던 그 모든 것이 일시에 이해된다. 용서하지 못해 가슴 아파하던 그 모든 일이 일시에 용서된다. 죽어가는 마당에 이해되지 않고 용서되지 않는 일은 없다. 한없이 너그러워지고 겸손해진다. 사소한 일과 중요한 일을 구별하는 눈도 생긴다.

"지금 깨닫는 것을 왜 이전에는 몰랐을까요?"

암을 앓고 있는 환자들에게서 자주 듣는 말이다. 말기 암을 앓고 있는 환자들에게 "무엇을 가장 하고 싶습니까?"라고 물으면 열이면 열 모두 "사랑하는 사람과 많은 시간을 보내고 싶습니다"라고 한다. 암에 걸리면 평소에는 눈에 들어오지 않던 사랑하는 사람이 그토록 또렷하게 보인다는 것도 놀라운 일이다. 그리고 기적적으로 암과의 사투에서 회복된 사람들은 진정 어떤 삶이 의미가 있는지 깨치게 된다.

삶의 의미를 알기에, 살아가는 이유를 알기에, 나는 암에서 회복된 사람들을 이 세상에서 가장 성공한 사람이라고 부른다.

구타 유발자

3년 전 어느 날, 30대 초반의 체구가 조그마한 남자가 강박 증상으로 진료실에 찾아왔다. 하루에도 수십 번씩 손을 씻어서 피부가 벗겨질 정도이고, 이유 없이 사람들에게 시비를 걸고 싶고 욕하고 싶고 싸우고 싶다고 했다.

항우울제를 고용량 복용한 후로 손 씻는 행동은 많이 호전되었지만, 사람들과 부딪치고 싸우고 싶은 마음은 지속되었다. 그는 1년에 서너 번은 길거리에서 지나가는 덩치 큰 남자들에게 괜히 시비를 걸었고 그때마다 체구가 왜소한 그는 일방적으로 두들겨 맞았다.

어떤 때는 이가 부러졌거나 갈비뼈에 금이 갔다고 하고 어떤 때는 팔이 부러졌다며 깁스하고 오기도 했다. 나는 그가 더 심한 부상이라도 입지 않을까 걱정되어 충동 조절에 도움이 되는 약을 처방했지만 별 효과가 없었다.

그는 마치 맞는 걸 즐기기라도 하는 듯 계속 덩치 큰 남자들에게 시비를 걸었고 그때마다 흠씬 두들겨 맞았다.

나는 그의 무모한 행동을 이해할 수가 없었다. 왜 그런 어리석은 행동을 하느냐고 물었지만, 그때마다 그는 덩치 큰 남자를 보면 자신도 모르게 욕이 나온다고 했다.

그의 문제 행동은 반복되었다. 나는 외래에서 그를 진료할 때마다 스트레스를 받았다. 아무런 도움을 주지 못한다는 무력감이 들어 힘들었다. 집에서 침대에 누워 그와의 대화를 복기하면서 내가 무엇을 놓쳤는지 곰곰이 생각해 보았지만 떠오르는 것은 없었다. 그런 나날이 2년가량 지속되었다.

그러던 어느 날, 그날도 나는 평소와 다름없이 커피 한잔을 마시며 진료를 시작했다. 컴퓨터 모니터를 보면서 오늘 하루 보아야 할 전체 환자 수를 보고 신환자가 몇 명인지를 보면서 숨을 가다듬고 있었다.

모니터의 외래 환자 명단에 그의 이름이 올라와 있었다. 그의 이름이 눈에 들어오자 지난 한 달 동안 별일이 없었으려나 하는 걱정부터 되었다.

진료 순서상 50대 여자 환자가 바로 그의 앞이었다. 이 여자는 남편이 바람을 피우지 않을까 하는 의심 때문에 온갖 생각에 시달리고 있었다. 자신도 얼토당토않다고 말하는 무수한 잡생각 때문에 밤새 잠을 이루지 못해 나를 찾아왔다. 그녀는 자리에 앉으면 언제나처럼 자신의 공상이 얼마나 쓸데없는가를 장황하게 늘어놓았다.

그런데 그날은 평소와 달리 자리에 앉아서도 일체 그런 공상에 대해 말하지 않았다. 내가 의아해서 그녀를 보았다. 그녀의 얼굴과 눈 주위로 멍 자국 같은 게 보여 무슨 일이 있었는지 물었다.

"교수님, 참 이상해요. 저번 주에 남편과 대판 싸웠고 남편이 제 얼굴을 때렸어요. 제가 말도 안 되는 억지를 부리기는 했어요. 주먹으로 얼굴을 맞았는데 그날은 정말로 아무 잡생각이 나지 않았어요. 평소에 저를 그렇게 괴롭히던 그 잡생각이 하나도 나지 않았어요. 그래서 잠을 아주 잘 잤습니다."

그녀는 신기하다면서 웃었다.

순간 내 머리를 스치는 게 있었다. 그녀가 나가고 그가 들어오기 전에 그의 외래 진료 기록지를 다시 읽어 보았다. 그리고 놀라운 사실을 발견했다.

평소에는 손을 씻는 이유에 대해 내가 말을 멈추게 할 정도로 상세하게 말하던 그가, 시비를 걸어 얻어맞고 올 때는 그런 말은 한마디도 하지 않았다. 그가 상처를 입고 외래를 방문했을 때의 진료 기록지에는 싸움하게 된 경위에 대해서만 적혀 있었다.

그것을 보고 이런 생각이 들었다. 아하! 이 환자는 얻어맞으려고 싸움을 거는구나. 싸움을 걸어 얻어맞으면 생각이 멈추는구나.

조금 후 그 환자를 들어오게 하여 대화를 나누었다.

"이전 기록을 보니 싸움을 하지 않은 달에는 증상으로 많이 괴롭다고 적혀 있는데 싸움을 했던 달에는 그런 증상에 대해 한마디도 적혀 있지 않습니다. 그 점에 대해 어떻게 생각합니까?"

그는 아무 말을 하지 않았다. 내가 다시 물었다.

"좀 더 직접적으로 묻겠습니다. 싸움을 하면, 아니 더 정확하게 말하면 상대방으로부터 두들겨 맞으면 평소 자신을 괴롭히던 생각이 줄어들거나 없어집니까?"

"예."

그가 순순히 대답했다.

"왜 그걸 저에게 말하지 않았습니까?"

"교수님이 묻지도 않았고 말하기도 힘든 내용이었으니까요."

"성적인 내용입니까?"

"예."

"여자와 관련 있는 내용입니까?"

"예."

"어머니와 연관되는 내용입니까?"

그는 잠시 생각하더니 기어들어 가는 목소리로 "예" 하고 대답했다.

"그 내용을 말해 줄 수 있습니까?"

그는 대답 대신 고개를 가로저었다.

"알겠습니다. 말하고 싶지 않으면 하지 않아도 됩니다. 대신 제안 하나 하겠습니다. 제 제안을 들어주시면 고맙겠습니다."

"무엇인데요?"

그가 나를 보았다.

"오늘부터 당장 복싱을 시작하십시오, 왜 그래야 하는지는 다음에 알려 드릴 테니 일단 시작하십시오. 그렇게 할 수 있겠습니까?"

"교수님이 하라고 하시니 해 보겠습니다."

"고맙습니다. 다음에 올 때 복싱 체육관에 등록했다는 등록증을 가지고 오십시오."

"알겠습니다."

그런 대화를 나눈 게 벌써 1년 전이다. 그때부터 그는 권투를 시작했고 그 이후로 다른 사람에게 시비를 걸어 맞는 일은 거의 없었다. 대신 복싱 체육관에서, 그의 표현대로 말하면 진이 빠질 정도로 샌드백을 때리고 스파링하면서 많이 맞고 나면, 다른 사람에게 시비 걸고 싶은 마음이 생기지 않는다고 했다.

오늘 진료실을 찾은 그에게 이런저런 이야기를 하다가 내가 어깨를 건들거리며 말했다.
"제 이름이 철권입니다. 무쇠 주먹 철권. 중학교 때 저도 잠시 권투를 한 적이 있습니다. 권투라는 게 가장 동물적이면서도 가장 인간적이라는 생각이 듭니다. 때리고 맞을 때 묘한 쾌감이 있습니다."
그가 의외라는 듯이 두 눈을 둥그렇게 뜨더니 곧 입을 씰룩거리며 말한다.
"에이! 교수님도. 뻥은! 그런 몸으로 무슨 권투를. 믿을 걸 믿으라고 하셔야죠."
"맞다니까요. 제가 권투를 했다니까요."
"예, 예. 믿을게요. 교수님이 철권이라는 건 인정합니다. 무쇠 주먹인지는 모르겠지만. 하여간 거기까지입니다."
그가 어깨를 들썩이며 권투 폼을 잡는다.
"어쭈, 폼 나는데요."
내가 말하자 그가 웃는다.

그가 말하지 않아 확인은 못 했지만, 어머니와 연관된 성적인 생각을 하고 하루에도 수십 번씩 손을 씻는다는 것을 관련지어 보면 어머니의 음부와 연관된 강박사고가 있을 것으로 생각되었다.

그런 생각은 아버지에 대한 죄책감을 일으켜 아버지로부터 처벌받고 싶다는 생각으로 이어졌고 그래서 자기보다 덩치 큰 남자에게 시비를 걸어 얻어맞기를 자초한 것이 아닌가 추론해 보았다.

내가 그에게 권투를 제안한 것은 그런 추론에 근거해서였다. 때리고 맞는 것을 동시에 충족시키면서 할 수 있는 운동이 권투라고 생각했다. 그러나 권투를 권했던 이유에 대해서는 말하지 않았다. 나중에 그가 물으면 그때 생각해 보겠다.

어떻게 사람이 사람을 이해하겠어요?

한 50대 여자 환자가 나에게 말한다.

"교수님은 절 이해한다고 생각했는데 오늘 말씀을 들으니 아니군요. 제가 착각했습니다."

"저의 어떤 말이나 행동때문에 그런 생각을 하게 되었습니까?"

"그냥 그런 생각이 들어요. 어떻게 사람이 사람을 이해하겠어요? 그게 오히려 이상한 일이죠."

그녀는 내 질문에 대한 대답 대신 이렇게 말했다.

남편의 외도로 오랜 기간 마음고생이 심했던 여자다. 여자가 이혼을 결심하고 내게 의견을 물었을 때 나는 경제적 자립이 가능하지 않다는 이유로 반대했다. 별거하면서 시간을 두고 좀 더 생각해 보는 게 어떻겠느냐고 했는데 아마도 그래서였던 것 같다.

외래를 마치자 새삼스레 그 여자의 말이 귓전을 때린다.

"어떻게 사람이 사람을 이해하겠어요?"

나는 외래에 오는 사람들의 마음을 읽으려고 노력해 왔다. 언제나 그들의 말이 아닌 말 뒤에 숨어 있는 욕망을 읽으려고 주의를 기울여 왔다. 그래야 그들을 도울 수 있다고 생각하기 때문이다.

그러나 날이 갈수록 다른 사람의 마음을 읽는다는 것이 가능하지 않음을 느낀다. 내가 내 마음을 읽지 못하는데 어떻게 다른 사람의 마음을 읽을 수 있겠는가 하는 회의감이 많이 든다. 다른 사람의 마음을 읽을 수 없음에도 나는 끊임없이 그들의 마음을 읽으려고 노력한다. 부질없는 짓인 줄 알면서도 그 일을 반복한다. 마치 산꼭대기로 바위를 밀어 올리는 시시포스처럼 승산 없는 싸움을 계속한다. 그렇게 할 수밖에 없는 것이 정신과 의사로서의 내 운명이라고 자위하면서 말이다.

하지만 오늘 그 여자 환자의 말을 듣고, 안타깝게도 내가 진료실에서 주로 하는 것은 환자의 욕망을 읽는 것이 아니라 해결책을 제시하는 거라는 사실을 깨달았다. 아뿔싸! 나는 오늘도 습관대로 한 탓에 그렇게 해 버렸다.

해결책을 제시하지 말고 내 주의를 온전히 그 사람에게 두고 그 사람에게 집중했어야 했는데……. 그렇게 했더라면 '어떻게 사람이 사람을 이해하겠어요'라는 말은 듣지 않았을 텐데…….

아내의 직업과 결혼한 남자

30대 중반의 말쑥하게 차려입은 한 남자가 부인과 함께 외래를 찾아왔다. 부부는 어디서부터 이야기를 시작해야 할지 모르겠다며 뜸을 들이더니 찾아온 이유를 말한다.

"결혼한 지 1년 정도 되었는데 서로 성격이 맞지 않아 이혼하려고 합니다. 그런데 막상 이혼하려고 하니 여러 가지 생각이 많아서 상담이라도 받아 볼까 하고 왔습니다."

헤어지자는 말을 먼저 꺼낸 사람이 남편이라서 그쪽 말부터 들어 보았다. 남편의 말은 이러했다.

1년 반 전에 축구 시합하다가 발목뼈가 골절되어 병원에 한 달 입원했다. 그때 지금의 아내를 만났다. 아내는 그 병원의 간호사로 근무하고 있었다. 그는 입원해 있는 동안 내내 행복했다. 간호사 덕분이었다.

태어나 그토록 친절하고 배려심 많은 사람은 처음 보았다. 아침에 눈을 뜨면 간호사는 병실을 찾아와 불편한 점이 없는지 물어봐 주고, 매끼 식사를 가져와 잘 먹을 수 있도록 챙겨주고, 밤에는 춥지 않도록 담요도 덮어 주곤 했다. 그의 눈에 간호사는 천사였다. 그는 입원해 있는 동안 그녀와 결혼하기로 결심했고 퇴원하자마자 행동으로 옮겼다.

"그렇게 원했던 사람과 결혼한 지 겨우 1년밖에 되지 않았는데 왜 벌써 헤어질 생각을 하게 되었습니까?" 내가 물었다.

"솔직히 아내가 변한 것인지 아니면 아내의 성격이 본래 그런지 잘 모르겠습니다. 결혼 후 몇 개월이 지나고부터 제가 무엇을 해 달라고 하면 그런 일 정도는 당신이 알아서 할 수도 있지 않느냐고 합니다. 처음에는 가끔 그러더니 요즘에는 매사 그런 식으로 저를 대합니다."

이번에는 부인의 말을 들어보았다. 부인의 이야기는 남편과는 달랐다.

"도대체가 집에 오면 꼼짝을 하지 않아요. 제가 자기 엄마도 아니고 가정부도 아니고, 아이처럼 모든 것을 다 해 줘야 하니까 이젠 지쳐요. 그래서 자꾸 싸우게 됩니다."

부부 양쪽의 이야기를 들어 보니 남자의 결혼 동기에 문제가 있어 보였다. 남자가 간호사의 직업정신이 부인의 성격이라고 생각한 것이다. 남자는 간호사 유니폼을 입고서 하는 아내의 행동을 아내의 본래 모습이라고 잘못 생각했다. 간호사라는 직업은 환자를 잘 보살펴야 하는 의무가 있는데 그것을 부인의 성격으로 오인한 것이다.

더 본질적인 문제는 아내의 말따나 남편이 아내에게서 어머니를 찾는다는 것이었다. 남자가 병원에 입원했을 때 간호사였던 아내에게 사랑을 느꼈던 이유도 바로 그 간호사에게서 이상적인 어머니의 모습을 보았기 때문이다. 사람이 아프면 누구나 어린아이와 같이 퇴행하게 되고 그러면 자연스럽게 모든 것을 받아주는 어머니 같은 존재를 찾기 마련이다.

나는 내 생각을 그 부부에게 설명했고 그들은 알겠다며 고개를 끄덕이고 돌아갔다.

흔히 부부는 일심동체라고 한다. 그러나 그 말은 위험하기까지 한 말이다. 건강한 결혼 생활을 위해서는 부부가 철저히 이심이체라는 것을 인정해야 한다. 결혼하기까지 많은 세월을 서로 다른 환경에서 성장해왔기에 생각과 감정과 행동 모두가 다르다. 그래서 〈모든 결혼은 국제결혼〉에 가깝다.

부부간에는 같은 단어를 써도 각자가 느끼는 어감이 다르다. 당연히 추상 명사인 사랑에 대한 정의도 다르다. 부부 사이에 사랑을 표현하는 방법도 다르고 받아들이는 방식도 다르며 그것을 해석하는 틀도 다르다. 모든 면에서 서로 다른 두 사람이 결혼한다고 해서 어느 날 갑자기 사랑에 관한 생각이 같아질 수는 없다.

결혼한다고 해서 갑자기 성격이 같아지고 취향도 같아지고 인생관도 같아질 리는 만무하다. 오히려 살아가면서 서로가 다르다는 사실을 점점 더 알게 된다. 그래서 갈등이 생기고 싸우기도 하며 괜히 결혼했다는 극단적인 생각에 휩싸이기도 한다.

부부가 반드시 알아야 할 것은 배우자가 나와 다르다는 사실이다. 서로 다르다는 것만 잊어버리지 않는다면 자신이 아닌 상대방의 입장에 서서 생각하고 이해하고 받아들일 수 있게 된다.
그런 생활이 오랫동안 이어지면 두 사람은 자신도 모르는 사이에 어느새 일심동체가 되어 있는 것이다. 일심동체란 두 사람의 노력을 통해 만들어지는 것이지 결혼한다고 해서 저절로 되는 것이 아니다.

도대체 그녀 안에는
몇 명의 그녀가 살고 있는가?

"선생님은 훌륭한 분이에요. 다른 의사와는 달라요. 처음 보는 순간 알아차렸어요. 게다가 선생님은 너무나 겸손해요. 그런 선생님을 전 존경하고 사랑해요. 선생님을 만날 수 있어 얼마나 좋은지 몰라요. 선생님은 제 이상형이에요. 선생님은 저에게 생명의 빛 그 자체예요."

처음 나를 찾아왔을 때 20대의 그녀는 나와의 만남에 대해 감격해하며 이렇게 말했다.

그리고 일주일 후 외래를 방문했을 때 그녀는 눈물을 흘리며 이렇게 말했다.

"선생님은 저같이 경박한 여자를 경멸할 거예요. 선생님의 눈이 그렇게 말해요. 맞아요. 전 그런 경멸을 받아 마땅한 여자예요. 그래도 다른 데 가라고는 하지 마세요."

내가 아무 말 없이 듣기만 하자 그녀의 태도가 돌변했다.

"선생님의 냉정한 모습에 실망했어요. 선생님은 겸손한 것이 아니라 겸손한 척하는 교만한 인간이에요. 정신과 의사들은 다 그런 족속이에요. 말만 번지르르하게 하면서 환자들을 등쳐먹는 기생충 같은 족속들이에요. 당신들의 위선에 구역질이 나!"

내가 여전히 침묵을 지키자 그녀는 다시 애원조로 말했다.

"제가 잘못했어요. 절 용서해 주세요. 아니 용서하지 마세요. 전 본래 그런 인간이에요. 그렇지만 선생님은 제가 잡고 있는 유일한 끈이에요. 선생님마저도 절 버리면 전 죽을 거예요. 죽는 것은 조금도 겁이 나지 않아요. 그것보다는 선생님의 사랑을 잃을까 봐 겁이 나요."

일주일 후 그녀는 다시 외래에서 독설을 퍼부었다.

"선생님과 살고 있는 여자가 불쌍해요. 그 여자는 얼마나 괴로울까요. 감정이 메말라 버린 차가운 인간과 사는 것 자체가 지옥일 거예요. 처음 볼 때부터 난 선생님이 차가운 인간이라는 것을 알았어요. 그리고 내 짐작이 맞다는 것을 이제는 확신해요. 더러운 인간. 교수면 다 가! 난 죽어버릴 거야. 내가 죽어도 눈 하나 깜빡하지 않을 거야. 당신은 냉혈한이니까. 아무 말도 하지 않는 걸 보니 내가 죽기를 바라는 것으로 보이네. 그렇게 원하면 죽어주지."

이런 식으로 매번 다른 그녀가 나를 찾아와 나의 인내를 시험한다. 경계성 성격장애를 앓고 있는 그녀가 사용하는 주 전략은 나를 화나게 만드는 것이다. 어떻게 하든지 내가 화를 내어야 사람들이 자기를 싫어한다는 자신의 믿음을 입증할 수 있기 때문이다.

나에 대한 이상화와 평가 절하도 그중의 하나다. 물론 그녀가 의식적으로 그렇게 하는 것은 아니다. 거의 자동으로 양극단을 왔다 갔다 한다. 그녀 마음속에 나에 대한 표상이 선한 인간과 나쁜 인간으로 분명하게 나뉘어 있기 때문이다.

그래도 내가 화를 내지 않으면 아예 노골적으로 묻는다.

"제가 밉지 않으세요?"

그러면 내가 되묻는다.

"어떤 대답을 듣고 싶습니까?"

내가 솔직하게 밉다고 하면 역시 그럴 줄 알았다고 할 것이고 밉지 않다고 하면 위선이라고 할 것이다. 어떻게 말해도 공격당하기 때문에 내 감정을 다스리면서 침묵으로 그녀의 감정을 받아들이는 수밖에 없다.

오늘도 그녀의 말과 감정은 고삐가 풀려 제멋대로 날뛰고 있다. 힘들다. 화가 난다. 동시에 불쌍하다.

내 눈에는 여러 명의 그녀가 보인다. 사랑을 갈구하는 그녀, 증오에 찬 그녀, 자기를 버리지 말라고 애원하며 매달리는 그녀, 그리고 그 모든 그녀. 도대체 그녀 안에는 몇 명의 그녀가 있는가?

불행에 이르는 덫

"선생님도 날 무시하는 겁니까? 도대체 내가 누구인지 알고나 있습니까?"

한 40대 남자가 진료실에 들어오자마자 시비조로 말한다. 거만한 태도에 짜증이 한껏 배어 있는 목소리다. 예약 없이 당일 방문하는 바람에 기다린 것에 대해 몹시 화가 나 있었다. 그가 내미는 명함에는 국내 대기업 노동조합 간부인 듯한 내용이 적혀 있었다. 그와 부인으로부터 정신과를 방문한 이유를 들어본다.

농사꾼의 아들로 태어난 그는 가난 때문에 고등학교를 겨우 졸업하고 무작정 도시로 상경했다. 배운 건 없지만 타고난 성실함과 지칠 줄 모르는 부지런함으로 20대 중반에 꿈에 그리던 대기업에 취직했다. 대기업에 들어간 뒤에도 항상 웃는 얼굴로 사람을 대하고 궂은일을 도맡아 해서 동료들의 신뢰를 얻어 입사 동기보다 빨리 작업반장으로 승진했댜.

중매로 만나 결혼한 부인 역시 가난 때문에 대학을 못 갔지만 심성이 착하고 남편을 귀하게 여기는 여자였다. 가정에서 그는 자상한 아빠였고 좋은 남편이었다.

그는 자주 아이들에게 "많이 배우지도 못한 내가 이렇게 좋은 직장과 좋은 대우를 받는 것에 항상 고마움을 느낀다. 더욱 열심히 일해서 너희에게는 가난을 물려주고 싶지 않다"라고 했다.

그런데 부인의 말에 의하면 수년 전에 노조 전임자가 되면서부터 그가 조금씩 변하기 시작했다. 술을 마시는 횟수가 늘어나고, 집에 늦게 들어오고, 돈 귀한 줄 모르고, 매사에 불평불만을 털어놓는 빈도가 점차 늘어났다. 부인이 그 점에 대해 걱정하면 오히려 화를 내면서 거창하게 회사와 국가 경제를 들먹였다.

"얼마 전에 노조 전임자 선거에서 떨어져 현장에 복직하면서부터 애 아빠가 영 달라졌어요. 잠을 못 자고, 식사도 안 하고, 사는 게 의미가 없다고 하루에도 몇 번이나 말하고, 그러다가 동료 직원들 이름을 몇 명 나열하면서 꼭 복수하겠다고 말하고, 이러다가 무슨 큰일이라도 낼 것 같아요." 부인이 울먹이며 말했다.

그와 면담해 보니 그는 심한 박탈감에 젖어 있었다.

"지난 수년 동안 정말 좋았습니다. 회사 사장도, 부서 임원도 내 앞에서는 쩔쩔매었고, 현장 일을 하지 않아도 월급이 계속 나왔고, 내가 평생 만질 수 없는 돈도 운영비로 만질 수 있었고, 그런데 말입니다. 노조 전임자 선거에서 떨어져 다시 현장으로 복귀하자 사람들이 모두 나를 무시하더군요."

"어떻게요?"

"아, 그건요. 아무도 나에게 인사를 하지 않더군요. 이전 같으면 있을 수가 없는 일이죠. 내가 누군데."

그의 음성이 높아지고 있었다.

"항상 지라는 법이 있습니까? 세상일 아무도 몰라요. 게다가 나 대신 노조 전임자가 된 놈이 일은 하지 않고 거드름을 피우는 꼴을 보니 정말 보기 싫더군요. 일하는 것도 힘들고, 너무 비참하고, 내가 패배자가 된 것 같은 생각이 들더군요. 이전에는 월급날이 그렇게 즐거웠는데 이제는 월급을 받아도 그게 푼돈 같아 보여서 과연 내가 이 일을 계속해야 하는지 회의가 들더군요. 이전에는 일하는 것이 즐거웠고 삶이 행복했는데 왜 이렇게 변했는지 모르겠습니다."

그가 고개를 가로저으며 자신의 참담한 심정을 토로한다.

그는 인간이 불행을 느끼게 되는 가장 흔한 두 가지 덫에 걸려버린 것이다. 하나는 자신이 누리고 있는 것에 대해 고마워하기보다는 가지지 못한 것에 대해 분노하는 덫이고, 다른 하나는 자신의 처지를 상대방과 비교하는 덫이다.

"나는 반드시 다시 노조 전임자가 될 겁니다."

그는 분노에 찬 눈으로 신음하듯이 내뱉었다. 그는 사랑스러운 부인과 두 자녀와 집과 안정된 직장을 가지고 있었지만, 자신이 얼마나 많은 것을 누리고 있는지 알지 못했다.

따뜻한 가정에 비하면 주위의 인정이나 사회적 지위가 얼마나 무의미한지 그는 알아차리지 못하고 있었다. 그는 손가락 사이로 빠져나가는 모래처럼 허망한 것에 집착하고 있었다.

불행의 덫에 걸려버린 그가 그것을 깨닫지 못하는 한 그는 결코 고통의 늪에서 헤어 나오지 못할 것이다

삶은 아웃 포커싱이 아니다

사진 기법 중에 아웃 포커싱이란 게 있다. Out of Focus를 편의상 줄여 부르는 말이다. 이것은 초점을 잡은 피사체는 선명하게 배경은 흐릿하게 나오게 하는 것으로, 처음 사진을 시작하는 사람들에게는 아주 매혹적으로 보이는 기법이다. 한마디로 피사체만 부각시키고 주변의 자질구레한 것들은 보이지 않게 처리하는 것이다.

아웃 포커싱 사진이 매혹적인 것처럼 아웃 포커싱 삶도 매혹적일까? 꼭 그런 것 같지는 않다. 화려하고 주목받는 삶으로 보여도 보이지 않는 면이 있다.

사진에서는 피사체를 아웃 포커싱으로 강조할 수 있지만 삶에서는 그렇게 하지 못한다. 군더더기를 뺀 알짜배기 삶이란 있을 수가 없다. 자질구레한 것들, 사소한 것들이 모두 모여 삶을 이룬다.

글을 쓰겠다며 멀쩡히 잘 다니던 직장을 그만둔 한 청년이 있다. 시골 산골에 그것도 첩첩산중 골짜기에 들어가 6개월 동안 온종일 다른 시인의 시를 필사하면서 시를 창작했다. 시 쓰는 일 외에는 모든 것을 아웃 포커싱 한 것이다. 그 결과는 어떻게 되었는가?

가족에 의해 강제로 끌려와 병원에 입원할 지경까지 이르게 되었다. 시를 쓰는 것이 중요하다고 밥 먹는 일도 무시한 것이다. 혼자서 지내다 보니 식사를 소홀히 하여 굶거나 라면으로 때우는 경우가 많았고 밤에는 외롭고 무서워 소주를 안고 살다 보니 몇 개월 사이에 피골이 상접하게 되었다. 게다가 목욕과 빨래를 하지 않아 몸에서 냄새가 나 몰골이 말이 아니었다.

그렇다고 좋은 시를 많이 썼느냐 하면 그런 것도 아니다. 주변 모든 상황을 무시하고 종일 시만 쓰겠다고 해서 좋은 시가 나오는 것이 아니다. 삶을 생식하는 것이 아니라 소화해야 좋은 시가 나오는 법이다.

내 생각에 그는 시골 산골이 아닌 도서관에 갔어야 했다. 도서관에서 철학을 공부했어야 했다. 세상과 인간을 보는 눈과 생각하는 힘을 길렀어야 했다. 좋은 글은 기교가 아닌 철학에서 나온다는 사실을 깨달았어야 했다.

우리는 살아가면서 때로는 어떤 것을 위하여 나머지 모두를 아웃 포커싱 한다. 자녀에, 사회적 인정에, 권력에, 재물에 포커싱 한다. 한 곳에만 포커스를 맞추면 분명히 그 영역에서는 무언가를 성취할 수 있다. 그러나 주변의 별 볼 일 없어 보이는 사소한 것들을 무시한 대가도 치러야 한다. 걸을 때 신발 안에 들어 있는 작은 모래알 같은 그런 사소한 것들 말이다.

물론 질병이나 사고와 같이 일상을 뒤흔드는 사건이 생기면 본능적으로 중요해 보이는 일을 제외한 나머지 모두를 아웃 포커싱 하게 된다. 살아남기 위해서다. 위기를 극복하기 위해서다. 그런 특별한 상황에서는 일시적으로 그럴 수는 있지만, 그런 경우에서 조차도 그 기간이 오래 지속되면 안 된다.

삶은 아웃 포커싱이 아니라 균형이다. 사소한 것에도 초점을 맞추는, 그런 세심한 눈으로 전체를 보아야 삶을 후회 없이 살아갈 수 있다.

이 부부는 따로 보면 아무 문제가 없다

이 부부는 문제가 많다. 아들이 세 명 있는데 모두 문제를 일으켰다.

큰아들은 가출하여 다른 지역에서 살고 있다. 부부는 큰아들이 가출했을 때 큰 충격을 받았다. 아무리 생각해도 가출할 만한 이유를 찾을 수가 없었다. 그래서 경찰서에 실종신고를 했고 얼마 되지 않아 찾았다. 그러나 큰아들은 집에 돌아오기를 거부했다. 지금은 어디에 사는지 알고는 있지만 큰아들이 만나기를 원치 않아 서로 연락을 끊고 산다.

둘째 아들도 가출했는데 큰아들과 다른 점은 어디에 있는지도 모른다는 것이다. 큰아들을 찾았을 때 부모 만나기를 거부한 것에 충격을 받아서 둘째 아들은 찾지도 않았다.

셋째 아들은 지금 정신병원에 입원해 있다. 셋째 아들이 정신병에 걸렸을 때 아버지는 정신과 치료를 받아야 한다고 강력히 주장했다. 어머니는 정신과 치료는 아들의 인생만 망칠 뿐이라고 극구 반대했다. 셋째 아들은 기도와 굿과 한약과 사이비 심리치료를 받으면서 적절한 치료를 받을 기회를 놓쳤고 수년이 지나자 어머니도 두 손을 들었다. 어머니가 정신과 치료를 받자고 하자 이번에는 아버지가 반대했다. 그는 아내에게 아직도 시간이 많으니 당신 방식대로 치료하여 아이를 고쳐 놓으라고 빈정댔다.

첫째 아들과 둘째 아들이 문제를 일으켰을 때도 그 대처 방식에 있어 부부는 사사건건 충돌했고 상대방의 의견에 귀 기울이지 않았다.

이 부부는 겉으로 보면 아무 문제가 없다. 아버지는 성실하고 정직하고 직장에서도 신뢰받는다. 어머니 역시 성실하고 정직하고 직장에서 인정받는다. 이 부부의 문제는 세상을 보는 시각과 철학이 너무 다르다는 것이 아니라, 서로가 그 다름을 인정하지 않고 자기주장만을 내세우는 데 있다.

사람의 자아는 나르시시즘(자기애)에서 생겨나기 때문에 누구나 자기중심적이다. 그런 이유로 프로이트는 자아를 〈자아 폐하〉라고 부른다. 자아가 폐하의 위치에 앉아 있다는 것이다. 그래서 다른 사람과 의견충돌이 있으면 누구나 자기 견해가 옳다는 생각부터 한다.

이 부부는 배우자에게 자신의 견해가 합리적이고 실용적이라고 말하지만, 그 이면에는 '나는 맞고 당신은 틀리다'라는 전제가 깔려 있다. 이 말은 나는 폐하의 자리에 계속 앉아 있겠지만 당신은 폐하의 자리에서 내려와 내 말을 따르라는 것과 같다. 당연히 배우자는 반발하며 받아들이지 않는다. 그래서 끊임없이 싸운다.

보통의 부부라면 서로 의견이 맞지 않을 때는 '나는 맞고 당신도 틀리지 않다'라는 관점을 취하게 된다. 바꾸어 말하면 상대방의 자아 역시 자신과 마찬가지로 폐하의 자리에 앉아 있다는 것을 인정해 준다. 그렇게 함으로써 자신이 상처를 입거나 아니면 배우자에게 상처를 주는 일은 피하게 된다. 나아가 배우자의 관점에서 객관적으로 자기를 보고 배우자를 이해하려고 한다. 그런데 이 부부는 결코 그렇게 하지 않는다. 끝까지 서로에게 '나는 옳고 당신은 틀리다'라는 것을 주장하고 있다.

이 부부의 마음을 들여다보면 배우자에 대한 분노로 가득 차 있다. 남편은 아내로 인해 자신의 인생이 불행해졌다고 생각하고 있고, 아내는 남편으로 인해 자신의 인생이 어긋났다고 생각한다. 그들의 마음은 잃어버린 젊음과 기대했던 행복을 배우자에게 보상하라고 요구하고 있다.

이 부부는 말할 때마다 서로의 신경을 자극한다. 듣는 사람은 상처받기 때문에 마음의 문을 닫게 되고, 말하는 사람의 말은 전달되지 않는다. 마치 서로가 허공에 대고 말하는 것 같다. 상대방의 신경을 자극하지 않고 말하려면 나의 어떤 말과 태도가 상대방을 자극하는지 알아야 하는데, 이 부부는 그것을 모른다. 서로에게 관심이 없기 때문이다.

이 부부는 눈만 뜨면 말이라는 칼로 서로의 가슴을 찌른다. '너 때문에 내 인생이 이토록 비참하고 불행해졌다' '너만 아니었으면 훨씬 더 행복하게 살 수 있었다'며 서로를 공격한다. 상대방을 찌르는 것이 아니라 자해하고 있다는 사실을 모른다.

이 부부는 따로 보면 아무 문제가 없지만, 함께 보면 참 문제가 많다.

삐딱하게 꼬인 한 어른아이

"요즘은 어떻게 보내십니까?"
"그런 것은 왜 물어보십니까?"
"생활하는 데 어떤 불편한 점이 있나 해서요."
"불편한 점이 있으면 교수님이 해결해 줄 겁니까? 진단서에 그렇게만 적지 않았어도 그놈을 매장시킬 수 있었는데."
그가 원망의 눈초리로 나를 본다.

직장에서 동료와의 사소한 갈등으로 법적 소송이 벌어져 진단서가 필요해 일주일 입원했던 30대 초반 남자다. 그는 법원에 제출할 진단서에 내가 '적응장애'라는 가벼운 진단명과 함께 1개월 정도 외래 치료가 필요하다고 적은 것에 대해 아직도 서운한 마음을 갖고 있다.

그가 처음 외래를 찾아와 자기 상황을 이야기했을 때 그리고 법적으로 고소할 목적으로 진단서를 요구했을 때, 나는 입원할 정도는 아니라고 했고, 설혹 입원한다고 하더라도 정신증이 아니면 본인이 원하는 대로 '장기간 치료가 필요하다'라고 써줄 수 없다는 점을 분명히 했었다. 그래도 그는 입원하겠다며 우겼고, 나는 그가 원하는 대로 입원하게 해 주었고 원칙대로 치료했다. 그랬더니 나를 원망하는 것이다.

"이미 지나간 일이니 마음 풀고 다시 시작하시지요. 앞으로 살아갈 날이 많지 않습니까?"

"그게 용서가 될 일입니까? 그런 인간은 반드시 손을 봐줘야 합니다. 그리고 제가 여기 계속 치료받으러 오는 것도 기록으로 남겨놓기 위해서입니다. 교수님은 1개월 정도 치료받으면 된다고 하셨지만 벌써 몇 개월이 지나지 않았습니까? 그래도 계속 제가 치료받고 있으니 처음 교수님이 내린 진단은 틀린 게 아닙니까?"

"치료받을 필요가 없는데 왜 계속 오는지 저도 그게 궁금했습니다. 좀 전에 말씀하신 기록 목적으로 오신다면, 그건 시간과 돈만 낭비하는 것입니다. 몇 년 동안 계속 진료받더라도 처음 제가 내린 진단명이 달라질 가능성은 없습니다."

"그건 두고 봐야지요." 그가 냉소적인 미소를 짓는다.

이 환자는 전형적인 편집성 성격paranoid personality 성향을 보인다. 편집성 성격의 핵심은 자신이 누군가로부터 피해를 볼지 모른다는 생각에 사로잡혀 있는 것이다. 그래서 늘 안테나를 세우고 경계하며 조금이라도 그런 징조가 보이면 즉시 반격한다.

불신과 피해의식에 젖어 있어서 상대방의 중립적인 말이나 행동에도 나쁜 의도가 숨어있는 것은 아닌지 의심한다. 음모론을 잘 믿으며 자신을 사회적 불의에 맞서 싸우는 정의로운 사람으로 간주한다. 그래서 권위를 가진 사람이나 기관에 맞서 싸우는 것을 자랑스럽게 여긴다. 그러나 그의 내면은 약자를 무시하고 강자를 동경하는 경쟁적이고 권력 지향적이다.

이런 성격을 가진 사람은 조금의 손해도 참지 못하기 때문에 상대방의 약점이나 실수가 발견되면 즉시 공격하여 자신의 이익을 취한다. 그럴듯한 명분을 내세워 상대방을 공격하고 사람들을 선동한다.

주로 내면의 분노를 다른 사람에게 투사projection하는 방어기제를 사용한다. 투사란 '무의식에 품고 있는 공격적인 생각이나 충동을 남의 것이라고 떠넘겨 버리는 것'을 말한다. 다른 방어기제와 마찬가지로 무의식적 과정이기 때문에 본인은 의식하지 못한다. 투사를 사용하기 때문에 그는 늘 남의 탓을 많이 하고 불평불만이 많다.

편집성 성격 성향을 지닌 사람은 겉보기에는 공손하고 상대방을 세심하게 배려하는 것처럼 보인다. 이 환자 경우에도 처음에는 아주 예의 바르게 행동했다. 그러나 자기가 원했던 내용의 진단서가 발급되지 않자 태도가 돌변했다.

이 환자의 내면은 스스로에 대한 열등감과 세상과 사람에 대한 무의식적 불신과 분노로 가득 차 있다. 그래서 늘 세상을 삐딱하게 보고 빈정댄다. 이 사람이 밤에 주로 하는 일은 인터넷에 자신의 정치적 견해와 다른 글을 찾아 댓글로 공격하는 것이다. 밤새도록 지칠 정도로 댓글을 다는데 그 내용이 모두 다른 사람을 욕하고 공격하는 것이다.

내가 상대방에게 장미를 건넨 손에는 장미의 향기가 남아 있지만 악플을 다는 사람의 손에서는 악취가 나는 법이고 악플을 달다 보면 점점 더 화가 날 것이라고 했더니, 그는 자신은 정의를 구현하기 위해 그렇게 한다며 강력하게 반발했다.

이 환자를 진료할 때 나는 늘 긴장한다. 내 말 한마디, 표정 하나도 꼬투리 잡히지 않으려고 주의한다. 한번은 그가 들어올 때 내가 웃는 얼굴로 맞이했더니 당장 나를 의심한다. 평소와 달리 왜 자기를 반가워하느냐며 무슨 꿍꿍이가 있는지 물어본다.

그래서 나는 일정 거리를 두면서 그렇지만 내가 신경을 쓰고 있다는 것을 인식할 수 있도록 대한다. 그러면 왜 자기에게 잘해 주느냐고 시비를 걸기도 하지만 싫어하는 기색은 아니다.

이런 성격상의 문제는 하루아침에 생긴 것이 아니다. 어린 시절에 안전한 환경과 안정적인 부모 밑에서 사랑, 관심, 칭찬, 수용, 공감, 지도, 보호, 지지 등을 받으며 성장한 아이는 당연히 이 세상이 안전하고 사람들은 믿을 만하다고 생각한다. 세상은 집의 확대판이고 사람들은 부모의 대리자들이기 때문이다. 이런 아이들은 마음 밑바닥에 인간에 대한 기본적인 신뢰감이 형성되어 있어서 성장하면서 세상의 부조리와 비극을 경험해도 크게 달라지지 않는다. 물론 실망하거나 분노할 수는 있어도 인간에 대한 믿음은 여전히 지속된다.

반대로 어린 시절에 필요한 것들을 충분히 제공받지 못한 아이는 어른이 되어서도 여러 가지 문제를 일으킨다. 사람들을 불신하거나 맹목적으로 믿거나, 지나치게 의존하거나 군림하거나, 지나치게 인정을 추구하거나 고립되거나, 특권 의식을 가지거나 자기희생을 하거나, 충동적이거나 지나칠 정도로 자신에게 엄격하거나 하는 등의 다양한 문제 행동을 보인다. 이들은 세상을 흑백 논리로 바라보며 자신만이 옳다는 자기 확신과 우월주의에 빠진다. 세상을 선과 악으로 이분화하여 친구와 적으로만 본다. 세상은 다양한 색으로 이루어져 있는데 오직 흑과 백으로만 본다.

그래서 내가 생각하는 치료 목표는 나를 통해서 '아! 그래도 세상에 따뜻한 곳도 있구나! 믿을 만한 사람도 있구나!' 하는 것을 느끼게 하는 것이다.

삐딱하게 꼬인 어른아이의 마음을 돌리는 것은 어머니의 따뜻한 품이지 옳고 그름을 따지는 질책이 아니다.

언어는 행동한다

 외래를 찾아온 한 중년 여자 환자가 위가 아프고 소화가 안 된다고 호소한다. 위내시경 검사를 해도 특별한 이상은 없었다고 한다. 증상이 언제부터 시작되었는지 알아 가는 과정에서 이런 말을 한다.
 "아들이 한 명 있는데 공부를 못합니다. 그런데 친구들끼리 모여 이야기를 나누는 중에 자식 이야기가 나오자 속이 너무 상했습니다. 그래서 '자식이라고 하나 있는데 공부를 못해서 속이 너무 상해'라고 말했습니다. 그랬더니 얼마 후부터 진짜 속이 상하기 시작했습니다."
 '속상하다'라는 말은 괴롭다는 뜻인데 그 말이 이 환자에게 실제로 위장 장애를 일으킨 것이다.

 이런 사례는 무수히 많다. 남편 때문에 늘 가슴 조이며 사는 한 여자 환자는 "남편 때문에 정말 가슴이 아파요"라고 말했다. 그런데 실제로 그 환자는 이유를 찾기 어려운 심한 가슴 통증을 느끼기 시작했다.

두통도 마찬가지다. 회사 일로 엄청난 스트레스를 받고 있는 한 남자 환자는 "회사 일 때문에 골치가 아파요"라고 말하곤 했는데 실제로 얼마 후 두통을 앓기 시작했다.

물론 환자 본인은 이런 말과 증상의 연관성을 모른 채 정신과를 찾았다가 해석을 통해 알게 되는 것이다.

프로이트는 1895년에 출판한 그의 기념비적인 저서 『히스테리 연구』에서 이렇게 말한다.

'언어는 증상으로 나타난다. 언어와 증상의 근원은 동일하다. 그 동일한 근원이 한쪽은 언어로, 다른 한쪽은 히스테리 증상으로 나타난다.'

놀라운 발견이다. 그러면서 다양한 사례를 제시한다.

한 여자가 남편과 대화를 나누다가 남편의 말에 심한 모욕감을 느꼈다. 남편의 말이 자기 얼굴을 세차게 때렸다는 생각이 들었다. 그 이후 여자는 안면 신경통을 앓기 시작했다.

다른 여자는 '아버지가 돌아가시면 나는 아무 의지할 곳도 없고, 한 발자국도 움직일 수 없어'라는 생각이 드는 순간 보행 곤란을 보였다.

또 다른 여자 환자는 일주일 동안 침대에서 누워 지내다가 주치의의 도움을 받아 처음으로 침대에서 내려와 사람들이 자주 다니는 거실로 가려고 했다. 그런데 그녀가 의사의 팔을 잡고 방을 나서려는 순간, 갑자기 거실에 있는 모르는 사람들과 대등한 입장에 설 수 없을 것 같은 두려운 생각이 들었다. 그러자 오른쪽 발뒤꿈치에 격렬한 통증을 느끼기 시작했다. 통증이 너무 심해

걸을 수 없을 정도였다.

열다섯 살 된 한 소녀의 사례도 아주 생생하다. 그녀는 침대에 누워 있었는데 몹시 엄한 그녀의 할머니가 자신을 유심히 바라본다는 느낌을 받았다. 그녀는 할머니의 시선이 자신을 찌를 듯이 날카롭고 그 눈길이 뇌의 깊은 곳을 관통하는 것 같다는 생각이 들었다. 그 순간 소녀는 미간 부위에서 찌르는 듯한 통증을 느끼기 시작했다. 할머니가 자신을 〈찌를〉 듯이 쳐다본다고 생각했기 때문에 〈찌르는〉 통증을 느낀 것이다. 소녀는 할머니가 자신을 찌를 듯이 쳐다보았다고 말했을 뿐인데 그 말이 마치 행동하는 것처럼 몸에 작용하여 미간 부위의 통증으로 나타난 것이다.

언어가 행동하기에 말은 무기가 된다. 가까운 사람에게 험한 말을 하면 그것은 흉기를 휘두르는 것과 같다. 말로 인해 상대방이 받는 심리적 상처는 눈에 보이지 않지만 인간관계에서는 치명적인 손상을 입힌다. 말은 오랫동안 기억에 저장되어 그 말을 한 사람을 볼 때마다 반복적으로 떠오르게 된다.

말은 그 사람의 내면의 수준을 알려 주는 지표이기도 하다. 말을 거칠게 하는 사람의 마음은 사회적 지위에 관계없이 황폐하고 삭막하다. 반면 곱고 예쁜 말을 쓰는 사람의 마음은 따뜻하고 너그럽다. 마음이 예쁜 사람이 험한 말을 한다는 것은 마치 자신이 전혀 모르는 외국어를 말하는 것과 같이 불가능하다. 마음이 못된 사람이 예쁜 가사의 동요를 즐겨 부르지 못하는 것과 같다.

우리 말에도 말과 관련된 속담과 격언이 많다. 프로이트의 이 이론에 딱 맞아 떨어지는 격언이 있다. 〈말이 씨가 된다〉이다. 그러니 말을 예쁘게 해서 예쁜 꽃씨를 뿌리자.

사람을 사귈 때 그 사람이 쓰는 말에 관심을 기울여야 한다. 감언이설이 아닌 예쁜 말에 신경을 쓰면 사람을 사귀는 데 크게 실수하지 않는다.

죽은 괜찮아요

한 30대 여자가 구역질 증세로 소화기 내과로부터 자문 의뢰되었다. 자문 의뢰지에는 자문하는 이유가 상세히 적혀 있었다. 아마도 전공의가 적은 모양이다.

'일주일 전부터 음식을 먹으려고 하면 구토까지는 아니지만, 구역질이 나는 증세로 본 과에 입원하였음. 내시경을 포함한 여러 가지 검사를 하였지만 가벼운 역류성 식도염 외에는 특별한 문제를 발견할 수 없었음. 입원해 있는 동안 죽을 먹으면 괜찮은데 고형식을 먹으면 구역질을 함. 항정신병약의 작용기전인 도파민 수용체 차단 효과를 가진 약들을 사용해 보았지만, 그때뿐이고 큰 효과를 보지 못했음. 그래서 정신과에 의뢰함.'

한마디로 심리적인 요인으로 생각된다는 것이다. 정신과 외래에서 이런 환자는 치료하기가 쉽지 않다. 심리적 요인을 찾아내기 위해서는 오랫동안 면담해야 하고 또 그렇게 한다고 해서 심리적 요인을 찾아낸다는 보장도 없다.

그 여자는 정신과 외래에 오자 아주 불쾌한 기색으로 퉁명스럽게 말했다.

"왜 제가 여기 와야 하는지 모르겠습니다. 저는 정신과적으로 문제가 있는 것이 아니라 음식을 먹으면 구역질이 나는 것 때문에 이 병원에 왔습니다. 그런데 정신과로 가라고 하니 좀 당혹스럽네요."

그녀는 차분하게 말했지만, 말에 분노가 담겨있었다.

"그런 기분이 들 수 있겠습니다. 내과적 문제라고 생각해서 병원에 왔는데 갑자기 정신과로 가라고 하니 누구라도 기분이 좋지 않겠지요."

내가 먼저 그 여자가 하고 싶은 말을 해 버리자 여자의 표정이 조금 누그러졌다.

"내과에서 보낸 의뢰지를 보면 내시경 검사 같은 여러 가지 검사를 하여도 구역질이 날 만한 원인을 발견하지 못했다고 합니다. 구역질을 유발할 만한 약을 먹고 있는 것도 아니고 게다가 죽을 먹으면 괜찮은데 밥 같은 고형식을 먹으면 구역질이 나니 담당의사 입장에서는 답답했을 것입니다. 그래서 심리적 요인이 있는 것이 아닐까 해서 정신과로 의뢰한 것입니다. 여기서 치료해 보고 도움이 되면 좋고 도움이 안 되면 오시지 않아도 됩니다. 그러니 마음을 편하게 잡수십시오."

내가 다시 달래자 여자의 얼굴이 조금 더 펴졌다.

"얼마 동안 여기에 와야 하는지요?"

"그건 저도 모릅니다. 일단 한 달 정도 매주 다녀보시는 건 어떨까요?"

그렇게 정신과 치료가 시작되었다.

정신과를 방문하는 것에 부정적인 환자의 경우에는 첫 번째 만남이 아주 중요하다. 첫 번째 만남에서 의사가 어떻게 하느냐에 따라 치료를 시작할 수도 있고 반대로 끊어질 수도 있다. 정신과 치료에 저항을 보이는 환자에게 정신과 의사가 그 저항에 맞서면 치료는 그것으로 끝이 난다.

'당신이 이런저런 신체 증상으로 고통받고 있는데 나는 정신과 의사이지만 당신을 돕고 싶다'라는 진정성을 환자가 느끼게 하는 것이 가장 중요하다.

첫 만남 때, 나는 구역질이 제일 처음 발생한 시점에 대해서만 자세히 물었다. 2주 전 밤 2시였고 잠이 들려고 하다가 그랬고 그때 화장실에서 약간 토했다고 한다. 그날 저녁부터 토할 때까지 있었던 일을 기억나는 대로 말해 달라고 하자 그녀는 평소와 같았다고 짧게 말했다.

평소에 저녁 시간을 어떻게 보내는지 시간대별로 구체적으로 말해 달라고 했다. 7시에 아들과 저녁을 먹고, 8시에 남편이 와서 저녁을 차려 주고, TV를 보고, 아들은 자고, 밤 12시경에 남편과 같이 잠자리에 들었고, 밤 2시경에 구역질이 나서 화장실로 뛰어갔다고 했다. 평소와 다른 특별한 점은 없었다고 했다.

내가 묻고 싶은 질문이 있었지만, 곧바로 묻지 못하고 다른 질문들을 계속했다. 저녁 식사로 무엇을 먹었는지, 남편과는 따로 식사하는지, 보통 TV를 보고 자는지 등등. 그리고 내가 묻고 싶은 것을 물었다.

"그날 밤 남편과 잠자리를 했는가요?"

순간 그녀는 내 얼굴을 빤히 쳐다보았다. 왜 그런 것까지 대답해야 하는가 하는 얼굴이었다. 나는 가만히 있었다. 그녀는 약간 얼굴이 붉어지는 듯하더니 부부 관계를 했다고 했다. 구강성교도 했다고 했다. 그날 면담은 그것으로 끝냈다.

항불안제 한 알과 비상약으로 다른 항불안제 1알을 처방하면서 혹시 구역질이 나면 비상약으로 준 약을 2~4알까지 먹으라고 했다.

다시 일주일 후 그녀가 왔다. 표정이 밝아 보였다. 그녀는 자리에 앉자 내가 묻기도 전에 약을 먹고 많이 좋아졌다고 했다. 지난 일주일 동안 두 번 구역감을 느꼈고 그때도 비상약을 2알 먹으니 곧 가라앉더라고 했다. 나는 증상이 좋아졌다니 다행이라고 했다.

두 번째 면담에서는 구강성교와 구역질과의 연관성에 대해 주로 물어보았다. 그녀의 대답은 미지근했는데 구강성교를 할 때도 있고 안 할 때도 있는데 구강성교 후 구역질이 난 것은 이번이 처음이라고 했다.

이번에 구강성교 후에 구역질이 나서 화장실에 갈 때까지 머릿속에 떠오른 생각은 없었는지 물었더니 그녀는 조금 생각하는 듯하다가 "그냥 구역질만 났어요"라고 했는데 그녀가 무언가 숨긴다는 인상을 받았다. 그래서 재차 물었지만 똑같은 대답만 돌아왔다. 두 번째 면담은 이것으로 끝났다.

세 번째 면담에서는 부모와의 관계에 대해 집중적으로 물었다. 그런데 면담 시간이 짧아 도움되는 정보를 얻지 못했다. 어린 시절 부모와의 관계는 평범했다. 외동딸이고 아버지가 자신을 많이 이뻐했다 등등.

그녀는 면담을 끝내고 약을 한 달 치 달라고 하면서 이곳 병원까지 오는 게 시간이 너무 걸린다며 앞으로는 집 근처 개인 정신과 의원에 가겠다고 했다. 주소를 보니 병원에서 그리 먼 곳은 아니었다. 저항이라는 생각이 들었지만 아무 말도 하지 않았다. 대신 앞으로도 도움이 필요하면 언제든지 다시 오시라고 했다.

심리적 요인으로 구역질하는 환자들은 많다. 그런데 죽을 먹으면 괜찮은데 고형식을 먹으면 구역질이 나는 증상은 흔치 않다. 그래서 나는 페니스를 입으로 애무하는 구강성교와 그 여자의 구역질 간에 어떤 연관성이 있지 않을까 추측했다. 프로이트가 기록한 그런 사례를 이미 알고 있었기 때문이다. 그 사례는 다음과 같다.

'12살 소년이 갑자기 거식증을 보였다. 그는 음식을 거절했고 억지로 음식을 먹이면 토했다. 그는 하루 종일 침대에 누워 있고 싶어 했고 신체적으로 매우 지쳐 있었다. 프로이트는 소년의 상태가 심리적인 원인 때문이라고 확신했다. 소년에게 무슨 일이 있었는지 물어보았지만, 소년은 아버지가 심하게 꾸짖었다는 하찮은 이유를 대었다. 학교에서도 아무런 정보를 얻을 수 없었다.

어머니의 강력한 간청에 못 이겨 소년은 울음을 터뜨리면서 자신이 경험한 일을 이야기했다. 소년이 학교에서 돌아오던 중에 화장실에 들렀는데 어떤 남자가 자기 성기를 소년에게 내밀면서 입에 넣고 빨라고 요구했다. 소년은 무서워 도망쳤고 집에

오자마자 거식증을 일으켰다. 음식을 먹으면 모두 토해 냈다.'

이 사례에서 음식을 거부하는 거식증은 증상이고 구강성교를 요구당한 것은 사건이다. 거식증이라는 증상은 구강성교를 요구당한 사건에 대한 기억이 상징적으로 나타난 것이다. 즉 거식증은 구강성교라는 기억의 상징이다.

구강성교는 남자의 성기를 입 안에 넣는 것으로 소년은 그것을 입에 넣지 않으려고 거부하면서 도망쳐 나왔다. 거식증은 음식이 입으로 들어가는 것을 거부하는 것이다. 사건과 증상의 구조가 같다. 이 소년의 심리에서 음식은 성기를 상징하므로, 입이 성기를 거부하듯이 입이 음식을 거부하는 것이다.

그런데 이 사건을 고백하자마자 소년은 거식증으로부터 완전히 회복되었다. 거식증이 계속된 것은 소년의 침묵 때문이었다. 흥분이 분출구를 찾아 정상적으로 배출되는 것을 그 침묵이 막았던 것이다.

남편이 내시경이다

 신경만 쓰면 소화가 안 되고 명치 부위가 답답한 증상을 보이는 50대 중반 여자가 있다. 그 증상의 원인을 찾기 위해 부산의 유명하다는 소화기 내과는 모두 방문하여 내시경 검사를 포함한 온갖 검사를 다 받아보았지만 이상 소견을 발견하지 못했다. 결국 돌고 돌아 나에게 왔다.
 외래에서 그 부인이 호소하는 이야기를 듣고 궁금한 점을 질문하고 일주일 후에 다시 보자고 했다. 핵심은 남편과 연관된 일이었다. 그녀의 마음은 남편에 대한 분노와 원망으로 가득했다. 그녀 자신도 "남편 생각만 하면 가슴이 답답해요"라고 말했다.

 그 부인이 자리에서 일어나면서 이렇게 묻는다.
 "제가 이 병원에는 처음 오니까 여기서도 위내시경 검사를 해야겠지요?"
 내가 대답했다. "남편이 위내시경입니다."
 "뭐라고요?"
 자신이 잘못 듣기라도 한 듯 정색하며 나를 본다.

"남편이 내시경입니다. 남편 때문에 속이 상한 것이니 위내시경보다는 남편에 대한 감정을 해결하는 게 더 필요할 듯싶습니다. 집에 돌아가시거든 제가 한 말을 곰곰이 생각해 보십시오. 밥 먹을 때도 생각하고 화장실 갈 때도 생각하고 잠들기 전에도 생각해 보십시오.

〈남편이 내시경이다.〉 그 말의 의미를 깨친다면 지금까지 저에게 말한, 지난 30여 년을 괴롭혀 온 부인의 증상은 많이 좋아질 겁니다. 제가 드릴 말씀은 이것뿐입니다."

미안하다. 내가 60년생이라서

 우울증으로 치료받고 있는 21세 남자 대학생이 있다. 학업 스트레스와 여자친구와의 갈등으로 외래를 방문했다.
 그가 호소한 증상은 전형적인 우울 증상(집중이 안 되고, 짜증이 나고, 자꾸 눈물이 나고, 죽고 싶고)과 비특이적 우울 증상(지나치게 잠을 많이 자고 많이 먹으려 하는)이 섞여 있는 양상이었다.
 몇 개월 동안 약물치료와 지지적 정신치료, 그리고 환경 수정을 통해 처음에 그가 보였던 정신과적 증상은 많이 호전되었다. 그는 이전과 같이 학교생활과 일상생활을 그런대로 해 나갈 수 있었다.

 "교수님, 여친과 완전히 헤어지기로 했습니다. 막상 그렇게 결정하고 나니 속이 후련합니다."
 한 달 전에 그가 그렇게 말했을 때 나는 미소를 지으며 고개를 끄덕였다. 병원에 처음 왔을 때 그는 나에게 여친과 헤어지는 게 좋은지 아니면 계속 사귀는 게 좋은지 물었고, 나는 그 문제는 본인만이 결정할 수 있다고 대답했다.

"교수님이 큰 힘이 되었습니다. 고맙습니다."

그가 다시 말했고 나는 여전히 미소 띤 얼굴로 고개만 끄덕였다. 솔직히 내가 특별히 해 준 것은 없었다. 다른 우울증 환자와 마찬가지로 약을 처방했고 우울 증상은 반드시 회복된다고 지지하고 격려했다. 젊은 날의 우울증은 길게 보면 오히려 살아가는 데 큰 힘이 될 수 있다는 말도 덧붙였다.

2주 전에 그가 다시 여자친구를 사귀게 되었다고 말했을 때도 나는 그러냐고만 했다. 그리고 오늘 그가 자리에 앉자마자 주저하면서 말을 꺼낸다.

"교수님, 제가 고민이 있습니다. 이걸 말해야 할지······."

"뭐든지 말해 봐라. 도와줄 수 있는 일이면 도와줄게."

"그게, 그게······."

"발기가 안 돼서 그렇나?"

내 말에 그가 화들짝 놀란다.

"그걸 어떻게 아셨는지요?"

"우울증 약 먹는 사람 중에 그 문제로 힘들어하는 사람이 많거든. 특히 남자가 많아."

"아, 그렇습니까? 약 때문입니까?"

"응. 그럴 가능성이 커. 우울증 약이 성 기능을 떨어뜨리거든. 성욕을 떨어뜨리기도 하고, 사정이 안 되기도 하고, 어떤 경우는 발기가 잘 안되기도 해. 그렇지만 약을 먹는 동안만 그렇고 약을 끊으면 다시 돌아와. 그러니 걱정할 필요는 없어."

"그렇군요. 교수님 말씀을 들으니 안심이 됩니다."

그의 얼굴이 밝아진다.

"이제 고민이 해결되었나?"

"그렇다면 교수님. 제가 많이 좋아졌는데 이제 약을 끊으면 안 될까요"

그가 내 눈치를 살핀다.

"글쎄, 약 끊기는 조금 이른 것 같은데. 내 경우에는 보통 9개월 정도 처방하거든. 자기 전에 약 두 알 먹는 게 부담되나?"

"그런 것은 아니고……."

"성기능 장애가 없는 다른 우울증 약으로 바꿔줄까?"

"그게……. 사실은 저번 주에 여친과 잤는데 제가 발기가 안 되는 바람에 많이 힘들었습니다."

"그래? 2주 전에 새로 여자친구 사귀었다고 말하지 않았나?"

"예."

"그런데 저번 주에 같이 잤다고?"

"예."

"진도가 너무 빠른 것 아닌가?"

내 말에 그가 약간 당황스러운 표정을 지었으나 곧 아무렇지도 않다는 듯이 말했다.

"에이, 교수님도. 만난 지 첫날에 자는 경우도 많은데요."

"그렇나? 그렇게나 빨리?"

내가 놀라 눈을 크게 떴다.

"많이 그래요, 교수님."

"그렇구나. 미안하다. 내가 60년생이라서."

"1960년생이요? 교수님 나이가 그렇게 많아요?"

이번엔 그가 눈을 크게 뜬다.

나는 그 남자 대학생이 그렇게나 빨리 여자친구와 자는 것에 놀랐고, 그는 내 나이가 그렇게나 많은 것에 놀랐다. 우리는 서로에게 놀라면서 그날 진료를 끝냈다.

나는 10대 소아 청소년 진료는 하지 않아서 연령대로 보면 20대 환자를 진료하기가 제일 힘들다. 20대의 사랑은 깃털처럼 가벼워 보이고 속도 역시 너무 빨라서 내가 감당하기 힘들 정도다. 그들 역시 나의 사랑은 너무 케케묵고 고지식해서 지겨울지도 모른다. 갑자기 오전에 진료 본 한 노인의 말이 환청처럼 들려온다.
"늙으면 입을 다물어야 해."

나는 누구입니까?

한 20대 여성이 면도칼로 손목을 긋는 자해 행동을 반복적으로 보여 부모의 손에 끌려 외래를 찾아왔다. 그녀는 내면의 공허함과 쓸쓸함을 토로하면서 말한다.

"면도칼로 손목을 긋는 그 순간이 좋아요. 피가 나면 내가 살아있다는 느낌이 들어요."

그리고 나를 정면으로 응시하며 묻는다.

"그런데 선생님, 도대체 내가 누구죠? 내가 누군지 나 자신도 모르겠어요."

그녀의 눈빛이 그녀의 말과 함께 내 가슴을 찌른다.

초등학교 교장으로 정년 퇴임한 60대 후반의 남자가 삶의 허무함과 무상함을 호소하면서 말한다.

"학교에 있을 때는 나 자신에 대해 이토록 회의해 본 적이 없었습니다. 교직이 천직이었고 내 삶의 모든 것이었습니다. 그런데 그 일을 그만두고 몇 년의 세월이 흐르니 이제는 내가 누구인지 잘 모르겠습니다."

아내와의 갈등으로 이혼 소송 중에 있는 50대 남자가 나를 찾아와 말한다.

"제 나름대로는 평생 가정을 위해 일했지만, 마누라도 자식도 모두 떠나버리고 이제 아무것도 남아 있지 않습니다. 삶이 원망스럽습니다. 이제는 제가 누구인지 혼란스럽기까지 합니다."

〈나는 누구인가?〉 철학을 직업으로 삼는 사람을 제외하고는 평소에 이런 질문을 자신에게 하는 사람은 드물다. 삶의 소음에 가려 잘 들리지 않던 이 물음이, 큰 어려움에 부닥치면 본인의 의지와는 상관없이 가슴 속 깊은 곳에서 올라온다. 자신의 정체성을 확인하고 싶은 무의식적 욕망 때문이다. 그리고 당혹해한다. 단순하지만 근원적인 질문이기에 대답하기가 만만치 않기 때문이다.

〈나는 누구인가?〉 이름으로 나 자신을 정의할 수 있을지 모른다. 그렇다면 이름을 바꾼다면 〈나〉는 없어지는 것인가? 직업은 어떤가? 직업을 바꾼다면 〈나〉는 어떻게 되는 것일까? 가족 관계와 대인 관계는? 가족이 해체되거나 친구들을 잃게 되면 〈나〉도 잃어버리는 것일까?

정신분석적으로는 〈나는 없다〉이다. 정확하게 말하면 '나'라는 것은 실체가 없는 이미지에 불과하다. 실체가 없다니? 난, 나의, 내가, 나를 등등. 내가 없으면 말이 안 되는데 내가 없다니 말이 되는가? 그러나 정신분석적으로 〈나는 없다〉라는 명제는 참이고 진실이다.

정신분석적 용어로는 나를 '자아'라고 한다. 그렇다면 자아는 어떻게 형성되는가?

프랑스 정신분석가 라캉에 따르면 생후 6~18개월 시기에 아이는 거울에 비친 자신의 이미지를 자신과 동일시해서 자아가 형성된다고 한다. 처음에는 거울 속에 비친 그 이미지가 자신인지를 알지 못하고 타자로 받아들인다. 그러다가 어머니가 보내는 〈그게 바로 너야〉라는 신호를 통해 거울 속에 비친 그 이미지가 자신임을 알게 되고 바로 그때 자아가 탄생한다고 한다.

자아가 형성되는데 〈그게 바로 너야〉라는 어머니의 인정은 절대적으로 필요하며 만약 그런 어머니의 인정 신호가 없다면 아이의 자아는 형성될 수 없다고 한다. 어머니의 인정 신호는 말일 수도 있고 시선일 수도 있으며 고개를 끄덕이는 것과 같은 행동일 수도 있다. 이렇게 형성된 자아는 고정된 채로 머물러 있는 것이 아니라 성장하면서 인정과 동일시를 통해 그 이미지가 계속 쌓여간다.

어머니가 인정해 주던 그 자리에 아버지가 앉게 되고 나아가 친구, 선생님, 배우자, 직장 동료, 직장 상사, 이상적인 인물 등이 끊임없이 앉게 된다. 그들의 이미지를 받아들임으로써 자아의 이미지도 계속 생겨나고 그 위에 또 겹쳐진다. 자아는 타자와의 동일시와 그들로부터의 인정으로 겹겹이 쌓인다. 그런 면에서 자아는 무수히 많은 이미지와 인정의 천 조각으로 만들어진 옷과 같다.

'나'라는 존재는 없다. 〈나는 누구인가?〉 라는 질문에 대답하기 어려운 이유는 '나'라는 존재가 어떤 것으로 확정되어 있지 않기 때문이다. 그런데도 사람들은 '나'라는 존재를 마치 돌과 같이 고정된 실체로 인식한다. 그러나 그것은 환상이고 오인이다.

나는 없다. 실체로서의 나는 없다. 나는 단지 효과로 나타날 뿐이다. 비유를 들면, 돌과 돌이 부딪칠 때 불꽃이 일어나는데 그 불꽃이 바로 나다. 불꽃에 실체는 없다. 순간적으로 나타났다가 사라져 버린다.

내가 누구인지 알기 위해 길을 떠나는 구도자들이 있다. 오랜 수도 끝에 그들이 깨닫는 것은 이것이다.

'나'는 없구나. 무아無我이구나. '나'라고 느끼는 것은 단지 환상일 뿐이구나. 그런 '나'에 집착하는 것이 아집我執이구나.'

그것을 깨닫는 순간 새로운 세상이 열린다고 한다. 정신분석이나 종교나 진리를 찾으려는 점에서는 그 지향점이 같다.

니체 역시 나는 없다고 보았다. 니체는 말한다.

"진정한 나는 존재하지도 않으며 알 수도 없다. 이제까지 나에게 덧씌워진 가상의 허울 대신 찾으려고 하는 진정한 나는 또 다른 허상에 불과하다. 〈나는 누구인가?〉 이 질문이 진정한 나를 찾기 위해 제기되었다면 이 물음은 처음부터 잘못된 것이다. 자기 인식의 질문을 자기 형성의 질문으로 바꿔 놓아야 한다."

니체는 너 자신을 알라는 격언은 악의적인 요구이기 때문에 더 이상 신경 쓰지 말라고 위로한다.

자아는 명사가 아니라 동사다. '나'는 고정된 실체가 아니라 계속 변하는 것이다. 없는 나를 찾으려고 하지 말고 나를 어떻게 만들어 갈 것인가, 어떻게 채워 갈 것인가를 고민해야 한다.

생각이 지옥이다

60대로 보이는 한 남자가 외래를 방문했다. 그가 내민 명함에는 모 주식회사 회장이라는 직함이 적혀 있었다.

그가 외래를 찾아온 이유는 불면과 다양한 신체 증상 때문이었다. 늘 머리가 무겁고 소화가 되지 않고 가슴이 답답하다고 호소했다. 그와 대화를 나눠 보니 문제는 생각이 너무 많은 것이었다. 회사에 관한 생각, 자식에 관한 생각, 아내에 관한 생각, 건강에 관한 생각 등 온갖 생각이 그를 괴롭히고 있었다.

매사에 완벽을 추구하는 그의 성격도 그를 괴롭혔다. 사람을 믿지 못하는 것은 아니지만 다른 사람이 일하는 것을 보면 미덥지 않아서 직접 해야만 직성이 풀렸다. 그는 완벽, 철저, 반추 등 강박형 성격을 가진 사람들이 보이는 전형적인 증상을 보이고 있었다.

그는 자신의 괴로운 점을 말하면서 유명하다는 정신과 의사들을 만나 봤지만 별 도움이 되지 않았다는 말도 덧붙였다. 이런 말을 하는 이면에는 자신이 그만큼 사회적으로 힘이 있다는 것을 과시하는 심리도 있을 것이고 또 내가 신경 써서 치료해 주지 않으면 나 역시 별 도움이 되지 않는 정신과 의사들 명단에 넣을 것이라고 경고하는 심리도 있을 것이다.

그에게 물었다.
"회장님, 로댕의 〈생각하는 사람〉 조각상을 아시는지요?"
"그 조각상은 알지만 직접 보지는 못했는데."
그가 겸연쩍은 미소를 지으며 대답했다.
"보고 안 보고는 중요하지 않습니다. 그것은 독립된 조각상이 아니라 〈지옥의 문〉이라는 큰 조각의 일부분입니다. 지옥의 문 상부 중앙에 있습니다. 그것을 거기에 둔 이유는 한마디로 〈생각이 곧 지옥이다〉라는 것을 말하기 위해서가 아니겠습니까?"
내 말에 그는 처음 듣는다는 듯이 호기심을 보였다.

"회장님은 지금 생각이 너무 많습니다. 회장님은 지금 지옥에 있는 것과 마찬가지라는 말입니다. 얼마나 괴롭겠습니까? 지옥이라는 것이 유황불이 있고 온갖 끔찍한 고문 도구들이 있는 그런 곳이 아닙니다. 생각의 고통에 빠져 허우적대는 것이 바로 지옥입니다. 제 말에 동의하십니까"
내가 묻자 그는 대답 대신 고개를 끄덕였다.
"그러면 제가 처방을 내어 드리겠습니다. 제 처방대로 하면 회장님은 지옥에서 벗어날 수 있습니다. 처방대로 한번 해 보시겠습니까?"
내가 다짐하듯이 묻자 그가 말했다.
"약이라면 싫소. 내가 이전에 먹어 봤는데 졸리기만 하고 별 효과도 없고."

"약은 아닙니다. 몸 쓰는 것입니다."

"그래요? 운동을 말하는 것인가요? 골프도 자주 치는데."

"운동도 아닙니다. 그냥 몸 쓰는 겁니다. 제가 지금부터 처방을 내릴 테니 잘 들으십시오. 먼저 회장님은 재력도 있고 시간도 낼 수 있으니 조그만 텃밭을 하나 구하십시오. 조그만 텃밭이면 충분합니다. 그리고 그 텃밭에서 매일 1시간씩 일하십시오. 바쁘시겠지만 그냥 골프 친다 생각하고 1시간씩 일하십시오. 매일 꼭 해야 합니다. 비 오는 날은 빼고요. 그 텃밭에 온갖 채소를 심고 그것을 재배하십시오. 재배 방법은 알아서 배우십시오. 그리고 그 재배한 채소로 식사하십시오. 그렇게 1년만 하면 회장님의 근심 걱정은 씻은 듯이 없어질 것입니다."

"거참, 처방이 독특하네. 그 말은 나보고 농사지으라는 말이네."

"농사가 아니고 회장님댁에 마당이 있으면 그 마당에 조그만 텃밭을 만들던지 아파트에 사시면 근처에 조그만 텃밭을 하나 만들어 그것을 가꾸라는 말입니다. 회사 경영은 그대로 하고요. 단 텃밭 가꾸는 일을 비서나 다른 사람에게 시키면 안 되고 반드시 회장님이 직접 하셔야 합니다. 텃밭의 크기는 상관없습니다. 한번 해 보시겠습니까?"

내가 재촉했지만 그는 왠지 주저했다.

"제 처방은 그것입니다. 나머지는 회장님한테 달렸습니다."

내가 단호하게 말하자 그는 마지못해 하는 듯 고개를 끄덕이고는 자리에서 일어났다. 그리고 문 쪽으로 가더니 갑자기 내 쪽으로 몸을 돌리면서 이렇게 말했다.

"한 가지만 묻겠소. 왜 그게 효과가 있을 거라고 생각하는지-요?" 나에게 말을 낮추기도 그렇고 그렇다고 높이기도 그런지 그는 말꼬리에 '요' 자를 붙여 물었다.

"회장님, 생각은 생각으로 잡을 수 있는 게 아닙니다. 불은 물로 잡듯이 생각은 몸으로 잡아야 합니다. 생각이 많을 때는 몸을 움직여 땀을 흘리면 회장님을 괴롭히는 생각은 저절로 없어질 것입니다. 텃밭을 가꾸면 무농약 채소들도 생기고, 1석 2조 아닙니까? 채소를 수확하면 제게도 좀 갖다 주십시오."

그게 1년 전의 일이다. 그런데 얼마 전에 그 회장님으로부터 전화가 왔다. 내가 처방해 준 비법이 (비법이라고 표현한 걸 보니 효과가 좋았는가 보다) 아주 효과가 있어서 고마운 마음에 저녁 식사 한 끼 했으면 좋겠다는 말과 함께 자기 회사에서 강연 한번 해 줄 수 있는지 물어왔다. 나는 정중하게 거절하고 이렇게 말했다.

"제 처방이 효과가 있다고 생각되시면 주위에 생각 지옥에 빠져 괴로워하는 사람들에게도 회장님의 지옥 탈출기를 들려주시지요. 저는 그것만으로도 충분합니다."

프로이트는 말한다.
'인간의 병든 마음을 치료하는 것은 정신분석이 아니라 사랑과 노동이다.'

나는 실수입니다

그녀는 중학교 영어 선생이다. 나를 찾아온 이유는 늘 자신감이 없고 다른 사람 앞에만 서면 주눅이 들어서이다. 특히 자기보다 나이 많은 사람 앞에 가면 잘못한 것도 없는데도 안절부절못하고 어쩔 줄 몰라 한다. 다른 사람들과 함께 있으면 초대받지 않은 사람 같은 생각이 들어 늘 부적절감을 느낀다.

임상 진단명은 〈사회공포증〉이다. 시간을 두고 면담해 보니 그녀 어머니의 훈육 방식에 문제가 있었다. 어린 시절부터 그녀의 어머니는 그녀가 작은 실수를 할 때마다 일이 아닌 그녀 자체를 문제 삼았다. 그녀는 어머니로부터 "너는 애가 왜 그러니?" "제대로 하는 게 하나도 없네"라는 말을 귀에 못이 박히도록 들은 것이다.

그녀가 영어 선생이기에 어느 날 내가 두 문장을 종이에 적어 그녀에게 주면서 물었다.
"이 차이를 이해 하시겠습니까?"

I made a mistake.
I am a mistake.

그것을 받아보고 그녀가 눈물을 흘리기 시작했다. 깨달은 것이다.

당신은 실수를 한 것이지 당신 자체가 실수는 아닙니다.
당신이 일을 잘못한 것이지 당신 자체가 잘못은 아닙니다.

그것이 없으면 〈언제라도 성폭력이 될 수 있다〉

한 여자가 자기 직장 상사를 성폭행으로 고소했다. 남자는 유부남이고 여자는 미혼이다. 고소당한 남자는 펄쩍 뛰었다. 두 사람은 서로 사랑했으며 성폭행은 가당치 않다고 반박했다. 그 사실을 알게 된 직장 동료들도 남자 편을 더 많이 들었다. 남자의 아내도 남편의 불륜을 용서한다고 했다.

직장에서는 그 여자가 돈 때문에 남자를 고소했다는 소문이 돌았다. 여자가 정신과 치료를 받고 있다는 소문도 나돌았다. 여자는 사면초가에 몰렸다. 자기 말을 믿어 주고 이해해 주는 사람이 아무도 없다는 것을 깨달았다. 여자는 절망했고 죽기 위해 한 달 치 정신과 약을 한꺼번에 털어먹었다.

응급 의학과에 입원해서 치료받은 후 정신과로 전과 되었을 때 여자는 아무 말을 하지 않았다. 세상과 담을 쌓은 듯했다.
'어차피 전 죽을 거예요. 그러니 헛수고하지 마세요.' 여자의 눈은 그렇게 말하고 있었다.

여자는 정신과 입원 치료를 원치 않아서 곧 퇴원했다. 퇴원 후 외래에도 오지 않을 것이 분명해 보였다. 여자가 퇴원하는 날 내가 말했다.

"치료도 치료지만 그보다는 진실을 밝혀야 하지 않겠습니까? 사랑인지 성폭행인지 분명히 해야 하지 않겠습니까? 법적으로 싸우는 것은 해바라기 센터에서 알아서 할 겁니다. 저는 어떤 이유로 사랑이 아닌 성폭행이라고 하는지 그게 궁금합니다."

"전 이미 해바라기 센터에서 자세히 말했습니다. 그런데 제가 모든 것을 말했음에도 그들은 사실에만 관심을 쏟더군요. 얼마 동안 사귀었는지, 얼마나 자주 성관계를 했는지, 성관계를 할 때 강제성은 없었는지 등등. 조서에 적힌 내용은 모두 사실이고 틀린 것은 없었습니다. 그러나 거기에 저의 마음은 하나도 담겨 있지 않았습니다. 그래서 교수님께도 할 말이 없습니다." 여자가 잘라 말했다.

"저는 바로 그것을 듣고 싶습니다. 그런 사실이 아닌 마음의 말을." 내 말에 여자가 물끄러미 나를 쳐다보았다. 그리고 퇴원 후 예정된 외래 날에 그 여자가 왔다. 여자가 말한 내용을 정리하면 대략 다음과 같다.

그 여자가 그 남자를 사랑했던 것은 사실이다. 그리고 진실이다. 여자는 미혼이고 남자는 기혼이다. 남자는 여자의 직장 상사이고 회사의 높은 위치에 있어서 그에게는 여자의 승진과 해고를 결정지을 힘이 있었다. 접근은 남자가 먼저 했다. 어느 날 남자의 제안으로 같이 저녁 식사를 하고 술을 마시면서 성관계를 갖게 되었다. 성관계를 가진 후 여자는 그 남자에 대해 친밀감을 느끼기 시작했다.

여자는 남자가 유부남이고 자신보다 나이가 많은 것이 마음에 걸렸지만, 남자가 똑똑하고 회사에서 지위가 높았으며 사랑한다는 말과 함께 선물도 자주 주었기에 그 남자가 싫지 않았다. 오히려 그 남자의 사랑한다는 말에 마음속으로 행복해했다. 여자는 회사 동료들의 눈을 피해 그 남자와의 (여자의 표현대로 하면) 사랑을 이어 나갔다.

꽤 오랜 시간이 흐른 후 여자는 또 다른 남자로부터 사랑의 고백을 받았다. 그 남자는 미혼이고 안정적인 직장에 다니며 나이도 자신과 비슷해서 그 남자와 결혼하기로 결심했다.

여자는 자신과 관계를 갖고 있던 직장 상사에게 자신은 곧 결혼할 생각이며 앞으로는 더 이상 사적인 만남은 갖고 싶지 않다고 말했다. 직장 상사는 흔쾌히 여자의 제안을 받아들여 두 사람의 관계는 순조롭게 끝이 나는 것처럼 보였다.

그런데 직장 상사는 자기 말과 달리 여자에게 집착하기 시작했다. 여자가 자신은 결혼할 사람이 있다고 해도 직장 상사는 사랑한다고 하고 만나자고 하고 함께 자자고 했다. 여자가 거절하면 그는 노골적으로 직장에 못 다니게 할 수도 있다며 위협했다.

여자는 진심으로 그 남자를 사랑했었기에 좋은 관계로 끝을 내고 싶었다. 그러나 자신의 생각과는 달리 그 남자의 태도는 사랑했던 사람에 대한 태도가 아니었다.

여자는 점차 자신이 그가 성욕을 해소하기 위한 대상이 아닌가 하는 의심이 들기 시작했다. 사랑이 의심으로 바뀌는 순간이다. 그래서 여자가 남자에게 말했다.

'당신은 날 사랑해서 관계를 하려는 게 아니다. 난 이제 당신

과의 관계를 원치 않는다. 정말로 날 사랑한다면 내 생각을 존중해달라.'

여자가 나에게 말했다.

"그때, 제가 그 남자에게 그렇게 말했을 때 그 남자가 제 말을 진지하게 받아들였다면 전 그 남자를 한때 사랑했던 사람으로 기억했을 것입니다. 그러나 그 남자는 전혀 그렇게 하지 않았습니다. 모든 것을 자기 위주로 결정했고 일방적으로 계속 성관계를 요구했습니다. 그때서야 전 제가 그에게 어떤 사람인지 확실히 알게 되었습니다. 그리고 그에게 복수하기로 결심했습니다."

여자가 말했다.

"사람들은 저를 비난합니다. 오랫동안 사귀던 남자였는데 마음이 바뀌어 그를 고소했다고, 돈을 뜯어내기 위해서 고소했다고 합니다. 처음에 제가 그 남자를 사랑한 것은 사실입니다. 그 남자가 제게 사랑한다고 했고 전 그 말을 믿었습니다. 그런데 제 마음이 변했습니다. 그래서 그 남자에게 개인적인 만남도 성관계도 싫다고 했습니다. 그런데도 그 남자는 자신의 사회적 힘으로 절 위협했습니다. 원치 않는 성관계를 강요했습니다. 그것이 성폭행이 아니면 무엇이 성폭행입니까?

교수님도 생각해 보십시오. 어떤 여자든지 자신이 성폭행당했다는 사실을 밝히는 것은 쉽지 않은 일입니다. 게다가 상대 남자의 사회적 지위가 높을수록 더 힘듭니다. 그렇게 해서 제가 얻을 수 있는 이득이 도대체 무엇이 있겠습니까?"

여자는 이야기를 끝내고 자리에서 일어났다.

그 여자의 이야기를 듣고 나는 생각했다. 처음에는 남녀 간에 사랑 없는 성관계가 가능할 수도 있다. 또 성관계를 통해 사랑한다는 환상을 품을 수도 있다. 그러나 성관계가 계속 이어지려면 반드시 서로에 대한 믿음과 사랑이 있어야 한다.

믿음과 사랑, 그것이 없으면 〈언제라도 성폭력이 될 수 있다.〉

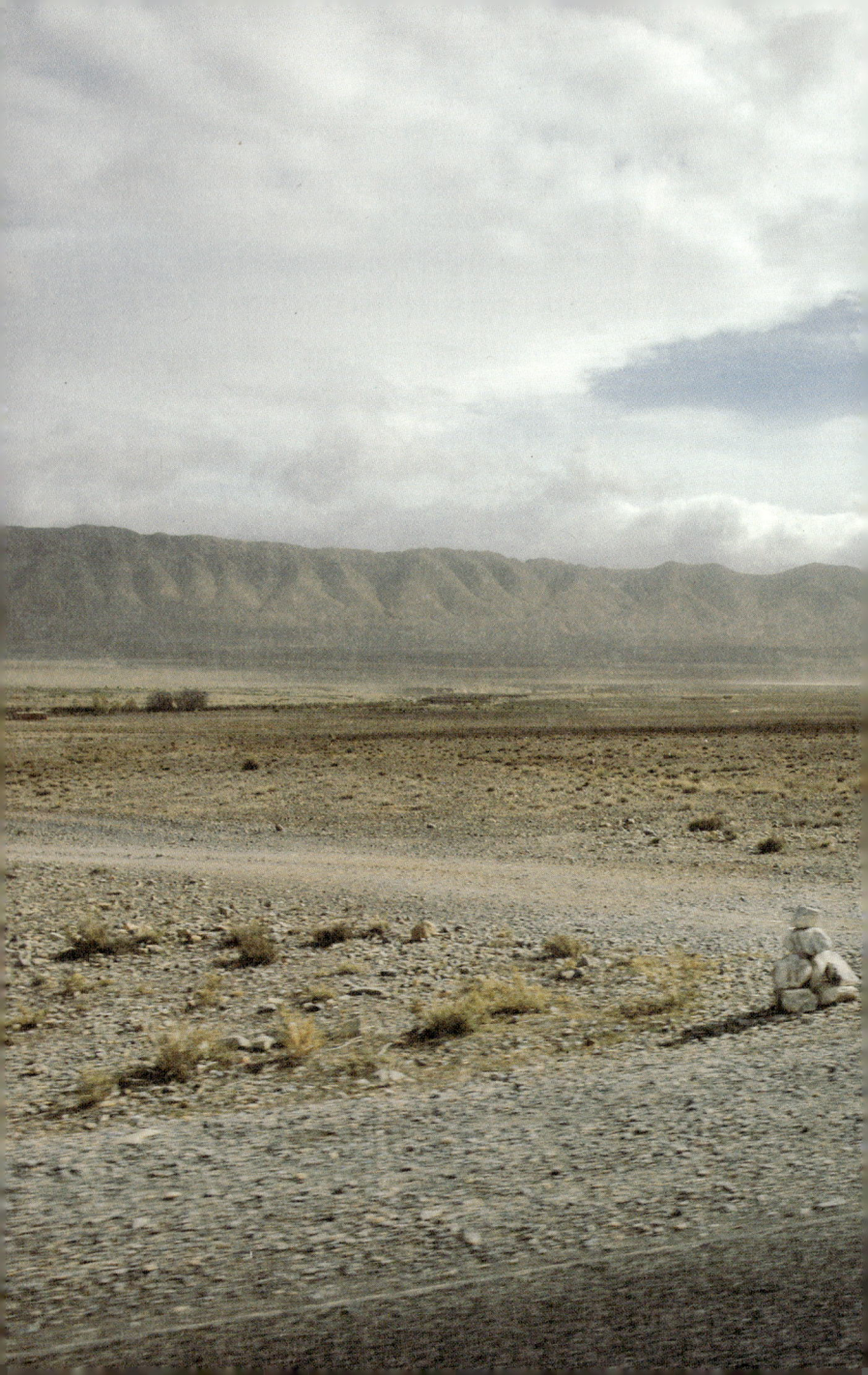

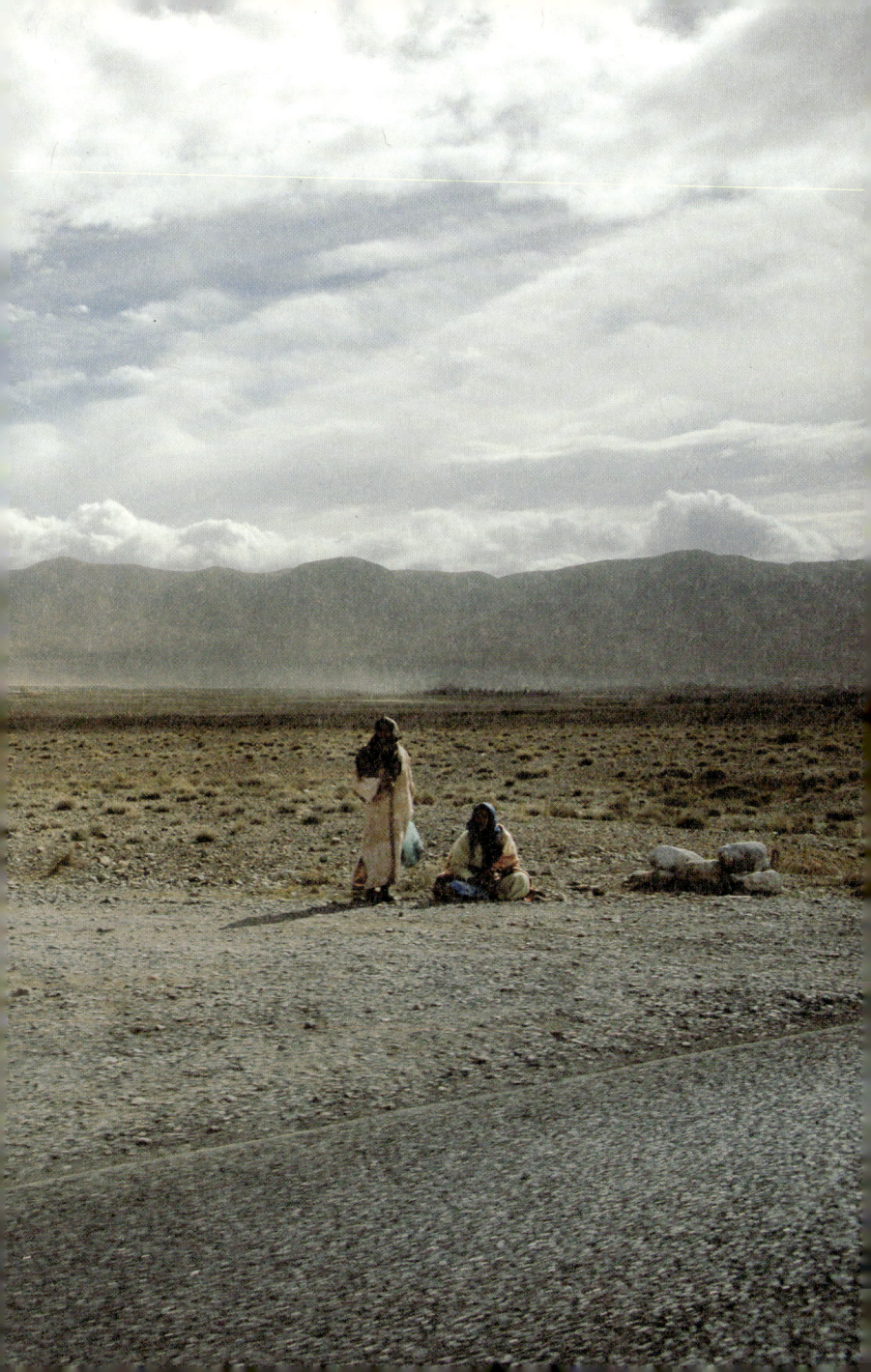

나는 왜 진료실에서 타로 카드를
사용하게 되었는가

환자와 면담할 때 환자가 괴로워하는 문제와 연관 있는 말(언어)이나 이미지(그림)를 활용하면 대화가 훨씬 매끄럽게 진행된다. 그것을 알게 된 계기는 다음과 같다.

몇 년 전에 한 20대 여자가 외래를 방문했다. 사귀는 남자친구로부터 이별을 통보받았다며 울기 시작했다.

사연을 들어보니 며칠 전에 남자친구와 커피를 마시다가 갑자기 그가 정색하면서 자신이 첫 남자이냐고 묻기에 즉시 대답을 못하고 잠시 머뭇거렸더니, '나를 사귀기 이전에 다른 남자가 있었나 보네' 하면서 그대로 일어나 가 버리더란다. 이후 전화도 안 받고 문자로 이별을 통보받았다고 한다.

그녀는 그 충격으로 일주일째 식사도 못하고 잠도 못 자고 매일 매일을 눈물로 보낸다고 한다. 그 말을 들으니 기가 찼다. 그런 남자는 설혹 결혼한다고 하더라도 신혼여행 가서 처녀가 아니네 하면서 시비 걸 인간이지만, 그래도 괴로워하는 그녀의 슬픈 마음을 달래 줘야 하는 게 정신과 의사가 해야 할 일이라서 어떻게 하는 게 좋을지 생각해 보았다.

그때 떠오른 생각이 『사랑하지도 않으면서』(다케히사 유메지 지음)라는 책이다. 나는 그녀에게 책을 사서 이 부분을 읽어 보고 이야기를 나누자고 했다.

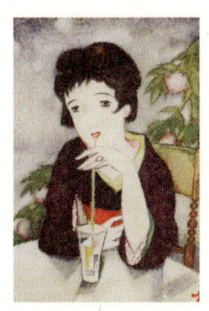

'저의 첫 남자가 누구였냐고 물으시다니 정말이지 따분하군요! 어차피 당신은 첫 남자가 아니었듯 마지막 남자도 아니랍니다.'

우리는 외래에서 사랑과 첫 남자와 마지막 남자에 대해 여러 가지 이야기를 나누었고 그녀는 많은 도움을 받았다고 했다.

이후로 나는 책의 문구를 치료에 활용하려고 노력했지만 생각만큼 효과를 보지 못했다. 그러다가 우연히 한 환자에게 보는 관점에 따라 해석이 달라진다는 점을 보여 주기 위해, 노파의 얼굴로도 보이고 젊은 여자의 옆얼굴로도 보이는 그림을 사용하게 되었다. 그리고 대화를 끌어내는데 이미지가 글자보다는 훨씬 더 유용하다는 사실을 알게 되었다.

타로 카드는 그림으로 구성되어 있는데, 특히 칼 카드는 삶의 고통을 묘사하는 데 적합할 것으로 생각되었다. 그래서 여러 가지 이유로 괴로워하는 환자들에게 그들의 마음이 이러할 거라고 추측되는 타로 카드를 보여준 결과, 그들로부터 커다란 공감을 얻을 수 있었다. 이게 내가 진료실에서 타로 카드를 사용하게 된 이유다.

일반적으로 타로 카드는 미래의 운세를 미리 알아보는 데 사용된다. 그러나 나는 그것에는 티끌만큼의 관심도 없다. 운명은 정해져 있지 않으며 삶을 대하는 태도에 따라 달라진다고 믿기 때문이다.

삶의 비극이 닥칠 때 그것을 피하지 않고 온몸으로 받아들이면서 한 걸음 한 걸음 앞으로 나아가는 것이 올바른 태도다. 그런 용기 대신 타로 카드 한장 한장에 웃고 울면서 자신의 운명을 맡긴다면 그것은 자신을 너무 초라하게 만드는 것이다. 이것이 타로 카드에 대한 나의 생각이다.

이제는 더 이상 못 버티겠습니다

50대 중반 남자로 직업은 공무원이다. 시골 가난한 집안에서 3남 3녀 중 장남으로 태어나 고등학교를 졸업하자마자 공무원이 되었다. 공무원으로 근무하면서 방송통신대학을 졸업하였다. 형제 중에서 유일하게 대학을 나왔다. 공부를 하는 김에 사회 복지학 석사와 박사 학위까지 취득하였다.

자영업을 하는 남동생이 두 명 있는데 두 명 모두 사는 게 힘들어 자주 자신에게 손을 내민다. 여동생은 세 명인데 두 명은 결혼해 살고 있으며 한 명은 이혼했는데 그 이혼한 여동생이 시골에서 부모님을 모시고 살고 생활비는 자신이 매달 보내 준다.

최근에 아버지가 뇌졸중으로 쓰러졌고 어머니는 허리를 다쳐 생활비 외에도 의료비가 많이 들어간다. 장인과 장모 건강도 좋지 않아 신경이 쓰인다. 지금까지 혼자서 형제들과 부모님을 모두 돌보는 바람에 아내와 갈등이 많다.

얼마 전 지역 내 민간 기관으로부터 향응을 받은 게 문제가 되어 징계 위원회에 회부되었다. 정년이 얼마 남지도 않았는데 그런 일이 터지자 지금까지 아등바등 살아온 자기 삶이 너무 초라하게 여겨졌다. 열심히 살았는데 남은 건 빚밖에 없다는 생각이 들었다. 죽고 싶다는 충동이 들어 목을 매달고 자살하려다가 실패하고 정신과에 입원했다.

환자가 토로한다.
"제가 얼마나 힘든지 교수님은 모를 겁니다. 그동안 얼마나 열심히 살아왔는지 아무도 모를 겁니다. 장남이라는 이유로 아무리 힘들어도 버렸는데 이제는 더 이상 못 버티겠습니다. 제가 책임져야 할 일이 너무 많습니다. 제가 짊어져야 할 짐이 너무 무겁습니다. 그런 저를 이해할 수 있는 사람은 이 세상에 아무도 없습니다."

퇴원 후 처음으로 외래에 온 날 나는 말없이 미리 준비한 타로 완드(wand, 지팡이) 10번 카드를 건네면서 말했다.
"입원해 있는 동안 반복적으로 자신이 얼마나 힘든지 아무도 모를 거라고 하신 점이 마음에 걸려 이 카드를 가져와 보았습니다. 자세히 보십시오. 무엇이 보입니까?"
그는 카드를 말없이 보고는 대답했다.
"한 남자가 막대기 여러 개를 힘겹게 안고 걸어가는 것 같습니다."
"또 어떤 점이 보입니까?"
"많이 힘든지 막대기에 얼굴을 파묻고 있네요. 멀리 집도 보이고요."
"알겠습니다. 그렇다면 이 카드에 대해 설명하겠습니다. 카드 속의 남자는 10개나 되는 막대기를 혼자서 나르고 있습니다. 얼굴은 보이지 않지만 10개의 막대기를 혼자서 나르고 있는 남자의 뒷모습은 매우 힘겨워 보입니다. 너무 힘들어서인지 막대기에 얼굴을 묻고 있습니다. 저 멀리 집이 보이지만 거리상으로는 꽤 멀어 보입니다. 지금 카드 속의 남자와 자신이 비슷하다고 생각됩니까?"

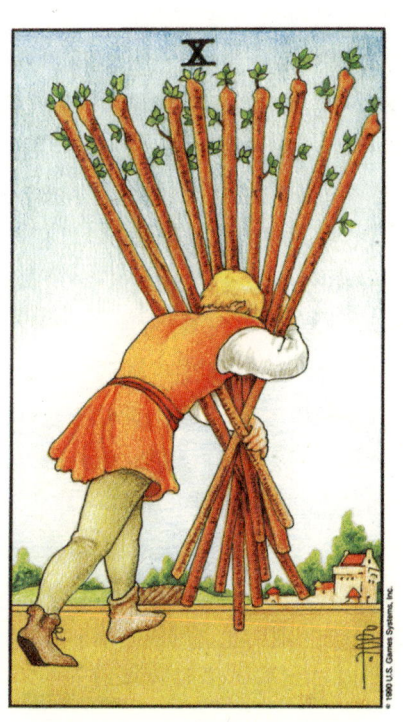

"예."

"어느 정도 비슷합니까? 1은 '전혀 비슷하지 않다'이고 10은 '완전히 나와 똑같다'라고 한다면 1에서 10 사이 중 어디에 해당됩니까?"

"8이나 9 정도입니다."

"알겠습니다. 매우 비슷하군요. 그럼 제가 이 카드에 대해 조금 더 설명하겠습니다.

이 카드 속의 남자는 육체적 정신적으로 매우 힘들어하지만 그것을 피하려 하지 않고 버티고 있습니다. 묵묵히 자신의 책임을 다하고 있습니다. 그것은 막대기 10개가 가지런히 세워져 있고 뒷다리로 버티고 있는 남자의 자세를 보아도 알 수 있습니다. 카드 속의 남자는 ○○씨 같이 책임감이 강한 사람입니다.

그리고 눈여겨봐야 할 점은 각각의 막대기 끝에 새싹이 피어나 있다는 것입니다. 봄이 오고 있다는 증거입니다. 또 목적지인 집이 아직은 멀어 보이지만 시야에 분명하게 잡힌다는 점도 중요합니다. 고통의 끝이 멀지 않았다는 것이죠.

이 카드는 막대기 카드 중 마지막 카드인 10번 카드입니다. 이 카드는 현재는 과도한 책임감으로 고통받고 있지만 조금만 참으면 그 고통이 덜어진다는 의미입니다. 목적지인 집에 도착하면 온몸을 누르고 있던 무거운 짐을 내려놓고 편안히 쉴 수 있다는 희망을 보여 줍니다. ○○씨의 경우도 이 카드 속의 남자와 같을 것입니다. 조금만 견뎌 보십시오. 무너지지만 않으면 시간이 모든 것을 해결해 줄 것입니다."

"알겠습니다. 저의 마음을 알아주시고 이렇게 카드까지 준비해서 이해하기 쉽게 설명해 주셔서 감사합니다. 교수님 말씀대로 무너지지 않고 다시 시작해 보겠습니다."

"한 가지 당부하고 싶은 것은 혼자서 모든 것을 해결하려고 애쓰지 마십시오. 이번에 정신과에 입원까지 했기 때문에 형제 부모와 아내 모두 ○○씨가 지금까지 금전적으로 심리적으로 얼마나 많은 짐을 지고 왔는지 이제는 알게 되었을 겁니다. 그러니 못하는 것은 못한다고 하고, 할 수 있는 것만 하십시오. 그런 식으로 시간이 흐르면 많은 문제가 해결될 것입니다."

이혼하고 애를 데리고 친정으로 가는 여자

남편 구타 때문에 이혼한 30대 후반 여자다. 이혼 후에 불면, 우울, 자살 충동이 심해 친정어머니와 함께 외래를 방문했다. 초등학교 2학년 아들이 한 명 있고 여자가 키우기로 했다.

여자는 사회 경험이 전혀 없어 앞으로 어떻게 살아야 할지 막막하다고 했다. 술을 마셔야만 잠을 잘 수 있고, 숨을 쉬기 어려울 정도로 가슴이 답답하여 죽을 것 같다고 호소했다. 친정집에 얹혀사는데 친정도 형편이 어려워 하루하루가 괴롭다고 했다.

"이혼하고 애를 데리고 친정으로 가는데 그때 심정이 정말로 비참했어요. 죽는 것보다 더했어요. 앞으로 어떻게 살아야 할까요? 애와 같이 죽고 싶어요."

입원을 권했지만 경제적으로 어렵다고 하여 외래에서 치료하기로 했다.

외래에서 두 번째로 그녀를 본 날, 나는 아무 말 없이 타로 소드(sword, 칼) 6번 카드를 그녀에게 건넸다. 그 카드를 보자 여자가 흐느껴 울기 시작했다.

"이 카드에서 무엇을 보았기에 우십니까?" 내가 물었다.

"배에 타고 있는 여자가 슬퍼 보여요. 옆에 애도 앉아 있는 게 꼭 제 모습 같아요." 여자가 말했다.

"또 무엇이 보입니까?"

"배에 칼 같은 게 꽂혀 있는 게 보여요. 무서워요."

"왜 무섭습니까?"

"배에 물이 들어와 가라앉을 것 같아요. 여자도 애도 죽을 것 같아요." 그녀가 몸을 떤다.

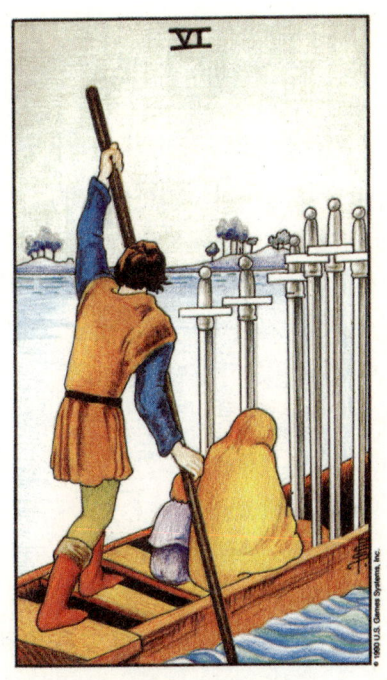

"알겠습니다. 그렇다면 그 카드에 대해 설명하겠습니다. 그 카드는 칼 6번 카드입니다.

카드에서 볼 수 있듯이 배에는 이미 큰 슬픔을 경험한 듯 옷으로 온몸을 가린 채 웅크리고 있는 한 여자와 아이가 타고 있고 뱃사공이 노를 저어 강 건너편으로 향하고 있습니다. 배에는 여러 개의 칼이 꽂힌 상태라서 언제든지 물이 샐 수 있습니다.

칼은 현재 배에 타고 있는 그 여자가 받고 있는 고통과 상처를 상징합니다. 칼이 6개나 된다는 것은 그만큼 그 여자의 고통이 심하다는 것을 의미합니다.

배에는 세 명이 타고 있는데 뱃사공이 서서 노를 젓기 때문에 만약 중심을 잡지 못하면 배가 뒤집힐 수도 있습니다. 그만큼 힘들고 어려운 상태입니다. 현재 ○○씨가 가장 믿을 수 있고 가장 큰 도움이 되는 사람은 누구입니까?"

"저의 부모님입니다. 특히 친정어머니가 절 많이 위로해 주십니다. 산 사람 입에 풀칠이야 못하겠냐며 절 다독여 주십니다."

"알겠습니다. 그렇다면 카드 속의 뱃사공은 어머니라고 생각하면 됩니다. 카드를 다시 한번 찬찬히 보십시오. 배 오른편과 왼편을 보십시오. 어떤 차이가 있습니까?"

"오른쪽은 파도가 있고 왼쪽은 없는 것 같습니다."

"맞습니다. 오른쪽 강물은 파도가 넘실대며 거칠지만, 왼편의 목적지로 흐르는 강물은 잔잔합니다. 이것은 지금은 고통스럽지만 어머니와 힘을 모아 나아가면, 앞으로의 미래는 안정될 거라는 것을 암시합니다.

그러니 마음을 추슬러 앞으로 어떻게 하면 먹고살 것인지 궁리해야 합니다. 반드시 기술을 배워야 합니다. 주민 센터에 찾아가 국비로 혹은 돈이 적게 들면서 배울 수 있는 기술이 무엇인지 찾아보십시오. 길을 찾으면 반드시 보입니다."
　내가 힘주어 말했다.
　"고맙습니다. 한번 힘을 내보겠습니다."
　여자가 손으로 눈물을 닦으며 대답했다.

세상이 너무 무서워
한 발짝도 나갈 수가 없어요

자동차 사고로 20대 아들을 잃은 50대 여자 환자다. 아들의 죽음을 두고 남편과 갈등이 심해 이혼 직전이다. 그녀는 밤마다 잠을 자지 못한다며 혼자서 외래를 방문했다.

아들이 죽은 지 1년이 다 되어 가는데도 아들의 방에 소지품 하나도 버리지 않고 그대로 놔뒀다고 했다. 정신과적으로 병적 애도 상태다. 어떻게 왔냐고 묻자 그녀가 이렇게 말했다.

"차만 보면 무서워요. 세상이 너무 무서워서 한 발짝도 나갈 수가 없어요."

입원을 권했지만 완강하게 거부하여 외래에서 치료하기로 했다. 첫날에 일주일 치 약을 처방하고 일주일 후에 다시 만났다. 잠은 조금 자지만 세상이 무서운 것은 여전하다고 했다.

그때 내가 이 카드를 환자에게 건넸다. 그녀는 말없이 카드를 받아들고 보더니 곧 눈물을 흘리기 시작했다.

"왜 우시는가요?" 내가 물었다.

그녀는 대답 없이 계속 눈물만 흘렸다.

"이 카드에서 무엇이 보입니까?" 내가 다시 물었다.

"이도 저도 하지 못하는…… 한 발짝도 걸을 수 없는……."

"제 생각에 ○○씨의 상태가 이 카드 속의 여자와 비슷하리라 추측되어 이 카드를 골랐습니다. 어떻습니까? 비슷합니까?"

"제 모습과 똑같아요."

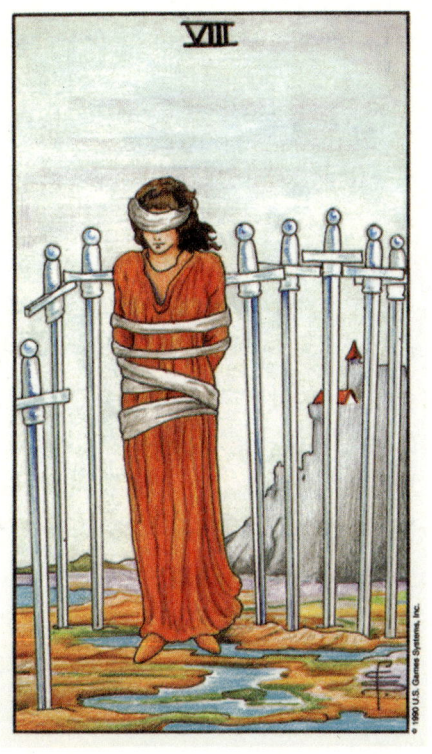

"알겠습니다. 그렇다면 이 카드에 대해 설명하겠습니다. 이 카드는 타로 칼 8번 카드입니다.

눈이 가려지고 끈으로 손이 묶인 한 여자가 늪지대에 서 있습니다. 여자 뒤편으로 벼랑 위의 성이 보이고, 8개의 칼이 그녀가 도망가지 못하게 둘러싸며 꽂혀 있습니다. 여자는 도와줄 사람도 없는 고립무원의 상태에 있습니다.

그런데 카드 그림을 잘 보십시오. 칼이 여자 옆과 뒤에 꽂혀 있지만 앞에는 꽂혀 있지 않습니다. 눈이 가려져 있어서 앞으로 갈 수 있다는 것을 모를 뿐입니다. 눈이 가려져 있고 손이 묶여 있어 어디로 어떻게 빠져나가야 하는지 알지 못하지만, 여자의 앞길은 열려 있습니다. 제 말이 맞습니까? 다시 한번 카드를 보십시오."

그녀는 카드를 다시 보고는 고개를 끄덕였다.

"게다가 발도 묶여 있지 않습니다. 또 여자의 몸을 묶고 있는 끈을 자세히 보십시오, 단단하게 묶여 있는 것이 아니라 느슨하게 묶여 있습니다. 이것은 마음만 먹는다면 손을 묶고 있는 끈을 풀 수 있다는 의미입니다. 여자의 붉은색 옷 색깔도 아직 강한 생명 에너지가 있음을 보여 줍니다.

이 카드는 현재는 벗어나기 힘든 상황에 놓여 있지만, 마음만 단단히 먹는다면 충분히 빠져나올 수 있다는 것을 보여 줍니다. 제가 보기에 ○○씨의 경우가 그러합니다.

아들이 교통사고로 사망한 후에는 스스로 자신을 세상으로부터 유폐시키고 있습니다. 아직도 버리지 않은 아들의 유품이 타로 카드의 칼과 같은 역할을 합니다.

그렇지만 용기를 낸다면 다시 세상으로 나올 수 있습니다. 제가 도와 드리겠습니다. 한번 노력해 보시겠습니까?"
 그녀가 눈물 고인 눈으로 나를 보았다. 그리고 천천히 그러나 분명하게 고개를 끄덕였다.

조심스레 남편에게 외도했는지 묻는 여자

두통, 얼굴 화끈거림, 목에 무엇이 걸려 있는 느낌, 가슴 답답함, 복통, 어지럼증 등 다양한 신체 증상으로 입원한 50대 여자 환자다. 그중에서 그녀를 가장 괴롭힌 증상은 설사와 불면이었다. 음식을 삼키기가 어렵고 겨우 삼켜도 곧바로 설사를 해 버렸다. 밤새도록 한숨도 자지 못했다.

내과에 입원하여 여러 가지 검사를 받았지만 이상 소견을 발견할 수 없어 정신과로 의뢰되었다. 정신과에 입원해 있는 동안 그녀는 담당 의사에게 자신이 어떤 문제로 괴로워하지만, 그것이 무엇인지는 말할 수 없다고 했다. 자신이 말하면 남편 귀에 들어갈 것이 두려워서라고 했다.

환자를 담당하고 있던 K선생은 나에게 아마도 환자가 외도를 한 모양이며 그래서 말을 하지 않는 것으로 추측된다고 보고했다. 말하지 않으려는 환자에게 말하라고 강요할 수는 없기에 나는 K선생에게 환자가 말할 때까지 지켜보자고 했다.

입원 치료로 환자가 호소하던 증상은 많이 호전되었고 어느 정도 잠을 잘 수 있게 되자 퇴원하였다. 퇴원할 때까지 그녀는 자신의 고민을 말하지 않았다. 퇴원 후 집에 가자 증상은 다시 악화되었다.

외래에서 내가 말했다.

"제가 담당 의사를 통해 ○○씨가 어떤 문제로 괴로워하지만 그것에 대해 말할 수 없다고 했다는 말을 들었습니다. 그 문제가 무엇인지는 모르지만 ○○씨에게 나타나는 신체 증상은 그 문제와 연관성이 커 보입니다.

음식을 삼키기가 힘들고 삼켜도 곧바로 설사를 하는 증상은 심리적인 요인과 아주 밀접한 연관성이 있습니다. 우리 몸에서 식도와 위와 장과 같은 소화 기관은 심리에 가장 민감하게 반응하는 장기입니다.

그리고 담당 의사로부터 그 내용이 남편 귀에 들어갈까 무서워서 말을 하지 못한다는 말을 들었습니다. 저를 믿고 말씀해 주시면 치료에 도움이 되겠습니다. 말을 하여야 증상이 빨리 좋아집니다. 마음속에 쌓아둔 말을 털어내면 털어낼수록 증상은 더 빨리 호전됩니다."

"제가 말을 한다고 해도 교수님은 제 심정을 모르실 거예요. 그걸 직접 겪어 보지 않은 사람은 모릅니다. 밤새도록 한잠도 잘 수 없는 고통은 아무도 모릅니다."

"그렇지요. 사람이 다른 사람의 마음을 온전히 이해하기는 어렵습니다. 제가 고민을 털어놓으라고 권하는 이유는 본인을 위해서지 저를 위해서가 아닙니다. 마음속에 담아 놓은 말을 털어놓으면 놓을수록 그만큼 마음이 편안해지기 때문입니다. 제가 ○○씨를 이해하고 이해하지 않고는 그다음 문제입니다."

침묵이 이어졌다. 그리고 그녀가 입을 열기 시작했다. 수년 전에 남편의 외도 사실을 알게 된 그녀는 남편에게 조심스레 그것이 사실인지 물었다고 했다. 그 〈조심스레〉라는 단어가 크게 들렸다.

남편의 외도 사실을 알게 되었다면 화를 내며 따지는 것이 보통 아닌가? 남편의 성격이 불같아서 조심스레 묻지 않으면 봉변이라도 당할 수 있어서 그런가? 나는 여러 가지 생각을 하면서 이야기를 들었다.

남편은 처음에 아니라고 부인하다가 나중에는 사실임을 인정했다. 남편은 자신이 잘못했으며 다시는 그런 일이 없을 거라고 약속했다. 남편의 사과가 진심으로 여겨졌기에 그녀는 조용히 넘어갔다.

그런데 최근에 다시 남편의 외도 사실을 우연히 알게 되었다. 이번에는 이전과 달리 〈조심스레〉 묻지도 못했다. 남편이 이혼하자 할까 봐 겁이 나서였다. 그녀는 남편의 외도가 견딜 수 없었지만 그렇다고 이혼해서 혼자 살 자신도 없었다. 그때부터 다양한 신체 증상이 나타나기 시작했다.

"교수님은 저의 마음을 모를 거예요. 이러지도 못하고 저러지도 못하고. 하루하루가 지옥 같습니다. 한숨도 잘 수가 없어요. 사람들이 제 말을 들으면 저보고 어리석다고 할 거예요. 그러나 전 말할 자신이 없어요. 그런 저 자신이 너무 싫어요."

그녀가 눈물을 흘리며 말했다.

"하기 힘들었던 이야기를 해 주셔서 고맙습니다. 그 문제를 어떻게 풀어 나갈 것인지 같이 생각해 봅시다. 오늘 진료는 이것으로 하고 다음 주에 뵙겠습니다."

여자가 나가고 나는 비로소 여자가 왜 〈조심스레〉라는 단어를 사용하였는지 이해가 되었다. 그 말은 여자의 마음 상태를 그대로 드러내고 있었다.

일주일 후 나는 타로 칼 9번 카드를 준비해서 환자에게 건넸다. 그녀는 의아해하며 카드를 보더니 카드 속의 여자와 똑같이 두 손으로 얼굴을 가렸다.

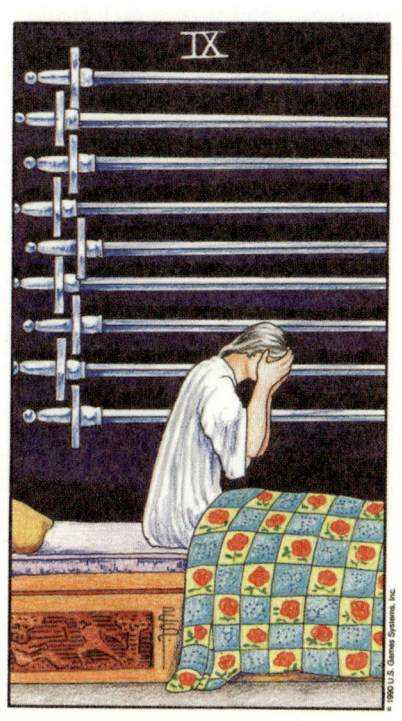

조금 있다가 환자의 양어깨가 흔들리기 시작하더니 손가락 사이로 눈물이 흘러나왔다. 내가 왜 그 카드를 자신에게 주었는지 이해한 듯이 여겨졌다.

"밤새도록 한숨도 자지 못한다기에 이 카드를 골랐습니다. 이 카드에서 무엇이 가장 먼저 보입니까?"

"침대 위에 앉아 있는 여자의 자세입니다. 제가 집에서 잠을 이루지 못할 때의 자세와 똑같습니다. 누워 있으면 가슴이 답답해서 견딜 수가 없고 그렇다고 침대에서 일어날 수도 없고, 그래서 앉아서 온밤을 꼬박 새웁니다."

"그렇군요. 이 카드 속의 여자 역시 어둠 속에서 잠을 이루지 못하고 두 손으로 얼굴을 가린 채 침대에서 괴로워하고 있습니다. 카드에서 또 어떤 것이 눈에 띕니까?"

"여자 옆에 칼 같은 게 많이 보이네요. 몹시 차갑다는 느낌을 줍니다."

"맞습니다. 침대 옆 벽에는 9개의 칼이 걸려 있습니다. 또 무엇이 보입니까?"

"잘 모르겠는데요." 그녀가 고개를 갸우뚱한다.

"자세히 보시면 침대 옆면에 한 사람이 다른 사람에게 칼로 공격당하는 조각이 새겨져 있습니다. 보이십니까?"

"예."

"이 조각은 여자의 마음이 얼마나 괴로운가를 의미합니다. 여기서 칼이 아홉 개나 된다는 것은 그만큼 고통의 강도가 심하다는 것을 의미합니다. 이 타로 카드는 칼 9번 카드입니다. 칼 카드가 10번까지 있는데 그중에 9번째라는 것은 고통의 강도가 그만큼 심하다는 것을 말합니다. 그러나 조금만 참으면 고통이 끝난다는 것도 의미합니다.

여기서 중요한 점은 칼이 벽에 걸려 있지 여자의 몸에 꽂혀 있지 않다는 것입니다. 칼이 몸에 꽂혀 있지 않은데도 여자는 자기 몸에 꽂혀 있는 것처럼 괴로워하고 있습니다. 칼이 몸에 꽂혀 있지 않기에 이 여자는 자신이 어떻게 생각하느냐에 따라 고통이 해결될 수 있다는 말도 됩니다.

이렇게 합시다. 저와 남편이 다 함께 모여 이야기해 봅시다. 그때 제가 ○○씨를 대신해서 남편에게 말할 수는 없습니다. 힘들더라도 본인이 직접 말해야 합니다. 제게 말했듯이 자신의 심정을 남편 앞에서도 충분히 말할 수 있도록 제가 옆에서 돕겠습니다. 어떻습니까, 저의 제안이?"

내 말에 그녀가 고개를 끄덕였다.

내가 제안한 대로 세 사람이 모여 대화를 나누었고, 그녀는 자신의 심정을 남편에게 충분히 말할 수 있었다.

세 기둥이 모두 무너져 버린 남자

한 40대 남자가 우울증과 알코올 중독으로 입원했다. 2년 전까지만 해도 중소기업 대표로 별문제 없이 잘 살던 남자였다. 그런데 사업을 확장하는 바람에 부도가 났고 파산해 버렸다. 하나 남은 집이라도 건지려고 아내와 위장 이혼을 했고 다시 사업을 일으켜 보기 위해 노력했지만 현실은 호락호락하지 않았다. 그 과정에서 술에 의존하게 되었고 아내와 두 아들도 등을 돌려 버렸다.

주위에 남아 있는 것은 아무것도 없었다. 연이은 불행에 남자는 절망하여 자살 시도를 했고 늙은 부모와 누나가 그를 정신과에 입원시켰다. 경제적 어려움 때문에 일주일 만에 그는 퇴원했다. 퇴원하는 날 그가 이렇게 말했다.

"돈도 없고, 몸도 망가졌고, 가족도 친구도 다 없어져 버렸습니다. 제가 기댈 데가 하나도 없습니다."

그 남자의 말은 자신이 처한 상황을 정확하게 표현하고 있었다. 삶을 지탱하는 세 기둥은 신체와 정신의 건강, 직업을 통한 경제적 자립, 가족과 친구라고 할 수 있는데 그것 모두가 무너져 버린 것이다.

그 남자를 보면서 나는 타로 칼 10번째 카드를 떠올렸다. 가장 힘든 상황을 드러내는 카드다. 죽은 듯이 엎드려 있는 남자의 등에 무려 10개나 되는 칼이 꽂혀 있다. 살아있다 해도 이미 죽은 상태나 마찬가지다.

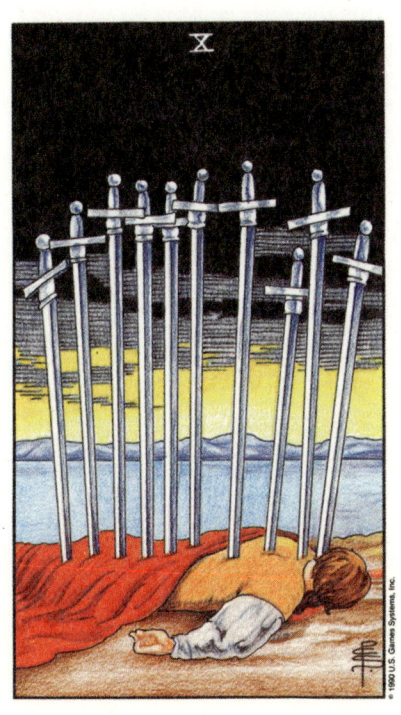

그러나 10번째 카드 중에 마지막 10번 카드라는 점은 더 이상 추락할 곳이 없다는 것을 뜻한다. 더 이상 나빠질 상황이 없기에 앞으로는 조금씩 좋아질 수 있다는 것을 의미한다. 실제로 산 너머에는 새벽이 밝아 오고 새로운 날의 태양이 떠오르고 있다.

나는 그 남자가 외래에 오면 이 카드를 보여 주면서 "지금 죽기에는 너무 아깝다. 새벽이 오고 있다. 다시 한번 살아보자"라는 말을 하고 싶었다. 그러나 퇴원 후 그 남자는 오지 않았다.

행복해지기 위해 돈을 모으는 남자

한 50대 남자가 있다. 그는 지독한 구두쇠이고 돈에 지나치게 집착한다. 그 때문에 아내와 자식과 갈등이 심하다. 부인이 먼저 병원을 방문했다. 부인이 이렇게 하소연했다.

"남편은 삶의 모든 기준이 돈입니다. 한 달 생활비를 주는데 너무 적어 힘듭니다. 평생 5만 원 이상의 옷을 사 입은 적이 없습니다."

1남 1녀 자식들도 그런 아버지에게 등을 돌려 사이가 좋지 못하다고 한다. 남자는 그렇게 아껴 모은 돈으로 고향에 큰 땅을 사 놓고 주말마다 그곳에서 지낸다고 한다. 부인에게 남편을 설득하여 함께 외래를 방문하도록 권했다.

남편이 뚱한 얼굴로 부인과 함께 왔다. 내가 어떤 문제가 있어서 오시라고 한 것이 아니고 부인의 말을 들으니 너무 돈, 돈, 한다고 해서 무슨 사연이 있을 것 같아 오시라고 했다고 하니 남자의 표정이 조금 풀린다. 남자가 말하기 시작했다.

찢어지게 가난했던 어린 시절 이야기, 어릴 때 부모가 돈 문제로 이혼한 이야기, 아버지와 새어머니 손에서 자라면서 다시는 자식에게 가난을 물려주지 않겠다고 결심한 이야기들이었다.

"왜 돈을 모으려고 하십니까?" 내가 물었다.
"땅을 사기 위해서지요." 그가 대답했다.
"왜 땅을 사려고 하십니까?"
"집을 지을 겁니다."
"왜 집을 지으려고 하십니까?"
"그 집에서 우리 가족과 행복하게 살기 위해서입니다."
"행복해지기 위해 돈을 모으는데, 그 돈을 모으는 것 때문에 가족이 불행하다고 느낀다면 그건 모순이 아닐까요?"
"그 정도는 참아야 합니다. 행복해지기 위해서는 그 정도의 고통은 견뎌내야 합니다. 내 어릴 적에 경험한 가난에 비하면 지금 가족이 불평하는 것은 배부른 투정에 불과합니다."

돈에 대한 남자의 믿음은 확고해서 계속 대화를 나누는 것이 의미가 없어 보였다. 남편 옆에 앉아 우리 대화를 듣던 부인의 얼굴이 어두워졌다.

"알겠습니다. 오늘 와 주셔서 고맙습니다."

내가 인사하고 그들 부부가 나갔다. 나는 그 남자를 보면서 타로 펜타클(pentacle) 4번 카드를 떠올렸다.

타로 카드에서 펜타클은 물질이고 돈과 연관되는 상징이다. 펜타클 4번 카드에서는 왕관을 쓴 한 남자가 가슴에 펜타클을 꼭 껴안고 앉아 있다. 그의 머리 위와 양쪽 발밑에도 각각 한 개씩의 펜타클이 있다.

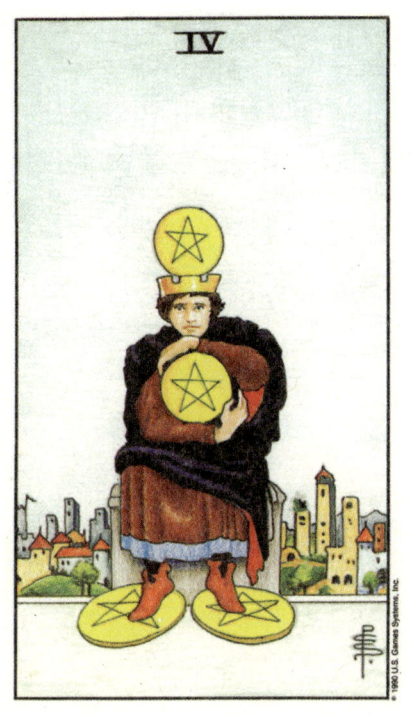

　머리 위, 가슴, 양발에 펜타클이 있다는 것은 그가 돈에 집착한다는 것을 의미한다. 그의 뒤로는 높은 빌딩들이 보인다. 그런 빌딩을 가지는 것이 그의 꿈일 것이다.

　그의 얼굴을 보면 행복해 보이기보다는 어딘가 불안해 보인다. 자신이 갖고 있는 것을 잃어버릴지도 모른다는 두려움 때문이다. 그래서 그는 가슴에 펜타클을 꼭 안고 있는 것이다.

이 카드 속의 왕과 마찬가지로 외래를 찾아온 그 남자는 행복해지기 위해 돈을 모으는데 그것이 오히려 자기 행복을 가로막고 있다는 사실을 깨닫지 못하고 있다. 아마 큰 병에 걸리는 것과 같이 결정적인 계기가 없는 한 그의 생각은 바뀌지 않을 것이다.

그는 행복해지기 위해 돈을 모은다고 했지만, 실제로는 돈을 모으는 행위 자체가 행복하기 때문에 필사적으로 돈을 모으는 것인지도 모른다.

아들 셋을 둔 회장님

아주 돈이 많은 80대 회장님이 불면증으로 개방 병동에 입원했다. 자식은 아들 셋을 두었는데 모두 결혼해서 분가했다. 그런데 그가 입원할 때마다 세 명의 아들과 세 명의 며느리 간병이 지나칠 정도로 경쟁적이다. 잠시도 회장님이 누워있는 침대에서 떨어지려고 하지 않는다.

어느 날 그가 나에게 묻는다.
"교수님, 어느 놈이 진짜 날 위하는지 늘 의심이 갑니다. 그러다 보니 외롭습니다. 교수님이 보시기에는 누가 진짜인 것 같습니까?"
"제가 그걸 어찌 알겠습니까?" 내가 대답했다.

회장님이 퇴원하시기 전날, 내가 타로 펜타클 6번 카드를 보여 주면서 말했다.
"아마도 회장님 심정이 이러하지 싶습니다."
그가 카드를 보고 껄껄 웃는다.

"어찌 이리 내 심정과 똑같을꼬. 아들이 둘인 것만 다르네."
"이 카드에 저울이 있다는 것을 눈여겨보아야 합니다. 공평하게 나눠 주는 것이 중요하지요." 내가 말했다.
"교수님 의견을 마음속에 담아 두겠습니다." 그가 대답했다.

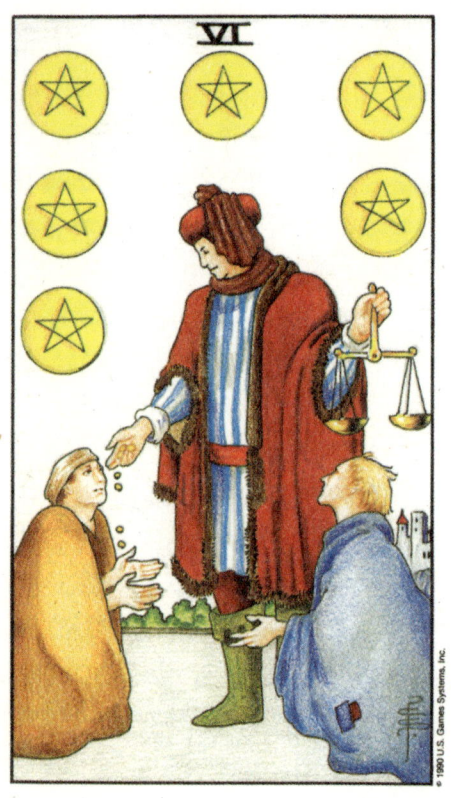

사랑에 성공하는 법

20대 초반의 한 남자 대학생이 실연을 당한 후에 전 여자 친구 집에 가서 행패를 부려 경찰이 출동하였고 유치장에 갇혔다가 겨우 풀려났다. 그리고 죽어 버리겠다고 집에서 난리를 부리는 바람에 입원했다.

면담을 해 보니 정신과 질환이 있는 것은 아니고 이별 통보를 당한 충격이 너무 커서 벌어진 일이었다. 며칠이 지나자 그는 곧 안정을 되찾았다. 계속 입원해야 할 필요성이 없어 그의 부모에게 퇴원해도 되겠다고 말했다. 부모는 퇴원 후 그가 무슨 일을 저지르지나 않을까 걱정된다며 퇴원시키기를 주저했다. 그래서 외래에서 계속 치료를 받겠다는 약속을 그로부터 받아낸 후 퇴원시켰다.

외래에서 그를 만났을 때 나는 두 장의 타로 카드를 준비했다. 먼저 완드 기사(wand, knight) 카드를 그에게 건네며 말했다.

"반갑다. 요즘은 사랑 때문에 죽겠다고 하는 사람이 드문데, 그래서 니가 반갑다. 나는 사랑에 죽고 사는 순정파를 좋아한다.

그런데 말이야, 사랑하는 여자에게 그런 식으로 돌진하면 안 돼. 그러면 여자가 겁을 먹고 뒷걸음질을 쳐. 그 카드 보고 느낀 점이 없나?"

"멋진데요. 말이 막 달리려고 하네요. 기사 같은데 몽둥이 같은 걸 들고 있는 건 폼이 안 나네요."

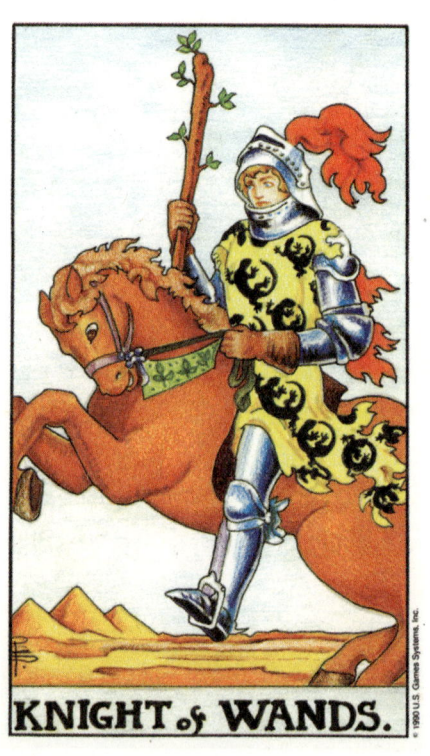

"그렇세? 이 타로 카드는 미래에 대한 열정이 가득한 기사에 관한 이야기야. 그런데 열정이 너무 앞서다 보니 말이 달려갈 준비가 되지 않았는데도 계속 가자고 재촉하는 상태야. 연애로 치면 물불을 가리지 않고 들이대는 타입이지. 남자가 이렇게 들이대면 여자가 겁부터 먹고 도망치게 돼. 남자는 여자에게 안정감을 주는 게 중요해."

"그럼 어떻게 해야 하는데요?"

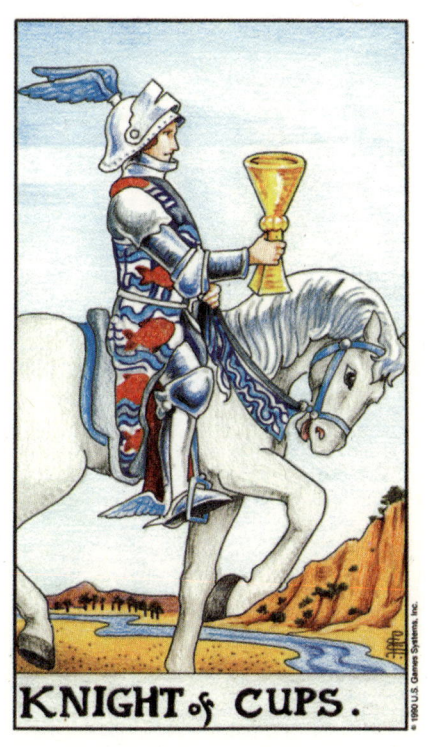

"어떻게 해야 하는지 이 카드를 보면 알 수 있을 거야."

나는 그에게 컵 기사(cup, knight) 카드를 건네면서 물었다.

"앞의 카드와 비교하면 이번 카드 속의 기사는 어떤 것 같노?"

"오! 간지 나는데요." 그가 말했다.

"멋있다는 말이가?"

"예. 몽둥이 대신 황금 잔을 들고 있고, 옷도 더 멋지고, 누렁이 말보다는 백마가 더 멋져 보이네요."

"그렇제? 그리고 말 자세 봐라. 어떤 차이가 있노?"

"훨씬 차분해 보이는데요."

"그렇제? 이 카드에 보이는 대로 이렇게 해야 여자가 도망 안 간다. 그러니 서두르지 말고 일단 멋진 말과 투구와 갑옷과 황금 잔부터 구입해야 한다. 너 싫다고 떠나간 여학생 있잖아? 그 여학생도 네가 이렇게 멋진 기사 모습으로 다시 찾아가면 그때는 어떤 반응을 보일까? 그러니 일단 너 자신부터 멋지게 만드는 게 중요해. 그러려면 어떻게 해야 하는지 너도 알제?"

"예, 무슨 말인지 알겠습니다."

"멋진 남자가 되어야 멋진 여자를 차지하지. 니가 삐리하면 아무 여자도 안 온다. 알겠제?"

"알겠습니다."

"이제는 외래에 오지 않아도 된다. 몹시 힘들면 그때 온나."

"알겠습니다."

옆에 앉아 우리 대화를 듣고 있던 애 어머니가 환하게 웃으며 말한다. "고맙습니다. 교수님."

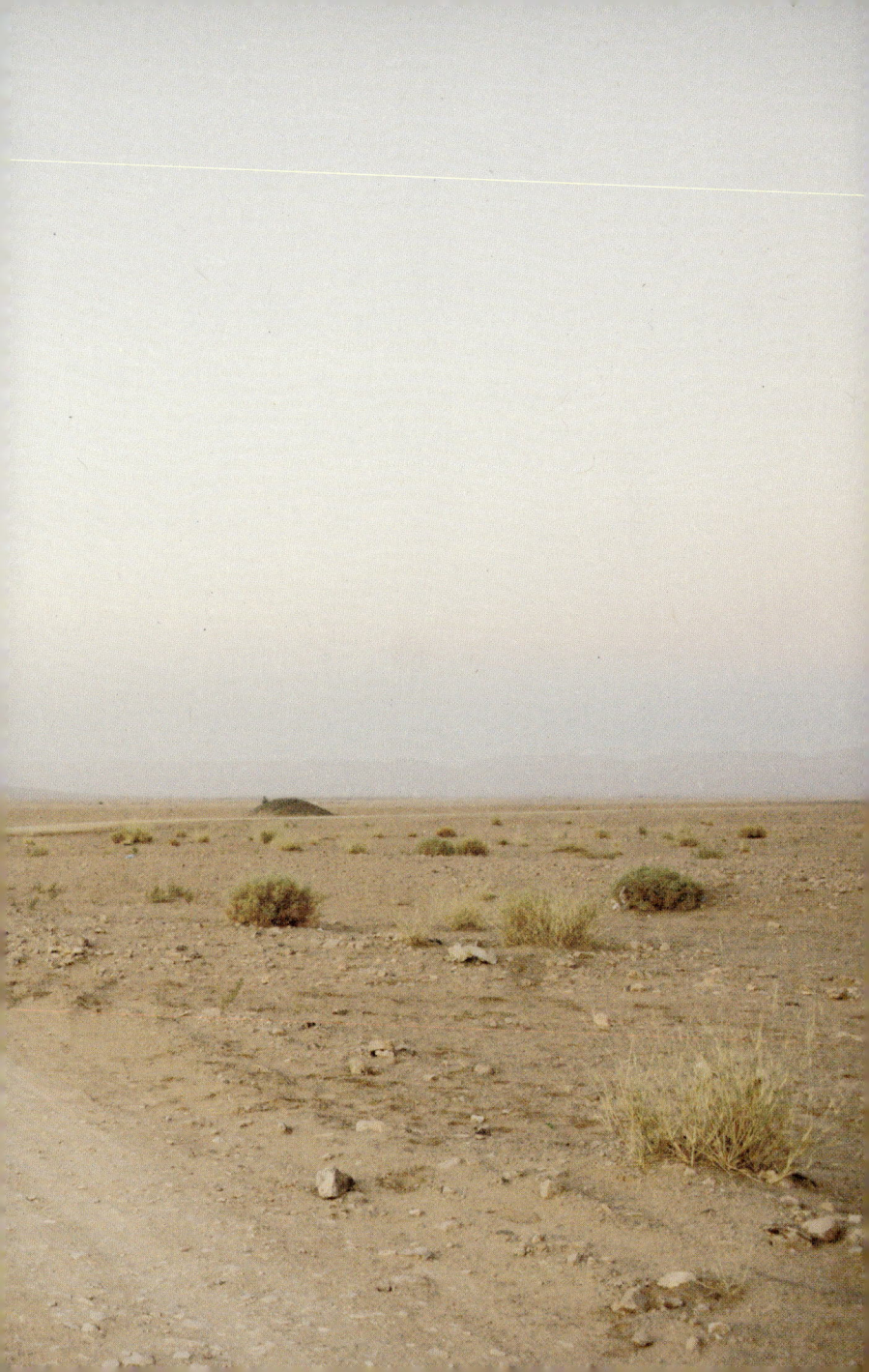

에필로그

정신분석에 대하여

　나는 정신과 전문의를 받은 후 미국에서 행동치료를 공부했다. 그래서 인간은 행동하지 않으면 변하지 않는다는 믿음을 가지고 있다.
　행동치료와 가장 반대 입장에 있는 것이 정신분석이다. 젊은 날 아내가 정신분석을 공부할 때, 그리고 정신분석의 유용성을 나에게 말하면서 같이 정신분석 공부를 하자고 권할 때 나는 그 의견에 동의하지 않았다. 정신분석은 화석화된 학문이며 자신의 마음을 안다고 인간이 변하는 것은 없다고 잘라 말했다.
　그랬던 내가 좋은 선생님을 만나 프로이트 전집을 읽고 나아가 라캉을 공부하면서 환자를 보는 시각이 완전히 달라졌다. 그것은 코페르니쿠스적 전환에 가까울 정도로 나에게는 혁명적인 변화였다.
　프로이트 라캉 정신분석 공부를 한 지 어느덧 많은 세월이 흘렀다. 정신분석의 힘으로 영화학 박사 학위를 받았고 정신분석가 자격증도 받았다. 정신분석을 하면서 통렬히 깨달은 세 가지를 적어 본다.

첫째, 정신분석은 무의식이 보내는 진실의 편지를 읽는 것이다. 많은 사람은 정신분석의 목표가 무의식을 의식화하는 것이라고 말한다. 그러나 그 말은 틀렸다. 무의식은 의식화하기 불가능한 표상이다. 무無의식은 불不의식이다. 그렇기에 정신분석의 목표는 오히려 망각에 가깝다.

무의식이 의식화하기 불가능한 표상이라면 우리는 어떻게 무의식에 접근할 수 있는가? 무의식에 접근하려 하지 않아도 무의식이 먼저 의식에 출몰한다. 원래의 형태로는 절대로 찾아오지 않고 변형이나 왜곡된 형태로 모습을 드러낸다. 꿈, 말실수, 환상, 증상을 통해 의식으로 찾아온다.

다시 강조하지만, 변형이나 왜곡 없이 있는 그대로의 무의식을 찾아내거나 접근하는 것은 불가능하다. 단지 치료를 통해 아하! 그렇구나, 그럴 가능성이 있겠구나! 하고 깨닫거나 인정하는 정도가 최선이다. 깨달음이나 인정을 통해 증상은 완화된다. 완화되는 것, 그것이 망각이다.

독일 철학자 하이데거는 평생 진실의 문제를 철학의 화두로 삼았다. 고대 그리스어로 진실truth은 알레떼이아aletheia로 이 말은 망각을 의미하는 레테lethe란 말에 부정적 접두사 아a가 붙은 것으로, 〈망각되지 않는 것〉이라는 의미다. 레떼lethe는 망각의 강이라는 뜻으로 저승에는 이 강이 흐르는데 이 강물을 마시면 이전의 기억을 모두 잃게 되기 때문에 죽어서 저승에 가는 망자들은 반드시 이 강물을 마셔야만 한다.

진실aletheia은 〈망각되지 않는 것〉, 〈잊혀지지 않는 것〉으로 무의식은 이 〈망각되지 않는 것〉, 〈잊혀지지 않는 것〉을 의식으로 계속 보낸다. 무의식은 변형 왜곡된 형태로 자신의 존재를 의식에게 알린다. 왜 알리느냐? 의식이 무의식을 인정하지 않기 때문이다.

불안을 느끼는 사람이 있다고 하자. 그 불안은 무의식으로부터 온다. 그게 진실이다. 그런데 사람들은 그 불안이 무의식으로부터 온다는 것을 인정하지 않는다. 그보다는 눈에 보이는 현실과 사건에서 불안의 원인을 찾으려고 한다. 헛발질을 하고 있는 셈이다. 무의식으로부터 불안이 온다는 것을 인정만 하면 불안이 완화되는데 끝까지 인정하지 않는다. 인정하지 않으니 무의식은 점점 더 강한 불안 신호를 보낸다.

무의식은 의식에게 계속 편지를 보낸다. 진실의 편지다. 무의식이 요구하는 것은 단 한 가지다. '나를 읽어 달라.' '나를 인정해 달라.' 그런데 의식(자아)은 무의식이 보내는 진실의 편지를 읽어 보지도 않고 계속 찢어버린다. 끝까지 무의식의 편지를 무시한다. 그러면 무의식이 화를 낸다. 그게 바로 증상이다.

정신분석의 목표는 무의식이 보내는 진실의 편지를 읽어주는 것이다. 편지를 읽고 나서 아! 그렇구나! 그게 진실이구나! 네가 바로 진짜 나구나! 하고 무의식을 인정해 주는 것이다.

둘째, 정신분석은 사실이 아닌 진실을 드러내는 작업이다. 사람들은 사실fact과 진실truth이 같다고 생각한다. 그러나 두 가지는 다르다.

진실은 사실과 무관하다. 사실은 의식의 세계에 있지만 진실은 무의식의 세계에 있다. 사실은 법률의 영역이지만 진실은 정신분석의 영역이다. 분석가는 오로지 진실에만 관심을 보인다. 진실은 말의 내용과 사실 사이에 있는 것이 아니라 말의 내용과 말하는 행위 사이에 있다. 정신분석은 진실을 드러내는 작업이다. 따라서 말의 내용과 현실의 사실을 비교해서는 안 된다.

모든 환자의 말에는 일말의 진실이 있다. 이 말은 환자가 말하는 말의 내용이 사실fact과 부분적으로 일치하기 때문에 그 말에 일말의 진실이 있다고 하는 것이 아니다. 말의 내용 자체는 항상 거짓을 동반하고, 그 거짓 속에서 진실이 약간 고개를 내민다는 의미에서 일말의 진실이 담겨 있는 것이다. 일말의 진실은 거짓과 반대되는 것이 아니라 언제나 거짓과 함께 반쯤 나타난다.

그렇기에 라캉은 〈진실은 우물 속에서 몸을 반쯤만 드러낸다〉라고 말한다. 거짓은 진실의 존재 조건이고 진실로 들어가는 아리아드네의 실이다.

셋째, 정신분석은 진실의 소설을 쓰는 작업이다. 정신분석은 해석의 정답을 찾아내는 것이 아니라 환자의 말을 소재로 진실의 글을 쓰는 작업이다.

나의 꿈은 소설가가 되는 것이었다. 대학 다닐 때 소설로 부산대학교 문학상을 받은 이후로 나는 늘 소설가가 되기를 욕망했다. 그리고 어느 날 정신분석을 공부하면서 분석가는 소설가라는 사실을 깨달았다. 소설가가 되려는 나의 욕망이 충족된 것이다.

그러자 1895년에 출간한 『히스테리 연구』에서 "나의 정신분석은 왜 자꾸만 소설처럼 진행되느냐?"라는 프로이트의 말이 이해되었다. "프로이트는 작가이고 정신분석은 문학이다. 작가 프로이트의 위대함은 그의 글 속에 드러나 있다. 프로이트는 산문을 쓴 셰익스피어다"라는 해롤드 블룸Harold Bloom의 글도 가슴에 닿아왔다.

환자들은 자유연상을 통해 엄청난 말을 쏟아낸다. 환자의 말은 마치 밤하늘에 떠 있는 은하수와 같다. 분석가는 아무렇게나 흩어져 있는 수많은 별에서 별자리를 찾아낸다. 그것이 분석의 1차 작업이다. 무질서하게 흩어져 있는 별들에서, 아무렇게나 내뱉는 환자의 말들에서 분석가는 반복을 찾아내고 억압된 기억을 지도 삼아 환자에게 맞는 별자리를 찾아낸다. 물론 그것이 무의식은 아니지만 무의식으로 들어가는 실마리는 된다.

그런 다음에 분석가는 각 환자의 별자리에 대한 것을 환자가 알아들을 수 있는 이야기로 만들어 그 환자에게 되돌려 준다. 환자에게서 찾은 별자리에 관한 내용을 어려운 정신분석 개념으로 설명하기보다는 쉬운 이야기로 만들어 청각적으로 시각적으로 생생하게 보여준다.

그렇다고 그 이야기가 분석가 자신의 주관적인 이야기가 되어서는 안 된다. 주관과 객관 사이에 있기 위해 분석가는 이론을 공부하고 자기분석을 받는 것이다. 분석가는 주관과 객관 사이를 줄타기하는 이야기꾼이 되어야 한다. 분석가는 해석자가 아니라 이야기꾼이다. 환자의 말에서 보편적인 법칙과 구조로서의 별자리를 찾아내고 그 별자리를 분석가 자신의 말로 바꾸어 이야기하는 사람이다.

분석가는 말하기와 보여주기를 통해 무의식의 별자리를 이야기하는 소설가이다. 말하기와 보여주기, 그것이 바로 분석가가 해야 할 역할이다.

죽는 날까지 진료와 영화를 씨줄과 날줄로 삼아 글쓰기의 직물 짜기를 계속할 것이다. 아름다운 별자리 이야기를 담은 많은 글을 쓸 것이다. 정신분석을 통해 작가가 되려는 욕망이 충족되었기에 나는 이번 생에 만족한다.

저자 소개

김철권은 1984년에 부산대학교 의과대학을 졸업하고 부산대학교병원에서 정신과 전문의와 의학박사를 받았다. 부산대학교 재학 중에 소설로 부대 문학상을 받았다.

30대 초에 미국 UCLA 정신과학 교실에서 2년 동안 행동치료와 정신재활을 공부하고 돌아와 국내에 정신재활을 소개했고 한국정신가족협회와 한국정신사회재활협회 창립을 주도했다. 40대에 10년 동안 부산광역정신보건센터장, 광역자살예방센터장, 해바라기센터소장, 정신보건사업지원단장을 맡아 지역사회정신의학을 실천했다. 50대 들어 소설가나 철학자가 되고 싶다는 젊은 날의 꿈을 이루기 위해 부산대학교에서 영화 전공으로 예술학 박사 학위를 받았으며, 프로이트라캉 정신분석학회에서 10년 이상 정신분석을 공부하면서 정신분석가 자격증을 취득했다. 동시에 니체철학, 불교철학, 그리스신화와 비극, 사진미학, 타로, 마술 등을 공부했다.

정신의학 분야에서 주 저자로 80여 편의 논문을 쓰고 저서와 번역서 16권을 출판했다. 대한신경정신의학회가 출판한 의과대학 교과서 『신경정신의학』에서 「정신분열병」(제2판)과 「지역사회정신의학」(제3판)을 집필했다. 영화 저널에 영화 논문 30여 편을 게재했다.

1998년에 세계정신사회재활협회가 선정한 정신재활 분야에서 세계에 영향을 미치는 100명의 정신과 의사에 선정되었고, 세계 인명사전에 여러 차례 등재되었다. 보건복지부 장관 표창 3회, 부산시장 표창, 교육감 표창, 안센 학술상을 포함한 정신의학 분야 학술상과 논문상을 7회 받았다. 현재 동아대학교병원 정신건강의학과 교수로 재직 중이다.

한 정신과 의사의
37년간의 기록

Volume. 3

사람들의 가슴에는
구멍이 있다

초판 1쇄 발행 2024년 3월 29일

저자 김철권
사진 김철권
펴낸이 박태희
제작 박재현
디자인 표지 엄인정 | 본문 Flow | 감수 서혜진
삽화 (p.219) 엄인정

펴낸곳 안목
출판등록 제381-2006-000041호
전화 051-949-3253
전자우편 anmocin@gmail.com
홈페이지 www.anmoc.com

Copyright (C) 안목, 2024, *Printed in Korea*

ISBN 978-89-98043-24-7 04330
ISBN 978-89-98043-23-0 04330 (전4권)

저자와 출판사의 허락없이 내용의 일부를 무단 인용하거나 발췌하는 것을 금합니다.
책값은 뒤표지에 있습니다. 잘못된 책은 구입하신 곳에서 교환해 드립니다.